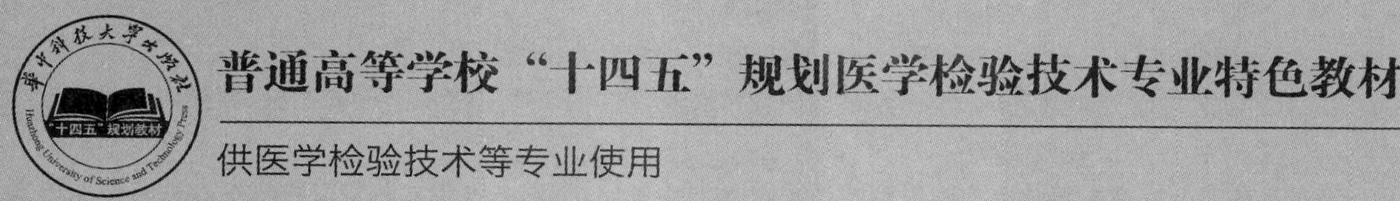

普通高等学校“十四五”规划医学检验技术专业特色教材

供医学检验技术等专业使用

临床生物化学检验技术实验指导

主　编　柯培锋　赵朝贤

副主编　李　毅　侯丽娟　纪　昕

秘　书　吴晓宾

编　者　(以姓氏笔画为序)

王海滨　中国人民解放军总医院第四医学中心
石玉荣　蚌埠医学院
冯品宁　中山大学附属第一医院
纪　昕　河北医科大学
李　毅　浙江中医药大学
李祥勇　广东医科大学
吴晓宾　广州中医药大学第二附属医院
宋文杰　河北医科大学
武文娟　蚌埠医学院
赵荣兰　潍坊医学院
赵朝贤　河北工程大学医学院
柯培锋　广州中医药大学第二附属医院
侯丽娟　河北北方学院
董青生　成都中医药大学
韩丽红　包头医学院
雷　燕　川北医学院

華中科技大學出版社
http://www.hustp.com
中国 · 武汉

内 容 简 介

本书是普通高等学校“十四五”规划医学检验技术专业特色教材。

本书共 17 章，包括 86 个实验项目，如蛋白质及含氮化合物生物化学检验实验、糖代谢紊乱的生物化学检验实验、脂类代谢的生物化学检验实验等。

本书可供高等院校医学检验技术及相关专业学生使用，也适合作为医学检验技术人员的参考用书。

图书在版编目(CIP)数据

临床生物化学检验技术实验指导/柯培锋，赵朝贤主编. —武汉：华中科技大学出版社，2021.7（2024.8重印）
ISBN 978-7-5680-6848-2

Ⅰ. ①临… Ⅱ. ①柯… ②赵… Ⅲ. ①生物化学-医学检验-医学院校-教材 Ⅳ. ①R446.1

中国版本图书馆 CIP 数据核字(2021)第 123873 号

临床生物化学检验技术实验指导 柯培锋 赵朝贤 主编
Linchuang Shengwu Huaxue Jianyan Jishu Shiyan Zhidao

策划编辑：梅雯惠
责任编辑：丁 平 梅雯惠
封面设计：原色设计
责任校对：曾 婷
责任监印：周治超
出版发行：华中科技大学出版社(中国·武汉) 电话：(027)81321913
武汉市东湖新技术开发区华工科技园 邮编：430223
录 排：华中科技大学惠友文印中心
印 刷：武汉开心印印刷有限公司
开 本：889mm×1194mm 1/16
印 张：14
字 数：416 千字
版 次：2024 年 8 月第 1 版第 3 次印刷
定 价：39.00 元

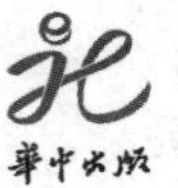

本书若有印装质量问题，请向出版社营销中心调换
全国免费服务热线：400-6679-118 竭诚为您服务

普通高等学校“十四五”规划医学检验技术专业特色教材建设指导委员会

总 序

ZONGXU

近年来，随着科学技术的进步、大量先进仪器和技术的采用，医学检验得到飞速的发展。各种新的检验技术不断涌现，对临床疾病的诊疗越来越重要，作用越来越突出，为人类疾病的诊断、治疗监测、预后判断提供大量新的实验室监测指标。据统计，临床实验室提供的医学检验信息占患者全部诊疗信息的60%以上，医学检验已成为医疗的重要组成部分，被称为临床医学中的"侦察兵"。

《国家中长期教育改革和发展规划纲要(2010—2020年)》《国家中长期人才发展规划纲要(2010—2020年)》要求全面提高高等教育水平和人才培养质量，以更好地满足我国经济社会发展和创新型国家建设的需要。根据《教育部关于进一步深化本科教学改革 全面提高教学质量的若干意见》，在教材建设过程中，教育部鼓励编写、出版适应不同类型高等学校教学需要的不同风格和特色的教材；积极推进高等学校与行业合作编写教材；鼓励编写和出版不同载体和不同形式的教材，包括纸质教材和数字化教材。2012年教育部制定的新本科专业目录中，将医学检验专业更名为医学检验技术专业，学制由五年改为四年。

为了更好地适应医学检验技术专业的教学发展和需求，体现最新的教学理念和特色，在认真、广泛调研的基础上，在医学检验技术专业教学指导委员会相关领导和专家的指导和支持下，华中科技大学出版社组织了全国40多所医药院校的200多位老师参加了本套教材的编写。本套教材由国家级重点学科的教学团队引领，副教授及以上职称的老师占80%，教龄在20年以上的老师占72%。教材编写过程中，全体参编人员进行了充分的研讨，各参编单位高度重视并大力支持教材的编写工作，各主编及参编人员付出了辛勤的劳动，确保了本套教材的编写质量。

本套教材着重突出以下特点：

(1) 教材定位准确，体现最新教学理念，反映最新教学成果。紧密联系最新的教学大纲和临床实践，注重基础理论和临床实践相结合，体现高素质复合型人才培养的要求。

(2) 适应新世纪医学教育模式的要求，注重学生的临床实践技能、初步科研能力和创新能力的培养。突出实用性和针对性，以临床应用为导向，同时反映相关学科的前沿知识和发展趋势。

(3) 以问题为导向，导入临床案例。通过案例与提问激发学生学习的热情，以学生为中心，以利于学生主动学习。

(4) 纸质与数字融合发展。全套教材采用全新编写模式，以扫描二维码形式帮助老师及学生在移动终端共享优质配套网络资源，通过使用华中科技大学出版社数字化教学资源平台将移动互联、网络增值、慕课等新的教学理念和学习方式融入教材建设中，开发多媒体教材、数字化教材等新媒体教材形式。

本套教材得到了教育部高等学校医学技术类教学指导委员会和中国医师协会检验医师分会相关领导和专家，以及各院校的大力支持与高度关注，我们衷心希望这套教材能为高等医药院校医学检验技术专业教学及人才培养做出应有的贡献。我们也相信这套教材在使用过程中，通过教学实践的检验和实际问题的解决，能不断得到改进、完善和提高。

普通高等学校"十四五"规划医学检验技术专业特色教材

建设指导委员会

前　言

QIANYAN

《临床生物化学检验技术实验指导》是韩瑞教授主编的《临床生物化学检验》的配套实验教材，是在李雅江、赵朝贤教授主编的《临床生物化学检验实验》的基础上更名、修订和编写的。新版教材从内容到形式都体现“更新、更精”，加强与临床的结合；既能反映本学科的前沿知识和发展趋势，又能紧紧围绕人才培养目标的实际需要。本教材适合医学检验技术专业五年制本科、四年制本科和三年制专科学生及成人教育的实验教学使用。

本教材的编写遵循医学检验技术专业培养目标，并适应新世纪医学教育模式的要求，注重学生的基本知识、基本临床实践技能和科研能力的初步培养，同时体现简洁、实用的指导思想。教材编写以生物化学检验技术内容为主线，分 17 章，共 86 个实验，每个实验包括实验目的、背景、实验原理、试剂与器材、操作步骤、结果计算、参考区间、注意事项、临床意义、评价、思考题。实验内容力求与临床融合。其中最后一章是临床生物化学检验综合与设计创新实验，可供学有余力的学生进行课外练习。所选实验项目内容新、技术全、代表性强、实用性强，不仅能节省课时，还能提高实验效果。

本教材的编写得到了华中科技大学出版社的支持和指导，得到了广州中医药大学、河北工程大学医学院、浙江中医药大学、河北北方学院、河北医科大学、蚌埠医学院、成都中医药大学、潍坊医学院、包头医学院、川北医学院、中山大学、广东医科大学等全国十几所高等医药院校的热情关心和支持，同时得到许多检验医学界老教授的指点和帮助，在此一并表示衷心的感谢。尽管编委们都已尽了最大的努力，但由于检验医学发展迅速，内容涉及广泛，加之编者水平有限，书中难免存在疏漏和不当之处，恳请使用本教材的广大读者提出宝贵意见。

编　者

目　录

MULU

第一章　临床生物化学实验室基本知识

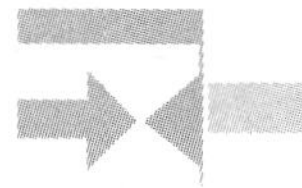

临床生物化学实验室是培养学生科学、严谨的学习态度和工作作风，学习临床生物化学检验技术的基本知识，训练并掌握临床生物化学检验基本技术和基本技能的重要场所。对实验室基本知识的熟悉和掌握是做好临床生物化学检验实验的重要基础。本章涉及的实验室基本知识主要包括：实验室的使用规则，实验室生物安全的基本知识，玻璃容器及移液器的使用，实验用水要求，化学试剂的制备、使用及其安全，实验室常用仪器设备的使用与维护，实验报告的书写，实验误差与数据处理，离心机的使用与维护。这些实验室基本知识的掌握将为后续内容的学习奠定基础。

第一节　临床生物化学实验室的使用规则

(1)学生实验前必须预习实验内容及相关理论，明确实验目的与要求，掌握实验的基本原理，熟悉实验操作步骤和注意事项，分析预期实验结果。在预习操作步骤时，应认真仔细，必要时应明白每一个步骤的意义，了解所用仪器的使用方法及注意事项。

(2)学生进入实验室时必须穿戴好实验服，保持室内安静，禁止在室内大声喧哗和随意走动，禁止将与实验无关的物品带入实验室，保持良好的课堂秩序。

(3)实验过程中，听从老师指导，严格按照操作规程进行操作，认真对待实验过程中的每一项基本技能训练。注意观察实验现象，真实记录实验结果。实验完毕后，对实验所得结果和数据，及时进行整理、分析和计算，认真并按时完成实验报告。在实验的操作和实验报告书写的过程中，应注重培养科学的思维方法，树立牢固的质量观念和意识，善于总结实验中的经验和教训。

(4)吸取试剂、标准液(或校准液)和样品时，使用洁净的吸量管或微量移液器吸头，以避免对试剂、标准液(或校准液)和样品造成污染。取完试剂后，应及时将瓶盖盖好，切勿错盖，公用试剂用完后放回原处，以便其他同学取用。注意节约试剂、药品、水、电和其他物品，避免不必要的人为浪费。

(5)保护实验台，不得将高温物品放在实验台面上，勿使试剂和药品倾洒于实验台面和地面上。器材损坏时，需及时向老师报告，并填写器材损坏登记表，学期结束时按有关规定进行处理。

(6)加热，用电，使用有毒、有害或腐蚀试剂时应注意安全操作，避免事故的发生。

(7)实验完毕，及时清洗并整理自己所用的实验器材，清理自己的实验台面，固体废弃物(如用过的滤纸、电泳用凝胶条等)切勿倒入水槽内，以免堵塞。值日生负责实验室的卫生和水、电等的安全检查工作。值日完毕后，经老师检查许可后方可离开。

鉴于临床生物化学检验是医学检验技术专业的一门重要的专业课程，也是一门理论性和实践性均较强的课程，学生应高度重视临床生物化学检验实验课程的学习，严格遵守临床生物化学检验实验室的规则，并将其贯彻于每次实验过程中。学生只有经过严格的训练，才能不断提高自身运用知识的能力、发现问题和解决问题的能力，同时养成良好的习惯，最终成为具有一定理论基础和熟练操作技能的医学检验人才。

第二节　临床生物化学实验室安全防护基本知识

临床实验室的特殊环境使得实验操作者经常面临一些安全隐患，包括各种污染和操作风险，因此必须重视实验室的安全防范工作。实验室的主要危害源有生物、化学和物理三大类，实验室的安

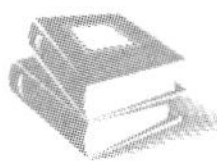

NOTE

全防护主要涉及生物安全、化学安全和消防安全等。

一、生物安全

临床实验室每天要处理来自临床的标本，这些已知或未知疾病的临床标本构成了潜在的生物传染源，因而实验室工作人员每天都面临生物安全隐患。因此，普及实验室生物安全的基本知识至关重要。

(一)实验室生物安全的相关概念

1. 生物危害 各种生物因子对人、环境和社会造成的危害或潜在的危害。

2. 实验室生物安全 在实验室从事实验活动中，为避免病原体或毒素对工作人员和相关人员产生危害，对环境造成污染和对公众造成伤害，保证实验研究的科学性并保护被实验对象免受污染而采取的措施。

实验室生物安全贯穿于实验的整个过程，从取样开始到所有潜在危险材料被处理完成结束。

(二)生物安全防护

生物安全防护是指在实验室环境下处理和存放感染性物质的过程中采用的一系列防护措施。根据生物因子的危害程度和采取的防护措施，通常将生物安全防护划分为四个等级。临床生物化学检验实验涉及的生物安全等级多为一级，这类实验的实验人员只要经过基本的实验室知识培训和指导即可在实验室进行实验，不需要有特殊的安全防护措施。

临床生物化学检验常用的人体标本有血液、尿液、脑脊液等，其中以血液标本最为常用，这些临床标本都是潜在生物传染源，在实验操作过程中应加以防范，做好防护。防范和防护的一般要求和措施主要包括：①实验室工作区内绝对禁止吸烟：吸烟过程有可能传染疾病和接触毒物。点燃的香烟是易燃液体的潜在火种。②实验工作区内不得有食物、饮料及存在“手-口”接触可能的其他物质。实验室工作区内的冰箱禁止存放食物。专用存放食物的冰箱应放置于允许进食、喝水的清洁休息区内。③处理毒性或腐蚀性物质时，须使用安全镜或其他保护眼睛和面部的防护用品。④所有人员在实验区内必须穿着工作服，工作服应干净、整洁。⑤不得在实验室内穿露脚趾的鞋子，应穿舒适、防滑，并能保护整个脚面的鞋。⑥头发不得垂肩，留长发的人员应将头发盘在脑后或用一次性发套保护头发，以防止头发接触到被污染物和避免人体头皮屑落入实验区。⑦实验过程中应使用指定的容器存放标本，严防污染，避免身体接触。如不慎污染皮肤、衣物或台面，应及时清洗并消毒。如有传染性物质溅入黏膜，应立即用专用装置清洗，再用滴眼液或漱口液清洗并向有关负责人报告。⑧在进行可能直接或意外接触具有潜在感染性的材料或感染性动物的操作时，应戴上合适的手套。手套用完后，应先消毒再摘除，随后必须洗手。⑨实验完毕后，剩余的血标本及使用过的一次性器材由专人负责，按规定程序消毒和处理。其他感染性废物和器材（如针头、解剖刀和碎玻璃等锐利物品）应放置于指定容器（如锐器盒）内，按照生物安全实验室管理技术规范处置程序进行消毒、隔离、包装、转运和保存。⑩离开实验室前，必须洗手。严禁穿着实验服去餐厅、图书馆等非实验场所。

临床生物化学实验室安全除生物安全外，还包括化学安全，用水、用电和消防等其他安全。

二、化学安全

临床生物化学实验室内的部分化学试剂具有易燃性、可燃性、刺激性、腐蚀性或剧毒性等危害。应用这些化学试剂时应注意以下几点：①使用强酸、强碱试剂时，必须戴防酸、防碱手套，小心操作，防止溅出。量取这些试剂时，若不慎溅在实验台上或地面，必须及时用湿抹布擦洗干净。强碱触及皮肤而引起灼伤时，首先用大量自来水冲洗，再用2%或5%乙酸溶液涂洗。强酸、溴等试剂触及皮肤而致灼伤时，立即用大量自来水冲洗，再以5%碳酸氢钠溶液或5%氢氧化铵溶液洗涤。酚类试剂触及皮肤引起灼伤时，首先用大量自来水冲洗，然后用肥皂和水洗涤，忌用乙醇冲洗和洗涤。②使用可燃物，特别是易燃物（如乙醇、乙醚、丙酮、苯等）时，应避免靠近火源。低沸点的有机溶剂

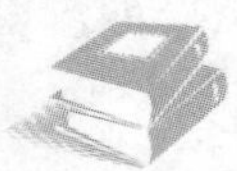
NOTE

禁止在明火上直接加热。③实验产生的废液应倒入指定容器内，尤其强酸和强碱不能直接倒入水槽中，应由专人负责处理。④有毒物品应按实验室的规定办理审批手续后领取，使用时严格操作，用后妥善处理。⑤易燃和易爆炸物质的残渣（如金属钠、白磷、火柴头）不得倒入污物桶或水槽中，应收集在指定的容器内。⑥所有化学危险品的容器都应有清晰标记，应有材料安全数据表显示每一种化学危险物品的特性。

三、其他安全

应注意：①首次进入实验室开始实验前，应了解电闸、水阀所在处。离开实验室时要认真进行安全检查。应做到人走关水、断电、关窗、关门。②实验中出现任何不正常的现象，必须立即切断电源，待查明原因，排除故障后再恢复实验。非工作需要不得使用明火。严禁拆、接带电线路，任何人不得进行危及他人人身和设备安全的操作。③使用电器设备（如烘箱、恒温水浴箱、离心机、电炉等）时，严防触电。绝不可用湿手开关电闸和电器开关。如果不慎倾出了相当量的易燃液体，则应立即关闭室内所有的火源和电加热器，开启窗户通风，用毛巾或抹布擦拭洒出的液体，并将液体转移到大的容器中，然后再倒入带塞的玻璃瓶中。④实验中一旦发生火灾应保持镇静，不可惊慌失措。首先立即切断室内一切火源和电源，然后根据具体情况正确地进行抢救和灭火。

四、实验室急救箱配备

实验室应配备急救箱以便在烧伤、烫伤、化学伤等发生后进行紧急现场处理，减少对实验人员的伤害，从而起到保护实验室的师生人身安全与财产安全的双重重要作用。急救箱内应配备碘伏消毒液、清洁湿巾、医用酒精棉球、医用脱脂棉球、双氧水、硼酸溶液、碳酸氢钠溶液、创可贴、医用弹性绷带、医用纱布块、三角绷带、医用透气胶带、止血带、烧伤敷料、洗眼液、瞬冷冰袋、呼吸面罩、急救毯、医用橡胶检查手套、医用防护口罩、化学护目镜、镊子、安全别针、圆头剪刀、手电筒、高频救生哨、急救手册、急救知识光盘等。

第三节 玻璃量器的使用

量器是指对液体体积进行计量的器皿，实验室常用的玻璃量器有量筒、容量瓶、滴定管、移液管、刻度吸量管等，是否规范使用直接影响实验结果的准确度。

一、量筒

量筒是实验室中常用的度量液体的量器，用于不太精密的液体计量。应根据需要选用各种不同容量规格的量筒。例如量取 9.0 mL 液体时，应选用 10 mL 量筒（测量误差为±0.1 mL）；如果选用 100 mL 量筒量取 9.0 mL 液体体积，则至少有±1 mL 的误差。量筒不能用作反应容器，不能装热的液体，更不可对其进行加热。读取量筒的刻度值时，一定要使视线与量筒内液面的最低点（半月形弯曲面）处于同一水平线上，否则会增大测量误差。

二、容量瓶

容量瓶是一种细颈梨形的平底瓶，瓶颈上有环形标线，表示在所指温度下（一般为 20 ℃）液体充满至标线时的容积，是常用的测量容纳液体体积的一种量入式量器，主要用途是配制准确浓度的溶液或定量地稀释溶液。容量瓶与瓶塞要配套使用，使用前应检查是否漏水。另外，容量瓶不能在烘箱中烘烤，不能以任何形式对其进行加热。

三、吸量管

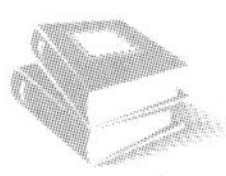

NOTE

吸量管是临床生物化学实验中最常用的玻璃量器，测定结果的准确度与吸量管的使用密切相关。

1. 吸量管的种类 常分为以下三类。

(1)奥氏吸量管：供准确量取 0.5 mL、1 mL、2 mL、3 mL、4 mL、5 mL、10 mL 等固定量的溶液。该种吸量管中间膨大部分呈球形或橄榄形，只有一个总量标线，放液时必须吹出残留在吸量管尖端的液体。

(2)移液管：供准确量取 5 mL、10 mL、25 mL、50 mL 等固定量的溶液。与奥氏吸量管一样，此吸量管上也只有一个总量标线，但放液后，将吸量管尖在容器内壁上继续停留 15 s，注意不要吹出尖端最后的部分液体。它的造型类似于奥氏吸量管，但中间膨大部分呈长圆柱形，也是一种准确度较高的吸量管。

(3)刻度吸量管：具有分刻度的吸量管，准确度较奥氏吸量管和移液管略低。常用的有 0.5 mL、1.0 mL、2.0 mL、5.0 mL、10 mL 等几种规格。一般刻度吸量管可分为完全流出式和不完全流出式两种。完全流出式刻度吸量管的上端常标注有"吹"字，刻度包括尖端部分，欲将所量液体全部放出时，应将管尖端残留的液体吹入承接溶液的器皿中。不完全流出式刻度吸量管的刻度不包括吸量管的最下端部分，只需将管内液体自然放出，不必吹出管尖的残留液体。

2. 吸量管的使用

(1)选择：使用前先根据需要选择合适规格的吸量管，刻度吸量管的总容量最好等于或稍大于取液量。临用前要看清容量和刻度。

(2)执管：用右手拇指和中指(辅以无名指)持吸量管上部，用食指堵住上口并控制液体流速，刻度数字要对准自己。

(3)取液：用另一只手捏压橡皮球，将吸量管插入液体内(不得悬空，以免液体吸入球内)，用橡皮球将液体吸至最高刻度上端 1～2 cm 处，然后迅速用食指按紧管上口，使液体不至于从管下口流出。

(4)调准刻度：将吸量管提出液面(注意：吸取全血、血清和血浆等黏性较大的液体时，需用滤纸擦干管尖外壁)，然后用食指控制液体缓慢下降至所需刻度(此时液体凹液面、视线和刻度应在同一水平面上)，并立即按紧吸量管上口。

(5)放液：放松食指，使液体自然流入受器内，放液时管尖最好接触受器内壁，但不要插入受器内原有的液体中，以免污染吸量管和试剂。

(6)洗涤：吸血液、血清等黏稠液体的吸量管，使用后要及时用自来水冲洗干净，最后用蒸馏水冲洗，晾干备用。

第四节 微量加样器的使用

微量加样器(移液器)是一种用于定量转移液体的器具，具有使用方便、维护简便、体积小巧、携带方便等优点，被广泛用于生物、化学等领域中。其吸入量是否准确和使用方法是否得当，可直接影响测定结果的准确度。

一、微量加样器的使用方法

1. 容量设定 微量加样器有固定式和可调式两种。对于可调式微量加样器，需要用选择旋钮将容量调至所需容量刻度上。该过程中千万不要将旋钮旋出量程，否则会卡住内部机械装置而损坏移液器。

2. 安装吸头 将移液器下端垂直插入吸头，稍微用力左右微微转动即可。

注意安装吸头时用力不可过猛，否则会导致内部零部件松散，甚至会导致调节刻度的旋钮卡死或造成移液器套柄弯曲。

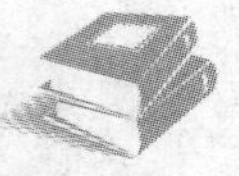

NOTE

3. 润洗吸头(预洗吸头) 安装了新吸头或增大了容量值以后，应该把需要转移的液体吸取、排放 2～3 次，这样做是为了让吸头内壁形成一道同质液膜，确保移液工作的精准度，使整个移液过程具有极高的重现性。其次，在吸取有机溶剂或高挥发性液体时，挥发性气体会在套筒室内形成负压，从而产生漏液的情况，这时需要预洗 4～6 次，让套筒室内的气体达到饱和，负压就会自动消失，可有效防止漏液。

4. 吸液 吸液有 2 种方式：正向吸液、反向吸液。

(1)正向吸液：正常的吸液方式，操作时将按钮按到第一挡，再将吸头垂直浸入液面下 1～6 mm 深度(视移液器容量大小而定：0.1～10 μL 时 1～2 mm；2～200 μL 时 2～3 mm；0.2～5 mL 时 3～6 mm)，缓慢释放按钮。放液时先按下第一挡，打出大部分液体，再按下第二挡，将余液排出。

(2)反向吸液：指吸液时将按钮直接按到第二挡再释放，这样会多吸入一些液体，打出液体时只要按到第一挡即可。多吸入的液体可以补偿吸头内部的表面吸附，反向吸液一般适用于黏稠液体、易挥发液体和小体积的移液。

5. 排液 有 3 种排液方式：沿内壁排液、在液面上方排液、在液面下方排液。以下为通常的“沿内壁排液”的操作步骤。

(1)将吸头口贴到容器内壁并保持 10°～40°倾斜，平稳地将按钮压到一挡，略停后，压到二挡排出剩余液体；排放致密或黏稠液体时，停留时间稍长些。

(2)压住按钮，同时提起移液器，使吸头贴容器壁拿出。

(3)松开按钮。

6. 卸去吸头 稍用力按下吸头推出器，即可卸掉吸头。如吸头安装过紧，可用手卸除。将吸头丢弃到合适的废物收集器中。

二、微量加样器使用时的注意事项

(1)微量加样器是精密量器，不允许将微量加样器直接与液体接触，不使用时，也应插上洁净的塑料吸液嘴，以免液体或杂质吸入管内，导致阻塞。吸液嘴与吸液杆的连接必须紧密，以免液体漏出或取液不准。

(2)吸液嘴在使用前须经湿化，即在正式吸液前将所吸溶液吸放 2～3 次。湿化前后实际容量和排出量均有显著差异。另外，有些新购的吸液嘴是经过硅化的，这有利于减少液体的吸附。对使用时间较长、外观有明显“花纹”或透明度降低者应弃掉不用。

(3)要保证在整个吸液过程中，吸头尖端一直处于液面之下，以防止吸空造成吸样不准确。

(4)吸取液体完成后和排出液体之前，一定要擦去吸头四周的液体，特别是在取液量较少时要注意这一点。但要防止接触吸头尖端。

(5)吸取液体和排出液体的动作一定要慢，因为动作过快时，液体因表面张力吸附在吸头壁上，造成移液不准。所取液体的黏度越高，越应注意这个问题。

(6)排出液体过程中，在液体将排尽时，要轻轻让吸头尖端接触容器壁，以免在加样的容器中形成气泡，影响后续反应。

(7)使用完毕，应把量程调至最大值的刻度处，使弹簧处于松弛状态保护弹簧以延长微量加样器的使用寿命。

第五节 实验室用水要求

水是实验室内一个常常被忽略但至关重要的基本试剂，也是常用的溶剂。仪器、玻璃器皿的洗涤，样品的稀释，试剂的配制等实验室内的每一项工作都离不开水。实验用水的质量直接影响检验结果的准确度。

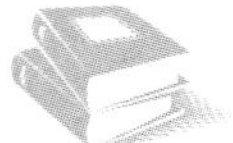
NOTE

一、实验室常见用水的制备方法

天然水中含有很多杂质，天然水经简单的物理、化学方法处理，除去悬浮物质和部分无机盐即得到自来水。自来水经蒸馏、离子交换层析、电渗析等处理，进一步除去杂质，即成实验用纯水。杂质除去得越彻底，水的纯度越高，质量就越好。一般认为，实验用水纯度越高，实验结果越真实可靠，因此，必须保证实验用水的质量。实验用水的制备方法通常包括以下几种。

(一)蒸馏法

自来水(或去离子水)在蒸馏器中加热汽化后，将水蒸气冷凝得到的冷凝水即为蒸馏水。制备蒸馏水时，最好用去离子水作为水源，因为以自来水作为水源可产生水垢。蒸馏水是实验室中最常用的洗涤用水和溶剂，但蒸馏水并非绝对的纯水，因为蒸馏法只能除去水中非挥发性的物质，并不能除去溶解于水中的气体，而且在蒸馏的过程中，一些杂质会不可避免地进入水蒸气中。蒸馏水的纯度标准是 1×10^5 Ω/cm 左右。为了提高水的纯度，可进行二次或多次蒸馏，故蒸馏水按蒸馏次数可分为一蒸水、二(双)蒸水和三蒸水等。从经济角度讲，该法存在耗水量大、用电成本高等弊端。

(二)离子交换层析法

离子交换层析法是将自来水通过离子交换柱以除去水中阴、阳离子的方法。该法制备的纯水称为去离子水。离子交换柱内装有离子交换树脂，根据树脂可交换基团的不同，离子交换树脂可分为阳离子交换树脂和阴离子交换树脂。当水通过阳离子交换树脂时，水中的阳离子可与树脂中的酸性基团进行交换；当水通过阴离子交换树脂时，水中的阴离子可与树脂中的碱性基团进行交换。本法一般采用阴、阳离子交换树脂的混合床装置。该法去离子能力强，制备的纯水阴、阳离子浓度可以很低，25 ℃时的电阻率可达 5×10^6 Ω/cm 以上，但该法不能除去有机物等非电解质杂质。有机物杂质可能干扰生化实验中的某些反应，也会使水的紫外吸收值增加，所以该法制备的纯水不适用于紫外吸收法进行测定的实验。

(三)电渗析法

电渗析法也称电渗透法，是在外电场的作用下，利用阴、阳离子交换膜使溶液中的离子选择性透过而使杂质离子从水中分离出来。该法除去杂质的效率比较低，制备纯水的电阻率一般在 10^4～10^5 Ω/cm，常作为一种预处理手段。

(四)超滤膜法

该法是采用超滤膜以除去水中悬浮物的方法，此法制备的水须进一步纯化。

(五)活性炭吸附法

活性炭是广谱吸附剂，可吸附水中的气体成分、细菌、有机物和某些金属等。活性炭吸附法可作为制备纯水配套的一种预处理方法。

(六)混合纯化系统制备法

目前大多采用本法制备纯水，其基本方法是采用滤膜预处理天然水或自来水，结合活性炭吸附和离子交换剂处理，最后以孔径为 0.45 μm 的滤膜除去微生物。该方法可获得高纯度的纯水。

二、实验室用水等级划分

1995 年，国际标准化组织(International Organization for Standardization，ISO)将纯水分为三个级别：一级水、二级水和三级水，并制定了不同级别纯水的标准(表 1-1)。2008 年根据我国国情，国家质量监督检验检疫总局修订并发布我国《分析实验室用水规格和试验方法》(GB/T 6682—2008)。该标准对我国分析实验室用水进行了规范，并将其分为三个等级(表 1-2)。

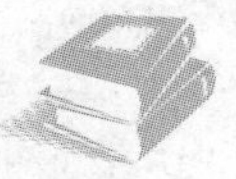

NOTE

表 1-1 国际标准化组织的实验室纯水标准(ISO 3696:1995)

特性指标	Ⅰ级	Ⅱ级	Ⅲ级
pH(25 ℃)	—	—	5.0～7.5
电导率(μs/cm,25 ℃)	≤0.1	≤1.0	≤5.0
蒸发残渣(mg/kg,110 ℃)	—	≤1.0	≤2.0
SiO_2最大量/(mg/L)	0.01	0.02	—
最大耗氧量/(mg/L)	—	0.08	0.4
最大吸光度(254 nm,1 cm 比色皿)	0.001	0.01	—

表 1-2 分析实验室用水规格(GB/T 6682—2008)

特性指标	Ⅰ级	Ⅱ级	Ⅲ级
外观	无色透明	无色透明	无色透明
pH(25 ℃)	—	—	5.0～7.5
电导率(mS/m,25 ℃)	≤0.01	≤0.1	≤0.50
蒸发残渣(mg/kg,105 ℃±2 ℃)	—	≤1.0	≤2.0
可溶性硅(以 SiO_2 计)/(mg/L)	≤0.01	≤0.02	—
可氧化物质(以 O 计)/(mg/L)	—	≤0.08	≤0.4
最大吸光度(254 nm,1 cm 光径)	≤0.001	≤0.01	—

注:(1)由于在一级水、二级水的纯度下,难于测定其真实的 pH,因此,对于一级水、二级水的 pH 范围不做规定。

(2)由于在一级水的纯度下,难于测定可氧化物质和蒸发残渣,对其限量不做规定,可用其他条件和制备方法来保证一级水的质量。

三、实验用纯水的使用与用途

(一)一级水

一级水适用于有严格要求的分析实验,包括对颗粒有要求的实验,如高效液相色谱用水。一级水可用二级水经过石英玻璃蒸馏水器或离子交换混合床处理后,再经 0.2 μm 孔径的滤膜过滤来制取。

(二)二级水

二级水适用于灵敏的分析,原子吸收光谱技术用水、临床实验室大部分检测,如免疫和生化分析等均应用二级水。二级水可用多次蒸馏、离子交换或反渗透等方法制取。

(三)三级水

三级水适用于一般的化学分析实验、自动化仪器的冲洗、普通洗涤等。三级水可用简单蒸馏、离子交换或反渗透的方法制取。

实验中不应盲目追求水的纯度,水的纯度越高,价格也就越高,因此应根据实际需要选用相应级别的纯水。另外,在实际工作中,除应注意纯水制备时的质量外,还应注意纯水在运输、储存和使用过程中的污染问题:塑料容器可产生有紫外吸收的有机物;玻璃和金属容器会产生金属离子的污染;长时间放置会滋生细菌。一般采用聚乙烯或聚丙烯容器储存蒸馏水,但储存时间不宜过长,使用时应避免一切可能的污染。

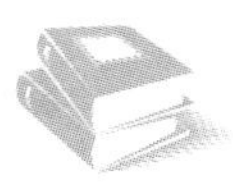

NOTE

第六节　化学试剂的制备、使用及其安全

化学试剂(chemical reagent)是指在化学实验、化学分析、化学研究及其他实验中使用的各种纯度等级的化合物或单质。临床生物化学检验实验中，经常配制实验试剂，实验人员应熟悉化学试剂的品级规格、安全使用和制备等相关方面的知识。此外，随着商品化试剂盒在临床上的广泛应用，实验人员应熟悉试剂盒的性能指标和选择原则，以便在实际工作中能正确选择和使用。

一、化学试剂的品级规格

化学试剂种类繁多，目前没有统一的分类方法，一般按用途和品级分类。化学试剂根据用途可分为通用试剂和专用试剂。后者主要包括教学试剂、缓冲液、指示试剂、仪器分析试剂、生物化学试剂、生物试剂、微生物试剂、生物染色剂、荧光分析试剂、液相色谱试剂、临床诊断试剂、分子生物学试剂等。根据化学试剂的纯度(杂质含量的多少)，我国常将化学试剂分为四级(表 1-3)。

表 1-3　一般化学试剂的品级、纯度和用途

品　级	中文名称	英文及缩写	标签颜色	纯度和用途
一级	优级纯(保证试剂)	guaranteed reagent(GR)	绿	纯度高，杂质含量低，适用于精确分析、研究工作，可作为基准物质
二级	分析纯(分析试剂)	analytical reagent(AR)	红	纯度较高，杂质含量略高，适用于一般的科学研究和定量分析
三级	化学纯	chemical pure(CP)	蓝	质量略低于二级试剂，适用于一般定量、定性分析
四级	实验试剂	laboratory reagent(LR)	黄	纯度较低，适用于一般定性实验

除了上述四个级别外，目前市场上尚有基准试剂(primary reagent，PT)、光谱纯试剂(spectrum pure，SP)和高纯试剂等其他特殊级别的试剂。①基准试剂：专门作为基准物用，可直接配制标准溶液。②光谱纯试剂：表示光谱纯净。但由于有机物在光谱上显示不出，所以有时主要成分达不到99.9%以上，使用时必须注意，特别是作基准物时，必须进行标定。③高纯试剂(≥99.99%)：纯度远高于优级纯的试剂，是在通用试剂基础上发展起来的，它是为了专门的使用目的而用特殊方法生产的纯度最高的试剂。它的杂质含量要比优级纯试剂低 2～4 个或更多个数量级。因此，高纯试剂特别适用于一些痕量分析，而通常的优级纯试剂达不到这种精密分析的要求。

二、化学试剂的选用、制备与使用

(一)化学试剂的选用

实验中选用何种品级的试剂，应以分析要求，包括分析任务、分析方法、对结果准确度等的要求为依据，选用不同等级的试剂。测定含微量物质的样品时，因干扰因素较多，必须选用品级、纯度较高的试剂，如测定微量元素时，必须用优级纯试剂；进行痕量分析时，选用高纯或优级纯试剂；作为标准物的试剂须选用高品级的试剂；使用分光光度法、原子吸收分析等时，选用纯度较高的试剂，以降低试剂的空白值；络合滴定中，常选用分析纯试剂，以免杂质金属离子会对指示剂起封闭作用；一般的定性检查可选用实验试剂。一般来说，试剂纯度越高，试剂引起的误差就越小。此外，不同品级的试剂价格往往相差甚远，纯度越高，价格越贵。若试剂等级选择不当，将会造成资金浪费或影响检验结果。

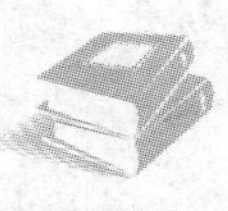

NOTE

另外，必须指出的是，虽然化学试剂必须按照国家标准进行检验合格后才能出厂销售，但不同厂家、不同原料和工艺生产的试剂在性能上有时有显著差异。甚至同一厂家、不同批号的同一类试

剂，其性质也很难完全一致。因此，在某些要求较高的分析中，不仅要考虑试剂的等级，还应注意生产厂家、产品批号等，必要时，应做专项检验和对照实验。

（二）化学试剂的制备

试剂配制的方法分为两大类：一类是直接配制法，适用于标准液和一般溶液配制；另一类是间接配制法，适用于不易恒定的固体试剂和含量不准的液体试剂，即先配出大约浓度的溶液，再用标准溶液标定出试剂准确的浓度，如酸碱溶液。试剂配制时有一定的要求。

(1)化学试剂应按《中国药典》或批准的书面规程中指定的方法配制。

(2)配制时所用的操作器具必须洁净、无痕迹，量器最好选用经校正的一等品，按配制要求选用适当的天平。

(3)所用的试剂应与配制规程的要求一致，且在使用期内。

(4)配制应有记录，试剂瓶壁应贴标签，标签上应有试剂名称、浓度、有效期、配制人、配制日期等。

（三）化学试剂的使用

(1)使用前应先检查试剂(液)的名称、化学式、浓度、使用期限，无瓶签或瓶签字迹不清、超过使用期限的试剂不得使用。观察试剂的性状、颜色等外观性状，外观性状不符的、变质的试剂(液)不得使用。

(2)用剩的试剂不能倒回原瓶中，使用时应标签向着手心，以免试剂(液)洒在瓶签上；需冷冻储藏的试剂使用时勿反复冻融，应按日用量分装冷冻，用多少取多少；低沸点试剂用毕应盖好内塞及外盖，置于冰箱储存；储于冰箱的试剂用毕立即放回，防止因温度升高而使试剂变质。

(3)试剂用毕归还原处，不要乱放，防止因杂乱而造成不应有的差错。

(4)防止试剂污染：吸管不要插错，勿接触别的试剂，勿触及样品或溶液；瓶塞勿与他物接触；瓶口不要开得太久。

三、化学试剂的储存

大部分化学试剂都具有一定的毒性，特别是一些易燃易爆危险品，必须由专人保管，在存放时，非危险试剂按分类特点存放于一般的柜体中。危险试剂应储藏在地下室或增设特殊柜放在其他房间。对于挥发性组分较多的试剂，需要低温储存，以最大限度地减少蒸发作用所导致的挥发性组分的流失。对于易发生危险反应的试剂应隔开存放，并在药品柜外按种类分别标明柜内存放的试剂，标签书写工整。

四、生化试剂盒的选择与使用

试剂盒(reagent kit)是指用于检验项目测定的所有配套试剂的组合，包括测定所必需的全部试剂及使用说明书。

（一）生化试剂盒的类型

临床生化试剂盒通常可按剂型或试剂组成进行分类。按剂型可分为液体型、粉剂型、片剂型。目前以液体型为主，其优点是试剂组分高度均一、瓶间差异小、测定重复性好和使用方便，无须加入任何辅助试剂和蒸馏水，避免了外源性水质对试剂的影响，性能较稳定，测定结果较为准确。缺点是保存时间较短，不便于运输。

液体型试剂分为单试剂和双试剂。

1. 液体单试剂 将某种生化检验项目所用到的试剂科学地混合在一起，组成一种试剂。应用时，只须将标本和试剂按一定比例混合，即可进行相应的生化反应，然后用适当的方法检测结果。液体单试剂的优点是操作简便，适用于各类生化分析仪，节约试剂；缺点是稳定性差，不能完全避免内外源物质干扰。

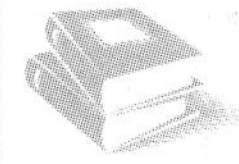
NOTE

2. 液体双试剂 将某些生化检测项目所用到的试剂，按用途科学地分成两类，分别配成两种试剂。通常第一试剂加入后可起到消除全部或部分内源性干扰的作用，第二试剂为启动被检测物质反应的试剂，两种试剂混合后才可共同完成被检项目的生化反应。液体双试剂保留了单试剂的优点，增加了试剂的抗干扰能力和稳定性。

（二）生化试剂盒的性能评价

试剂盒性能评价包括实用性和可靠性两个方面的评价。

1. 实用性评价 一般应具备以下性能：①操作简便、微量快速、便于急诊；②价格低廉；③应用安全。

2. 可靠性 一般应具有较高的精密度与准确度、较强的检测能力、较宽的线性范围。

（三）选购试剂盒的要求

(1)所采用的测定方法特异性好，灵敏度、准确度、精密度都符合国家卫生健康委临床检验中心、IFCC、WHO 等推荐的方法性能。

(2)试剂盒的储存期尽可能长。

(3)无腐蚀性、无毒害性、不爆炸、非易燃、不污染环境。

(4)所用校准品或标准参考物符合国家卫生健康委临床检验中心、IFCC、WHO 推荐的标准和要求。

（四）选购试剂盒的注意事项

(1)仔细阅读试剂盒说明书，对试剂盒选用的方法有所了解，做科学研究时应选择参考方法试剂盒，临床常规标本测定可选择推荐的常规方法试剂盒或公认的测定方法试剂盒。此外，应对试剂盒的组成、方法性能指标加以分析。

(2)凡已列入国家卫生健康委临床检验中心体外诊断试剂审批管理范围的试剂盒，没有生产批准文号的，不宜使用。对有生产批准文号者，也需考察生产厂家的信誉。

(3)对试剂盒的包装、理学性能、方法学性能指标进行考察和检测，并经实际应用，符合说明书规定及本实验室要求者方可选购。

(4)根据本单位的日工作量、分析仪试剂用量、试剂复溶后 4 ℃稳定性等因素综合分析，应选购包装合适、近期出厂的产品。

(5)注意季节对试剂质量的影响。一般在气温较低的季节购买试剂，以防试剂盒在运输途中变质。

(6)在确保试剂盒质量的前提下，选购价格低的产品。

第七节 实验室常用仪器设备的使用与维护

临床生物化学检验实验会用到多种仪器设备，如分光光度计、半自动生化分析仪、电解质分析仪、电子天平等，掌握这些仪器设备的正确使用和维护方法，对保证实验结果的准确度至关重要。

一、分光光度计

分光光度计型号多样，下面以 722 型分光光度计为例介绍其使用方法及注意事项，对于不同型号的仪器必须按照仪器说明书操作。

（一）722 型分光光度计的使用方法

(1)接通电源，打开开关(电源指示灯亮)，开启暗箱盖，预热约 20 min。

(2)转动波长选择旋钮，根据测定溶液选择所需波长。

(3)调节功能选择键将光标移动至“T”(透光度)模式。

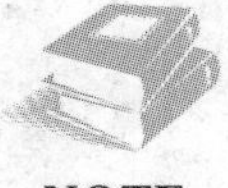

NOTE

(4)将待测溶液加入比色皿内,液体高度约为比色皿高度的2/3。用擦镜纸将比色皿外壁残液擦净,比色皿放入试样槽中,使透光面对着光路。

(5)拉动试样槽拉杆,使空白管或调零管正对光路,按功能键"0%"至"T"等于零。

(6)盖好暗箱盖,按功能键"100%"至"T"等于100。

(7)调节功能选择键使光标移动至"A"(吸光度)模式,此时应显示为"0",如果不在"0",重复步骤(5)和(6)。

(8)拉动试样槽拉杆,依次让标准管和测定管对准光路,分别记录吸光度。

(9)比色完毕,关闭电源,取出比色皿,将干燥器放入暗箱内,盖上暗箱盖。

(10)将比色皿液体倒入废液缸,以自来水冲洗比色皿2～3次,再用蒸馏水冲洗2～3次,倒置于滤纸上以备再用。清理废弃物及仪器台面。

(二)注意事项

(1)分光光度计应精心维护,防潮、防震和防腐蚀。操作中勿将比色皿放在仪器表面。

(2)为了防止光电管疲劳,不测定时必须将暗箱盖打开,使光路切断,以延长光电管的使用寿命。

(3)比色皿的质量对结果影响很大,使用时应做好清洁工作,保持比色皿光学面的透光度良好。操作过程中手持毛玻璃面,避免用粗糙的物品接触光学面。比色皿不能用氧化性强的洗涤液洗涤,也不能用毛刷清洗。对比色皿外壁附着的水或溶液应用擦镜纸或细而软的吸水纸吸干。

(4)比色皿应配套使用,不能与其他仪器上的比色皿单个调换。

(5)在实际分析工作中,通常根据溶液浓度的不同,选用规格不同的比色皿,尽可能使溶液的吸光度控制在0.2～0.7。

二、半自动生化分析仪

半自动生化分析仪是指分析过程中的部分操作(如加样、加试剂、混合等)需手工完成,部分操作由仪器自动完成的生化分析仪。

(一)使用方法

半自动生化分析仪的品牌很多,不同品牌操作方法各不相同。下面介绍半自动生化分析仪的参考使用方法。

(1)开机前确认仪器安装符合要求,如电源、地线接触良好,电源电压在(220±10%) V,实验台平稳、坚固,实验室温度、湿度符合要求。

(2)打开电源开关,仪器进入自检程序。自检完成,仪器自动进入主菜单。

(3)从主菜单进入参数设置界面,根据分析项目设置相应的分析参数(按试剂盒说明书及仪器特点设置)。不同的项目分析参数不同;同一项目可用不同方法测定,方法不同,参数不同。分析参数一旦设定,即存入微机。在不改变方法、试剂、标准品等情况下,下次测定时,不必再设置参数。

(4)进入样品测定界面,按照菜单提示进行操作。

(5)完成项目测量后,回到主菜单,选择组合打印,仪器按样品号打印出组合报告。

(6)反复冲洗比色池和液路,退出系统,按关机程序完成关机操作,关闭电源。

(二)注意事项

(1)仪器的使用环境必须符合要求,否则会影响仪器的性能。

(2)测试前仪器应充分预热,以保证仪器达到测定温度并稳定。

(3)不要让反应混合物长时间留在比色池中,每批测量后应清洁比色池并保证在仪器不用时比色池充满蒸馏水。

(4)确保试剂、样品不能有灰尘等不溶性的混合物,以免影响测定结果。

(5)仪器应进行定期维护保养。

NOTE

三、电解质分析仪

目前临床使用的电解质分析仪是采用离子选择性电极测量样品中离子浓度的仪器，可以快速、准确地同时测定样品中钾、钠、氯、钙、pH 等多项指标。

（一）使用方法

电解质分析仪厂家、型号不同，其操作方法有所不同，应严格按仪器说明书要求进行操作。一般要进行以下几个步骤。

（1）仪器开机，清洗管路。

（2）用高、低两种不同浓度的校正液进行两点定标。

（3）定标通过后，应至少做 2 个浓度水平的质控品，质控在控后，做临床标本。

（4）测定结果由仪器内微处理机计算后打印结果。

（5）测定完毕，清洗电极和管路。

（6）关机或进入待机状态（可随时检测临床标本）。

（二）注意事项

（1）电解质分析仪一般要求 24 h 开机，目的是使电极膜保持很好的水化，增加电极的稳定性。电极有规定的寿命，需定期更换。

（2）用完后必须清洗电极和管道，以防蛋白质沉积。应定期用含有蛋白水解酶的去蛋白液浸泡管道，并按厂家规定的程序对仪器进行定期维护和保养。

（3）在样品测量时注意样品测量管道内不能有气泡存在，否则结果不稳定。

四、电子天平

电子天平是用电磁力平衡被称量物体重力的仪器，为准确称量样品时所使用。其特点如下：操作简便，灵敏度高，称量准确可靠，显示快速清晰，具有自动检测系统、简便的自动校准装置以及超载保护等装置。

（一）使用方法

1. 水平调节　观察水平仪内的气泡是否位于水平仪的中心，如水平仪气泡偏移，需调节水平调节螺栓，使气泡位于水平仪的中心。

2. 预热　接通电源，预热至规定时间。

3. 称量　按下 ON/OFF 键，接通显示器，等待仪器自检。当显示器显示零时，自检过程结束，天平可进行称量。放置称量纸，按显示屏两侧的 Tare 键去皮，待显示器显示零时，在称量纸上加所要称量的试剂，称量。称量完毕，按 ON/OFF 键，关闭显示器，切断电源。

（二）保养与注意事项

（1）天平安装台面应稳定、平坦，避免震动，避免阳光直射和受热，避免放在空气直接流通的通道上。

（2）天平在安装时已经过严格校准，故不可轻易移动天平，否则需重新校准。

（3）严禁不使用称量纸直接称量，每次称量后，应清洁天平，必要时用软毛刷或绸布抹净或用无水乙醇擦净，避免对天平造成污染而影响称量精度。

（4）天平在初次接通电源或长时间断电后开机时，至少需要 30 min 的预热时间。因此，实验室电子天平在通常情况下，不要经常切断电源。

（5）称量易挥发和具有腐蚀性的物品时，要盛放在密闭的容器内，以免腐蚀和损坏电子天平。

（6）不可过载使用，以免损坏天平。

（7）置于天平的物体温度不宜过高以免损坏仪器，一般温度≤70 ℃。

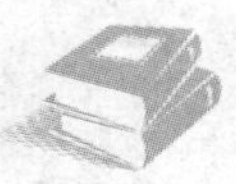

NOTE

第八节 临床生物化学检验实验报告的书写

临床生物化学检验实验是在临床生物化学检验理论指导下进行的科学实践过程，实验在于通过实践掌握科学观察的基本方法与技能，培养科学思维、分析判断及解决实际问题的能力，以及培养探求真知、尊重科学事实和真理的学风与科学态度；此外，通过实验还可以使学生加深和扩大对生物化学理论和临床知识的认识，同时也是学生学习撰写科学研究论文的过程。为了达到实验的目的，学生在实验前必须预习，理解基本原理、基本操作及注意事项；要求学生在实验中合理安排时间，严肃认真地进行操作，仔细观察各种变化并如实做好实验结果的记录；最后要求学生在操作结束后认真进行计算或分析，写好实验报告。

一、实验报告的书写要求

实验报告是由实验的具体过程和所得的实验结果写成的文字材料，是反映实验过程和结果的书面材料，不仅完整地记录了实验的全过程，而且也包括对实验结果的分析与总结。为此，实验报告必须根据自己的实验独立地完成，严禁抄袭。

实验报告在写作上应具有正确性、客观性、公正性、确证性和可读性等五个特点。在正确性方面，要求实验报告的实验原理、方法、数据及结论均是准确无误的，同时要求实验报告的表述也准确无误。在客观性方面，要求实验人员抱着客观的态度观察实验和记录实验，而且在写作时也要客观、真实地报告实验结果。在公正性方面，要求实验人员在描述实验和报告实验结论时不能带有任何偏见。在正确性方面，要求在实验报告中提到的实验结果是要能被证实的，不但要经得起自己的重复和验证，而且要经得起任何人的重复和验证。在可读性方面，实验报告的写作应符合语法的规范要求，并具有简洁、明晰、通俗、流畅的写作风格。判断实验报告书写好坏的根本标准是，让没有做过这个实验的读者能按照实验报告所提供的信息很好地重复出实验报告者的实验结果，或者得到更好的实验结果。

临床生物化学检验实验分为基本技术性实验、综合应用性实验和设计创新性实验。实验类型不一样，实验要求和实验报告书写方式也不完全相同。

二、实验报告的书写内容

通常情况下，实验报告的书写应包括如下内容：

1. 实验目的 每个实验都有一个明确的目的，如学会哪些操作，得到哪些训练，掌握哪些知识等。因此，应该用简洁明了的语言说明实验目的，尽可能用自己的语言进行归纳和总结。

2. 实验原理 实验原理是指实验可通过什么样的科学道理来达到实验目的。因此，学生在实验操作前必须充分理解实验原理。同时，在老师讲解的基础上，按自己的理解，用简明扼要的文字、框图或化学反应式将实验原理表述出来。注意实验原理应该是学生自己反复理解思考后经过再加工所得，而不是机械地照抄所得。

3. 实验材料、仪器和主要试剂 列出主要或关键的实验仪器和实验试剂及其成分与作用。主要试剂是指直接与实验原理有关的或直接影响实验成败的试剂。促使学生去思考试剂的作用，有助于认识和理解实验的原理和特点。

4. 实验操作 根据“及时、如实记录”的原则，详细写出实际操作的主要实验步骤、流程图或工作表。同时，通过进一步回顾实验全过程，写出在操作步骤中应当注意的事项及对相关问题的理解，这样将有助于帮助学生理解实验的设计和每个步骤的目的及意义。

5. 实验记录 记录实验结果应遵循客观真实的原则，及时准确地记录实验所得的原始数据和观察到的实验现象，不得进行任意涂改或伪造，培养学生尊重科学事实与真理的学风和科学态度，

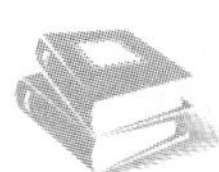
NOTE

以及客观、公正、严谨的工作作风和实事求是的工作习惯。

6. 结果计算 列出计算公式，并代入原始数据进行计算，加深对公式的理解和应用，要求学生对检验过程和结果要知其然，还要知其所以然。

7. 结果报告 应根据实验的要求，把所得的实验结果和数据进行整理、归纳、分析和对比，总结后尽量做成各种图表（如曲线图、对照表等），同时还应该根据分析、总结结果得出实验结论（报告），实验结论的推导应符合逻辑、计算正确、与实验目的相呼应，而且实验结论要简单扼要，以说明本次实验所获得的结果，最后按正规的临床检验结果报告方式发出报告，同时注明准确的参考值范围。

8. 临床意义 简要说明样品检出值与相应正常值之间的异同及其临床意义，分析检测异常主要见于哪些生理和病理情况。

9. 讨论和体会 实验的讨论和体会是学生回顾、反思、总结、归纳所学知识的过程，最能体现学生专业理论知识水平、实验观察能力、分析问题和解决问题的能力。因此，学生应对实验结果进行详细的说明和仔细的分析与总结。但实验讨论不是对实验结果进行简单的复述，而是对实验方法、实验结果和异常现象进行深入探讨和评判，以及对实验设计的认识、体会和建议。除此之外，学生还应该围绕实验相关问题进行自由式讨论，包括实验结果是否理想，实验是否成功，实验成功的理由与原因。相反，如果自己的实验结果不理想或实验失败，分析可能是什么原因造成的，在今后的实验中如何进行改进，找出影响实验成败的关键原因和解决办法。

第九节　实验误差与数据处理

在实验过程中，由于存在一些无法避免的原因对实验测量结果造成影响，实验所得的测量值和真实值之间总会存在一定的差异，这种差异称为误差。引起误差的因素包括实验方法和实验设备的不完善，周围环境的影响，人的主观因素和测量程序的限制等。目前，人们常用绝对误差、相对误差或有效数字来说明一个近似值的准确程度。为了评定实验数据的精确性，认清误差的来源及其影响，需要对实验的误差进行分析和讨论，这样有助于对实验数据进行合理处理，缩小实验测量值和真实值之间的差值，提高实验的精确性；同时通过判断影响实验精确度的主要因素，为今后实验改进实验方案。

一、实验误差的分析

（一）误差的分类

实验误差按其性质和产生的原因，通常可分为以下三类。①系统误差：在测量和实验中未发觉或未确认的因素所引起的恒定偏差，称为系统误差。②偶然误差：在实验过程中因有关因素微小的随机波动而形成的具有相互抵偿性的误差，称为偶然误差或随机误差。③过失误差：实验中由于实验人员粗心大意、过度疲劳和操作不正确等原因引起的误差，称为过失误差或粗差。以下用表格的形式对三种误差进行对比分析（表1-4）。

表1-4　三种误差的对比分析

误差种类	特　点	产生原因	纠正方法
系统误差	1. 主要影响准确度 2. 稳定 3. 重复出现	1. 方法误差 2. 仪器误差 3. 试剂误差 4. 操作误差	1. 针对产生原因纠正 2. 空白实验 3. 引入校正系数 $回收率=\frac{标准样品测量值}{标准样品取量}\times 100\%$ $实际值=\frac{测量值}{回收率}$

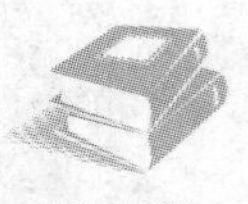

NOTE

续表

误差种类	特　点	产生原因	纠正方法
偶然误差	1. 主要影响精密度 2. 不稳定 3. 误差小	1. 取样不均 2. 环境因素不稳定	1. 平均取样 2. 多次平等实验 3. 力求测定条件的恒定
过失误差	1. 影响准确度和精密度 2. 有时误差极大	1. 错读刻度 2. 错加试剂 3. 其他	1. 认真、专心 2. 舍去相差极远的数据 3. 重做实验

(二)误差的表示

误差的表示方式主要包括以下几种。①绝对误差:测量值(X)和真实值(T)之差为绝对误差(E),即 $E=X-T$,E 绝对值越小表示测量值与真实值越接近,准确度越高;反之,误差越大,准确度越低,但绝对误差不能反映它对测定结果准确度的影响程度,故常用相对误差来表示。②相对误差:绝对误差(E)与被测量真实值(T)的百分比值,即相对误差$=E/T\times100\%$,常用于衡量某一测量值的准确程度。例如实验称得两个样品分别为 1.0001 g 和 0.1001 g,如果它们的真实值分别为 1.0000 g 和 0.1000 g,则它们的绝对误差都为 0.0001 g,但它们的相对误差值分别为 $0.0001/1.0000\times100\%=1\times10^{-4}$ 和 $0.0001/0.1000\times100\%=1\times10^{-3}$。可见当绝对误差相同时,样品的重量越大,其相对误差越小,测定的准确度就越高。

(三)准确度和精密度

准确度是指实验结果(测量值)与真实值接近的程度,它反映系统误差的影响程度,通常用“误差”来表示,其值可正可负;误差(绝对值)越小,则准确度越高。精密度是指在同一条件下进行的多次平行实验,所得到结果的接近程度,它反映偶然误差的影响程度,主要用“偏差”来表示,只有正值;偏差越小,则精密度越高。精密度与准确度的区别可用下述打靶子例子加以说明。图 1-1(a)表示精密度和准确度都很高;图 1-1(b)表示精密度很高,但准确度不高;图 1-1(c)表示精密度与准确度都不高。说明在测量中,尽管精密度很高,但准确度不一定很高;相反,若准确度高,则精密度一定高。

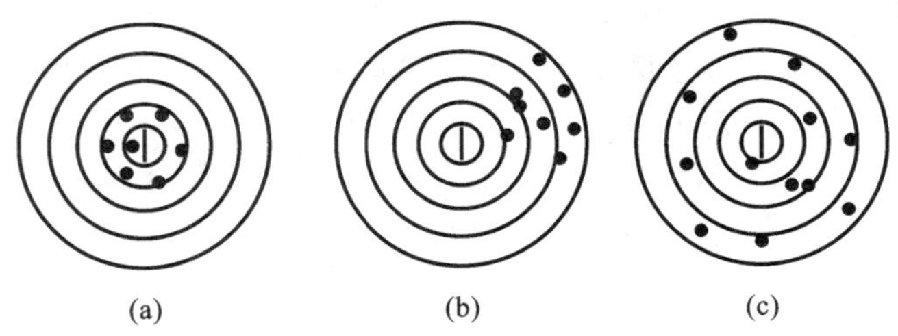

图 1-1　精密度和准确度的关系

通过上图我们也可以看出准确度的标准是真实值(靶心),而精密度的标准是多次结果的算术均数。由于真实值无法求得而往往由均数来代替,所以,此时准确度也就变成了精密度。这就是说,在实际应用中通常用精密度来评价一个实验的结果。但是,我们必须充分认识到,精密度毕竟不是准确度。因此,我们在评价一个实验时,不能只以多次实验结果的接近程度来衡量,而应从原理、方法、试剂、仪器和条件等多方面全面考虑。同样,在实验过程中,不能仅仅满足于实验数据的重现性,还应评估数据测量值的准确程度。

(四)有效数字及运算规律

有效数字是指实际可能测量到的数字,通常由测量工具测出的几位准确数再加上一位不准确

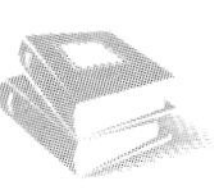

的数构成,即有效数字=确定数字+可疑数字(估计值)。有效数字不仅表示数量的大小,同时反映了测量的精确程度,其运算规律包括:①记录测量数值时,只保留一位可疑数字。②当有效数字位数确定后,其余数字按“四舍六入”进行舍弃,即小于 5 舍弃不计;大于 5 在前一位数上增 1;等于 5 时,前一位若为奇数进 1,若为偶数,舍弃不计。③在加减计算中,各数所保留的位数,应与各数中小数点后位数最少的相同。④在乘除运算中,各数所保留的位数,以各数中有效数字位数最少的那个数为准。⑤在对数计算中,所取对数位数应与真数有效数字位数相同。

二、数据处理

数据处理是指采用适当的方法对实验所得的一系列数据进行整理、分析,正确的数据处理不仅能使实验结果清楚明了,更能使实验误差减少或得以弥补,因此,数据处理实验是一个非常重要、不可缺少的步骤。目前主要采用列表法和图解法。

(一)列表法

实验结束后获得的大量数据,经初步处理后,尽可能地使用列表的方式整齐而有规律地表达出来,使全部数据一目了然,便于进一步处理运算与检查。利用列表法表达实验数据时,通常是列出自变量 x 和因变量 y 间的相应数值,每一表格都应有简明完备的名称,在表的每一行上,都应详细地写上名称、数值、单位和因次。例如,在某实验中测得不同温度下 PKC 的酶活力值如下:0 ℃,5 mU/mg;10 ℃,18 mU/mg;20 ℃,30 mU/mg;30 ℃,45 mU/mg;40 ℃,35 mU/mg; 50 ℃,25 mU/mg;60 ℃,12 mU/mg;70 ℃,3 mU/mg;80 ℃,0 mU/mg;90 ℃,0 mU/mg。

用列表法进行数据处理如下(表 1-5)。

表 1-5 不同温度下 PKC 的酶活力

温度/℃	0	10	20	30	40	50	60	70	80	90
酶活力/(mU/mg)	5	18	30	45	32	25	12	3	0	0

(二)图解法

将实验数据以图的形式表示称为图解法。利用图解法来表示实验数据不仅能清楚地显示出所研究的变化规律与特点,而且能够作图解微分和图解积分,甚至可通过作图求得实验难以获得的值。图解法应注意以下几点:①一般曲线作图应有 5 个点以上。②图形必须用平滑的曲线,不能用折线。③对偏离很远的点要么舍去,要么重新做实验以校正。例如上表数据我们也可用图解法表示如下(图 1-2)。

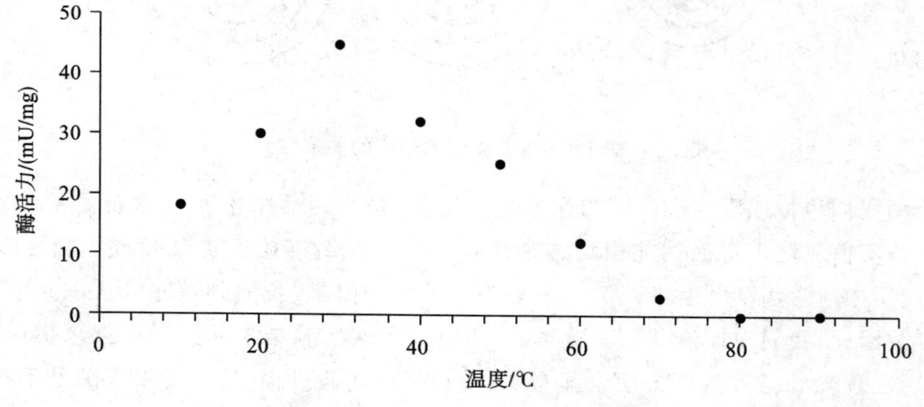

图 1-2 PKC 温度-酶活力曲线

NOTE

第十节 离心机的使用与维护

离心技术是利用离心机转子高速旋转时产生的强大离心力进行物质分析和物质分离的一种技术，广泛地应用于包括临床生物化学检验实验在内的各种生物学研究，常用于高分子物质（如蛋白质、核酸）以及细胞或亚细胞成分的分离、提纯和鉴定。根据离心机转子速度的不同，可将离心机分为三种：①普通离心机，转速一般可达 4000 r/min。②高速离心机，转速可达 20000 r/min。③超速离心机，转速可达 70000 r/min 及以上。离心机已成为现代生物学研究的重要设备。

一、实验原理

不同物质，由于粒子大小、形状、密度不同以及介质的密度和黏度不同，其在单位离心力作用下的沉降系数（svedberg，S）也不同。因此，在相同的离心力作用下，不同物质的沉降速度不同，沉降的快慢也有差异，从而在一定的时间内达到分离不同物质的目的。例如水中各种亚细胞成分的 S 值有很大差别：细胞核约为 $10^7 S$，线粒体约为 $10^5 S$，而多核蛋白体仅为 $10^2 S$。在离心时，细胞核比线粒体和多核蛋白体沉降快得多，而多核蛋白体沉降最慢。离心机的离心作用强弱可用离心力 F（单位：g）和离心机的转速 N（单位：r/min）表示。离心力通常用地球引力的倍数表示，故又称为相对离心力（relative centrifugal force，RCF）。相对离心力用公式表述为 $RCF = 1.12 \times 10^{-5} \times N^2 \times R$，式中，RCF 单位为 g；N 表示转速，单位为 r/min；R 表示离心半径，单位为 cm。可见，转速越大，相对离心力就越大，两者表现为正相关关系，而且只要明确离心半径 R，RCF 和 N 可以相互转换。一般情况下，低速离心时常以转速“r/min”来表示，高速离心时则以“g”表示。

二、离心机的使用与维护

（1）离心机为高速旋转设备，放置时必须绝对平衡，否则会产生强烈震动甚至移位。在启动离心机前，应当检查开关是否在零位，调速器是否在零或在转速较小处，同时用手轻轻转动转轴看是否能自由旋转，转动状态是否平稳，是否有卡、磨现象，以确定离心机的性能。如涉及转子的转换，应按选定的转子程序选用程序对应的转子。使用冷冻离心机时，应在使用前设定到实验所需温度（如 4 ℃）进行预冷。

（2）检查离心机的离心套管是否完整，套管与离心管大小是否匹配，套管是否铺好软垫（棉花或胶垫），使用过的套管底部有无碎玻片或漏孔（碎玻片必须取出，漏孔必须补好）。检查合格后，选用合适的套管进行后续实验。

（3）离心前将两支装有标本的离心管放入检查合格的离心套管中，然后连同套管一起放置于天平两侧，通过用滴管向离心管与套管之间加水的方法，使天平两侧的重量平衡（要求相差小于 0.1 g），以免两侧重量不均造成事故。然后将两支平衡好的离心管连同套管一起分别置于离心机对称位置上，以保持转子平衡。

（4）离心管平衡放置后，将离心机盖子盖好（如有内盖，应将内盖卡好、盖紧），接通电源，开启开关，调节速度旋钮，缓慢增加离心机转速，直至所需的转速即开始计时（注：对目前大多数离心机来说，设定好离心速度或离心力和离心时间后，就可启动开关进行离心）。

（5）离心到规定时间后，仪器将自动缓慢降低离心速度直至归零，同时将调速旋钮调至为零，待离心机完全停稳后方可打开盖子取出离心物，切勿用手或其他物件强行减速（注：目前大多数离心机都带有开盖提醒功能，且只有离心速度为零才可打开离心机盖子）。

（6）使用完毕后，关上开关，除去电源，同时用干布擦净离心套管内的液体，如有酸、碱沾污，应用水冲洗后再擦干，以免金属离心管被腐蚀、生锈而损坏。

（7）在使用过程中如发现声音不正常，应立即关上开关，切断电源，待检查修复后再使用。

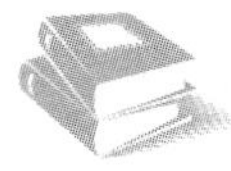

（侯丽娟、李祥勇）

NOTE

第二章　蛋白质及含氮化合物生物化学检验实验

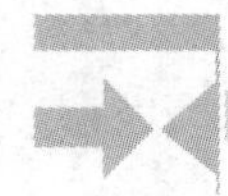

蛋白质是人体生命活动中最重要的物质，人体蛋白质有十万余种，大部分是组织或器官的结构蛋白。在许多病理状态下，机体可出现体液蛋白质代谢紊乱，而机体蛋白质代谢紊乱可反映到血浆蛋白中；多种遗传疾病也可导致氨基酸代谢紊乱，氨基酸代谢紊乱也依赖于血液等的氨基酸分析；嘌呤核苷酸代谢紊乱还可引起高尿酸血症和痛风。以上涉及蛋白质及含氮化合物的检测样本一般为血液、尿液、脑脊液、胸水、腹水、唾液、粪便和羊水，检测样本可以反映出机体代谢的异常，从而帮助诊断疾病。

血浆蛋白质分类较实用的是电泳分类，而功能分类比较复杂。①电泳分类法：醋酸纤维素薄膜电泳可将血浆蛋白质分为清蛋白和 α_1、α_2、β、γ 球蛋白 5 个主要条带。②功能分类法：运输载体类、补体蛋白类、凝血蛋白类、免疫球蛋白、蛋白酶抑制物、血清酶类、蛋白类激素等，这些蛋白质的异常可反映机体相关的功能出现问题。

实验室常规的蛋白质及含氮化合物检测项目包括总蛋白、白蛋白、球蛋白、C 反应蛋白、尿酸等，临床上常见的蛋白及含氮化合物测定方法有凯氏定氮法、酚试剂法、紫外分光光度法、染料结合法、化学比浊法、双缩脲法、酶偶联法。本章根据教学和临床实际需要，介绍常用的基础检测方法，并就方法学的优缺点、发展趋势进行简要评价。

实验一　双缩脲法测定血清总蛋白

【实验目的】

掌握：双缩脲法测定血清总蛋白的原理。

熟悉：双缩脲法测定血清总蛋白的操作及临床意义。

了解：双缩脲法测定血清总蛋白的注意事项。

【背景】

血清总蛋白可分为白蛋白和球蛋白等，其在机体中具有重要的生理功能，血清总蛋白的测定对辅助诊断疾病具有重要的意义。临床上常见的血清总蛋白测定方法有凯氏定氮法、酚试剂法、紫外分光光度法、染料结合法、化学比浊法、双缩脲法。凯氏定氮法操作复杂，不适合血清总蛋白等常规分析；酚试剂法易受还原性化合物的干扰；紫外分光光度法准确度受芳香族氨基酸含量影响，不适合组分复杂的蛋白质样品测定；染料结合法由于不同蛋白质与染料的结合力不同，染料有吸附作用等，可造成仪器污染；化学比浊法影响因素较多，重复性差。《全国临床检验操作规程(第 4 版)》(2015)推荐 Doumas 双缩脲配方作为血清总蛋白测定的常规方法，双缩脲法测定血清总蛋白是临床测定血清总蛋白首选的最方便、最实用的常规方法。

【实验原理】

血清蛋白质分子中含许多肽键(—CO—NH—)，与双缩脲结构(H_2N—OC—NH—CO—NH_2)类似，在碱性溶液中能与 Cu^{2+} 作用生成稳定的紫红色络合物。这种紫红色络合物在波长 540 nm 处有明显的吸收峰，其颜色的深浅与蛋白质含量(肽键数)成正比，而与蛋白质的相对分子质量及氨基酸组成无关，以此与同样处理的蛋白质标准液比较，即可求得血清总蛋白含量。

【试剂与器材】

1. 试剂

(1)60～70 g/L 蛋白质标准液：常用牛血清白蛋白，亦可用标准白蛋白溶液。

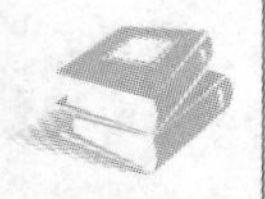

NOTE

(2)6 mol/L NaOH 溶液：称取新开瓶的 NaOH 240 g，溶于新鲜制备的 800 mL 蒸馏水中(或刚煮沸冷却的去离子水)，冷却后定容至 1 L，储于有盖塑料瓶中。

(3)双缩脲试剂：称取硫酸铜结晶($CuSO_4 \cdot 5H_2O$)3 g 溶于新鲜制备的蒸馏水 500 mL 中，加入酒石酸钾钠 9 g($NaKC_4H_4O_6 \cdot 4H_2O$，防止氧化铜在碱性条件下沉淀)和碘化钾 5 g(KI，防止氧化亚铜离析)，待搅拌全溶后，继续搅拌加入 6 mol/L NaOH 溶液 100 mL，并用蒸馏水定容至 1 L，置于塑料瓶(或内壁涂以石蜡的瓶)中避光保存，此试剂在室温下可长期保存，若有黑色沉淀出现，则需要重新配制。

(4)双缩脲空白试剂：除不含硫酸铜外，其余成分与双缩脲试剂相同。

2. 器材 自动生化分析仪或分光光度计、移液枪、吸量管、试管和试管架。

【操作步骤】

1. 自动生化分析仪法 按试剂盒说明书提供的参数进行操作。

2. 手工操作法 取 4 支干燥洁净试管分别标明测定管(U)、标准管(S)和标本空白管(B)和试剂空白管(RB)，按表 2-1 加入试剂。

表 2-1 双缩脲法测定血清总蛋白操作步骤

加入物	标本空白管(B)	试剂空白管(RB)	标准管(S)	测定管(U)
血清/mL	0.10	—	—	0.10
蛋白质标准液/mL	—	—	0.10	—
蒸馏水/mL	—	0.10	—	—
双缩脲空白试剂/mL	5.0	—	—	—
双缩脲试剂/mL	—	5.0	5.0	5.0

各管混匀，在室温(25 ℃)下放置 30 min(或 37 ℃放置 10 min)，用蒸馏水调零，于 540 nm 波长处进行比色测定。

【结果计算】

$$血清总蛋白(g/L)=\frac{A_U-A_{RB}-A_B}{A_S-A_{RB}-A_B}\times 蛋白质标准液浓度(g/L)$$

【参考区间】

新生儿血清总蛋白浓度较低，出生后逐月上升，约 1 年后达成人水平，参见表 2-2。

表 2-2 血清总蛋白浓度与年龄的关系

年龄	血清总蛋白/(g/L)
早产儿	36～60
新生儿	46～70
1 周龄	44～76
7 月龄至 1 岁	51～73
1～2 岁	56～75
≥3 岁	60～80

【注意事项】

(1)在计算时应考虑标本的影响(如黄疸、溶血、葡萄糖、酚酞、右旋糖酐等)，并将其去除，但需注意，标本空白管吸光度太高，会影响测定结果。

(2)高脂血症对生化检验的干扰很大，可采用多种方法消除，如离心法、干化学法、乙醚提取法、标本冷藏法、生理盐水稀释法等。双缩脲法测定血清总蛋白也受标本高脂血症的影响，消除方法如

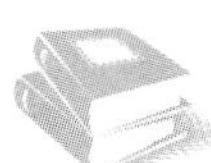
NOTE

下：取2支试管或离心管，各加待测血清0.1 mL后，再加蒸馏水0.5 mL和丙酮10 mL，密封颠倒混匀10次后离心，去上清，倒立试管于滤纸上吸去残余液体。向沉淀中分别加入双缩脲试剂及双缩脲空白试剂，再进行与上述相同的其他操作和计算。

【临床意义】

(1)血清总蛋白浓度增高见于：血清水分减少，如呕吐、腹泻等；休克时毛细血管通透性增高或慢性肾上腺皮质功能减退，由于钠的丢失继发水分丢失，血浆发生浓缩；多发性骨髓瘤等引起的血清蛋白质中球蛋白合成的增加。

(2)血清总蛋白浓度降低见于：营养不良如低蛋白饮食或吸收不良所致慢性胃肠道疾病引起蛋白质合成的原料缺乏；肝功能严重受损引起蛋白质合成障碍；严重烧伤致大量血浆渗出、溃疡性结肠炎、肾病综合征等导致蛋白质丢失过多；恶性肿瘤、严重结核病等消耗性疾病；另外，血浆稀释也可导致血清总蛋白浓度降低。

【评价】

(1)本法既适用于手工操作，又适用于自动生化分析仪检测。

(2)黄疸、溶血、葡萄糖、酚酞、右旋糖酐等影响测定结果。干扰测定的物质还包括在性质上是氨基酸或肽的缓冲液，例如Tris缓冲液，因为它们能产生阳性呈色反应。Cu^{2+}也容易被还原，有时出现红色沉淀。

(3)三肽、寡肽和多肽也可与Cu^{2+}反应生成呈粉红色到紫红色的复合物。

(4)线性范围为0～140 g/L。

(5)RCV为4%，CCV为3.9%。虽然双缩脲法灵敏度较低，检出限为0.2～1.7 g/L，这相当于70 g/L的血清3～24 μL，已能满足临床生化检验的需要。

【思考题】

(1)双缩脲法测定血清总蛋白的原理是什么？

(2)双缩脲法测定血清总蛋白的临床意义是什么？

实验二　溴甲酚绿法测定血清白蛋白

【实验目的】

掌握：溴甲酚绿法测定血清白蛋白的基本原理。

熟悉：溴甲酚绿法测定血清白蛋白的操作及临床意义。

了解：溴甲酚绿法测定血清白蛋白的注意事项及评价。

【背景】

血清白蛋白具有维持机体的胶体渗透压，清除自由基等功能，血清白蛋白的测定对辅助诊断疾病具有重要的意义。目前测定白蛋白的方法有电泳法、免疫分析法、染料结合法等，以染料结合法最常用。染料结合法有溴甲酚绿(BCG)法和溴甲酚紫(BCP)法，BCG法和BCP法灵敏度高、操作简便、重复性好、能自动化，其中BCG法最常用。

【实验原理】

血清白蛋白等电点是4.7～4.9，在pH 4.2这个相对酸性的缓冲液中带正电荷，与带负电荷的溴甲酚绿染料在有非离子型表面活性剂存在时形成蓝绿色复合物，在波长628 nm处有吸收峰，其颜色深浅与白蛋白浓度成正比，与同样处理的白蛋白标准液相比，可求得血清中白蛋白含量。

【试剂与器材】

1. 试剂

(1)40 g/L白蛋白标准液：称取人血清白蛋白4 g、叠氮钠50 mg，配成100 mL溶液，密封储存于4 ℃冰箱，可稳定半年。

(2)6 mol/L NaOH溶液：称取新开瓶的NaOH 240 g，溶于新鲜制备的800 mL蒸馏水(或刚煮

NOTE

沸冷却的去离子水)中,冷却后定容至 1 L,储存于有盖塑料瓶中。

(3)BCG 试剂:取 1000 mL 的烧杯,加入 950 mL 蒸馏水,再加入溴甲酚绿(BCG)0.105 g(或溴甲酚绿钠盐0.108 g)、琥珀酸 8.85 g、叠氮钠 0.1 g,然后再加入 4 mL 浓度为 300 g/L 的聚氧化乙烯月桂醚(Brij-35),完全溶解后,用 6 mol/L NaOH 溶液调节 pH 至 4.15~4.25,倒入 1 L 容量瓶内,用蒸馏水定容到 1 L。分光光度计在 628 nm 波长下,蒸馏水调零,测 BCG 试剂吸光度,此试剂吸光度应在 0.150 左右。将配好的试剂储存于聚乙烯塑料瓶中,密封保存,室温中至少可稳定半年。(注意:配制 BCG 试剂用的是琥珀酸缓冲液,也可用其他缓冲液,如枸橼酸盐或乳酸盐缓冲液;试剂中的 Brij-35 也可用其他表面活性剂代替,如 Tween-20 或 Tween-80,终浓度为 2 mL/L。)

(4)BCG 空白试剂:除不加 BCG 外,其余成分和配制程序完全同 BCG 试剂的配制方法。

2. 器材 自动生化分析仪或分光光度计、恒温水浴箱、旋涡混合器、移液枪、试管架、试管。

【操作步骤】

1. 自动生化分析法 参数设置参照自动生化分析仪及试剂盒说明书。

2. 手工操作 取试管 3 支,分别标明测定管、标准管和空白管,然后按表 2-3 操作。

表 2-3 溴甲酚绿法测定血清白蛋白操作步骤

加入物	空白管	标准管	测定管
血清/mL	—	—	0.02
白蛋白标准液/mL	—	0.02	—
蒸馏水/mL	0.02	—	—
BCG 试剂/mL	5.0	5.0	5.0

各管混匀,在波长 628 nm 处用空白管调零,立即读取吸光度(加入 BCG 试剂与测定管血清混匀后读取吸光度要在 30 s±3 s 完成,原因是 BCG 还与 α_1-球蛋白、运铁蛋白、结合珠蛋白等呈色,但其反应速度较白蛋白稍慢)。

【结果计算】

(1)血清白蛋白浓度(g/L)$=\dfrac{\text{测定管吸光度}}{\text{标准管吸光度}}\times$白蛋白标准液浓度(g/L)

(2)注意:高脂血症血清如果很混浊,需加做标本空白管,取血清 0.02 mL,加入 BCG 空白试剂 5.0 mL,在波长 628 nm 处用 BCG 空白试剂调零,测定标本空白管吸光度,用测定管吸光度减去标本空白管吸光度后再计算结果(同本章实验一的计算)。

【参考区间】

4~14 岁儿童:38~54 g/L。正常成人:34~48 g/L。

【注意事项】

(1)控制反应液的 **pH** 是本法测定的关键,因为 BCG 是一种 pH 指示剂,变色域为 pH 3.8(显黄色)~5.4(显蓝绿色)。

(2)当 60 g/L 的白蛋白标准液与 BCG 结合后,溶液光径为 1.0 cm,在 628 nm 波长处测定的吸光度应为 0.811±0.035,如果达不到此值,表示灵敏度较差。

(3)配制 BCG 试剂用的缓冲液琥珀酸是首选配方,因为比起其他缓冲液,如枸橼酸盐或乳酸盐缓冲液,它的校准曲线通过原点,灵敏度高、线性好。

【临床意义】

(1)血清白蛋白浓度增高:如脱水所致的血浆浓缩。

(2)血清白蛋白浓度降低:急性失血如大出血和严重烧伤等;慢性降低见于肝、肾功能受损引起生成减少或尿液丢失过多;肠道出血丢失或吸收不良;恶性肿瘤或结核消耗过多等。某些患者可同时出现白蛋白减少和球蛋白升高的现象,A/G 值出现倒置。A/G 值正常为 1.5~2.5。

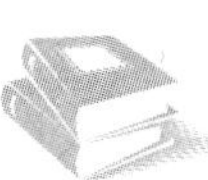
NOTE

【评价】

(1)本法操作快速、简便,标本干扰较小(如溶血、黄疸及中度血脂高时无干扰),是目前国内测定血清白蛋白的最常用方法。

(2)本法线性范围为 10～60 g/L。

(3)RCV＜4%。该法与溴甲酚紫法比较,对血清白蛋白特异性稍差。

【思考题】

(1)简述溴甲酚绿法测定血清白蛋白的基本原理。

(2)简述溴甲酚绿法测定血清白蛋白的临床意义。

实验三　醋酸纤维素薄膜电泳法测定血清蛋白质

【实验目的】

掌握:醋酸纤维素薄膜电泳法测定血清蛋白质的原理。

熟悉:醋酸纤维素薄膜电泳法测定血清蛋白质的操作过程及临床意义。

了解:醋酸纤维素薄膜电泳法测定血清蛋白质的注意事项。

【背景】

电泳是指带电荷的溶质或粒子在电场中向着与其本身所带电荷相反的电极方向移动的现象。利用电泳技术可以分离纯化蛋白质、核酸等生物大分子。近年来,电泳技术不断发展,被广泛应用于生物及医学等研究领域,特别是应用于医学检验中常用的分析技术方面。临床上常用的有滤纸电泳、醋酸纤维素薄膜电泳、琼脂糖凝胶电泳、聚丙烯酰胺凝胶电泳、毛细管电泳等。而醋酸纤维素薄膜电泳分离血清蛋白质具有快速、简便等优点,目前已广泛用于血清蛋白质、脂蛋白、血红蛋白、糖蛋白、酶的分离等方面。

【实验原理】

(1)血清中蛋白质的等电点大多低于 7.0,电泳时采用的缓冲液 pH 为 8.6,在此相对碱性溶液里血清蛋白质带负电,在电场中向正极移动。因各种血清蛋白质的等电点不同,在同一 pH 条件下带电量不同,又由于各蛋白质的分子大小也有差别,故在电场中的移动速度不同。分子小而带电荷多的蛋白质泳动较快,分子大而带电荷少的蛋白质泳动较慢,从而可将血清蛋白质分离成数条条带。

(2)醋酸纤维素薄膜电泳可把血清蛋白质分离为白蛋白、α_1-球蛋白、α_2-球蛋白、β-球蛋白、γ-球蛋白 5 条条带。电泳后将薄膜置于染色液中使蛋白质固定并染色,可看到清晰着色的蛋白条带,然后将各条带用剪刀分离,将各蛋白条带分别溶于碱溶液中进行洗脱,然后比色测定,从而计算出血清蛋白质的各条带的百分含量。如测出血清蛋白质总浓度,根据各组分蛋白质百分浓度,可计算出各组分蛋白质的绝对浓度。

(3)电泳图谱如图 2-1 所示:

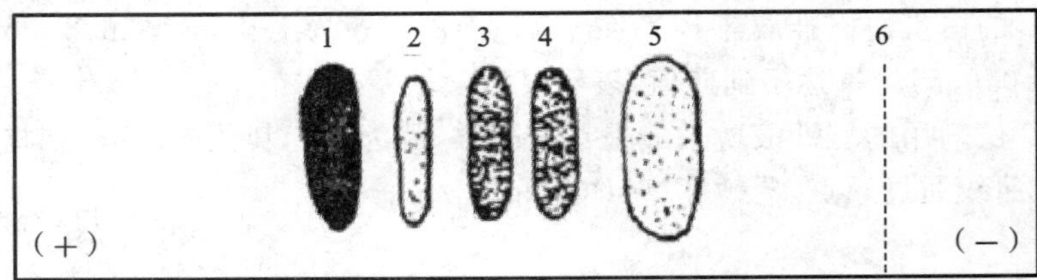

图 2-1　血清电泳图谱

注:1. 白蛋白;2. α_1-球蛋白;3. α_2-球蛋白;4. β-球蛋白;5. γ-球蛋白。

【试剂与器材】

1. 试剂

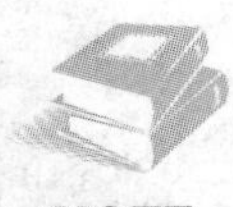

NOTE

(1)巴比妥缓冲液(pH 8.6):称取巴比妥纳 12.36 g、巴比妥 2.21 g,放于烧杯中,加蒸馏水 500

mL，加热溶解，冷却后用蒸馏水定容至 1000 mL 备用。

(2)氨基黑 10B 染色液：称取氨基黑 10B 0.5 g 放于烧杯中，加甲醇 50 mL、冰醋酸 10 mL、蒸馏水 40 mL，混匀备用。

(3)漂洗液：甲醇或乙醇 45 mL、冰醋酸 5 mL、蒸馏水 50 mL，混匀备用。

(4)氨基黑 10B 洗脱液：0.4 mol/L NaOH 溶液。

(5)透明液：冰醋酸 25 mL、95%乙醇 75 mL，混匀备用。

2. 器材 电泳仪、电泳槽、分光光度计、醋酸纤维素薄膜(2 cm×8 cm)、培养皿、镊子、玻璃棒、载玻片、盖玻片(X 光片条)、移液枪、试管和试管架。

【操作步骤】

1. 准备电泳槽 将电泳槽清洗干净，在两个电泳槽中倒入等体积的巴比妥缓冲液，注意不要高过液体的刻度红线。

2. 制作滤纸桥 在电泳槽的两个膜支架上各放两层滤纸，使滤纸一端的长边与支架前沿对齐，另一端浸入电泳缓冲液中，当滤纸全部浸湿后，用玻璃棒轻轻挤压膜支架上的滤纸以驱赶气泡，使滤纸一端能紧贴在膜支架上，即为滤纸桥(图 2-2)。

3. 浸泡与点样 将 2 cm×8 cm 醋酸纤维素薄膜条浸入巴比妥缓冲液中，充分浸透后取出(20 min 左右)，用滤纸吸干后平放在滤纸上，于无光泽面在距膜端 1.5 cm 处用点样器或 X 光片条(或盖玻片)蘸上血清(量不可太多)后，迅速压一下，使血清印吸在薄膜上，点样时用力须均匀，待血清渗入薄膜后，将薄膜两端紧贴在滤纸桥上，点样面须向下，点样端置于负极，加盖平衡 2～3 min，然后通电。

4. 电泳 将电压调节至 110～160(一般 140) V；电流为 0.4～0.6 mA/cm；时间为 45～60 min。

5. 染色 电泳结束后，关闭电源，用镊子将薄膜取出，直接浸于氨基黑 10B 染色液中 3～5 min；取出薄膜，用漂洗液漂洗 3～4 次，每次 3～5 min，至背景无色。

6. 洗脱比色 取试管 6 支，编号。用滤纸吸干薄膜，剪下各条蛋白条带，另于空白部位剪一条薄膜(作空白管)，分别于各试管中加入氨基黑 10B 洗脱液 5 mL，于 37 ℃水浴中反复振荡使之充分洗脱，在 620 nm 波长处比色，以空白管调零，测各管的吸光度，求出各管吸光度百分率。

7. 透明 如需保存电泳结果，可将染色后的干燥薄膜浸于透明液中 2 min，取出平贴于干燥玻璃片上，待干燥即得背景透明的电泳图谱。

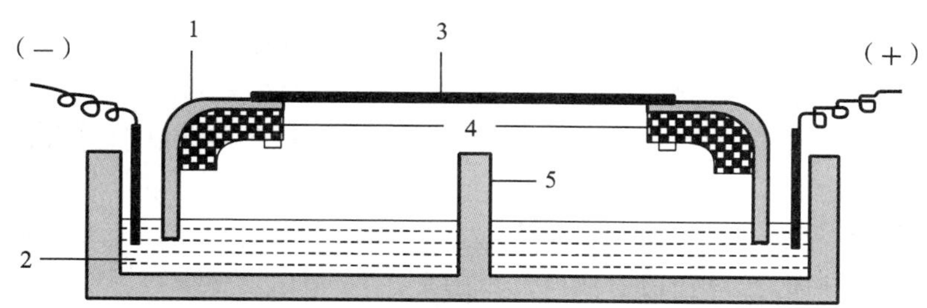

图 2-2 醋酸纤维素薄膜电泳装置示图

注：1. 滤纸桥；2. 电泳槽；3. 醋酸纤维素薄膜；4. 电泳槽膜支架；5. 电极室中央隔板。

【结果计算】

(1)吸光度总和。

$$A_{总}=A_{白蛋白}+A_{\alpha_1\text{-球蛋白}}+A_{\alpha_2\text{-球蛋白}}+A_{\beta\text{-球蛋白}}+A_{\gamma\text{-球蛋白}}$$

(2)计算各组分蛋白质百分比。

$$白蛋白百分浓度=A_{白蛋白}/A_{总}\times 100\%$$

$$\alpha_1\text{-球蛋白百分浓度}=A_{\alpha_1\text{-球蛋白}}/A_{总}\times 100\%$$

$$\alpha_2\text{-球蛋白百分浓度}=A_{\alpha_2\text{-球蛋白}}/A_{总}\times 100\%$$

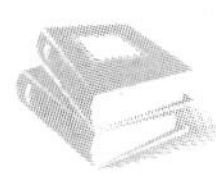

NOTE

$$\beta\text{-球蛋白百分浓度}=A_{\beta\text{-球蛋白}}/A_{\text{总}}\times 100\%$$

$$\gamma\text{-球蛋白百分浓度}=A_{\gamma\text{-球蛋白}}/A_{\text{总}}\times 100\%$$

(3)各组分蛋白质绝对浓度(g/L)=血清总蛋白(g/L)×各组分蛋白质百分浓度(%)。

【参考区间】

氨基黑 10B 染色洗脱法计算结果参考区间如表 2-4 所示。

表 2-4　氨基黑 10B 染色洗脱法计算结果参考区间

蛋白质组分	占血清总蛋白的百分数/(%)
清蛋白	57.45～71.73
α_1-球蛋白	1.76～4.48
α_2-球蛋白	4.04～8.28
β-球蛋白	6.79～11.39
γ-球蛋白	11.18～22.97

【注意事项】

(1)醋酸纤维素薄膜一定要充分浸透才能点样,在取醋酸纤维素薄膜时一定要保证镊子干净无污染。

(2)用镊子取出醋酸纤维素薄膜后用滤纸吸干,注意不宜太干,血清的点样量不宜过多也不宜过少,点样时用力须均匀,否则会导致电泳图谱不齐或分离不开。

(3)调好电压后进行电泳,电泳箱应关紧,以防醋酸纤维素薄膜干燥。通电时,不得接触槽内缓冲液或醋酸纤维素薄膜,以防触电。

(4)缓冲液液面要达到刻度,同时电泳槽两侧的液面应保持同一高度,否则缓冲液通过薄膜时有虹吸现象,影响蛋白质分子的泳动速度。

(5)如果电泳分离不清,最常见的原因如下:样品不新鲜;点样过多、不均匀、太靠薄膜边缘;薄膜过湿,样品扩散;薄膜太干燥;薄膜与滤纸桥接触不良;位置不正;薄膜质量不高;缓冲液变质等。

(6)注意氨基黑 10B 对白蛋白染色过深,可造成白蛋白结果偏高、球蛋白偏低的现象。

(7)如血清总蛋白含量超过 80 g/L,用氨基黑 10B 染色时应将血清稀释 2 倍后加样,否则,白蛋白含量太高,染色出现空泡,染不透,还会出现蛋白膜在染色时脱落,致使最后定量不准确。

【临床意义】

正常血清蛋白质电泳一般可分为 5 条条带,即白蛋白、α_1-球蛋白、α_2-球蛋白、β-球蛋白、γ-球蛋白。具有临床意义的电泳异常图情况如下。

(1)在白蛋白与 α_1-球蛋白之间增加一条甲胎蛋白带:见于原发性肝癌患者血清、胎儿血清、脐带血清。

(2)在 β-球蛋白与 γ-球蛋白区段出现一条致密浓集的 M 蛋白带:见于单克隆 γ-球蛋白(M 蛋白)血症,如多发性骨髓瘤、巨球蛋白血症以及一些良性 M 蛋白增多症等。

(3)电泳图表现为 α_1、α_2 和 β-球蛋白部位三种蛋白质浓度均增高:见于急慢性炎症。

(4)电泳图表现为 α_2 和 β-球蛋白部位蛋白质浓度增高、白蛋白部位蛋白质浓度降低:见于肾病综合征、肾衰、急慢性肾炎等。

(5)电泳图表现为 α_1 或 γ-球蛋白部位蛋白质浓度显著降低或缺乏:见于 α_1-抗胰蛋白酶缺乏症、γ-球蛋白缺乏症。

(6)电泳图表现为白蛋白部位蛋白质浓度下降,β 和 γ 球蛋白部位蛋白质浓度增高,且难分离(β-γ 桥):见于急慢性肝炎和肝硬化,此现象是由于 IgA 升高所致,IgA 与肝脏纤维化有关。

NOTE

【评价】

(1)干扰:标本溶血干扰可导致 β-球蛋白浓度升高。

(2)优点:醋酸纤维素薄膜电泳标本用量少、灵敏度高、分辨率高;条带清、背景清,条带均匀;操作简便、快捷，薄膜对染料不吸附，易定量。

(3)缺点：醋酸纤维素薄膜吸水性较差，有轻微电渗现象可增大电阻；电流不宜过大，否则薄膜水分蒸发，导致蛋白质变性。

【思考题】

(1)叙述醋酸纤维素薄膜电泳测定血清蛋白质的操作过程。

(2)叙述醋酸纤维素薄膜电泳测定血清蛋白质的临床意义。

实验四　聚丙烯酰胺凝胶电泳法测定血清、尿液蛋白质

【实验目的】

掌握：聚丙烯酰胺凝胶电泳法测定血清、尿液蛋白质的原理。

熟悉：聚丙烯酰胺凝胶电泳法测定血清、尿液蛋白质的操作方法。

了解：聚丙烯酰胺凝胶电泳法测定血清、尿液蛋白质的注意事项。

【背景】

血清蛋白质的分离、测定是一项重要临床生化检验技术，某些蛋白质可以作为疾病诊断的标志物。但由于血清蛋白质的种类繁多、组成复杂，给血清蛋白质的深入研究工作带来困难。电泳技术自发明以来，被广泛地应用于生物大分子的分析鉴定，它在大量样品分析上具有突出优点，特别是可用于血清蛋白质的分离纯化，如双向电泳。电泳技术分类按支持物的物理性状不同可分为滤纸为支持物的纸电泳、粉末电泳、凝胶电泳等；按支持物的装置形式不同，可分为平板式电泳、盘状(管状)电泳；按 pH 的连续性不同，条带电泳可分为连续 pH 电泳、非连续 pH 电泳。一般醋酸纤维素薄膜电泳只能把血清蛋白质分离出 5～7 条带，而聚丙烯酰胺凝胶电泳却能分离出十几条到几十条条带，是目前较好的支持介质。其中圆盘电泳设备简单、操作方便，常被用于血清、尿液等蛋白质的分离、纯化及测定。

【实验原理】

聚丙烯酰胺凝胶电泳(PAGE)是以聚丙烯酰胺凝胶作为支持介质的电泳技术。凝胶是由丙烯酰胺(Acr)单体和少量交联剂 N,N′-亚甲基双丙烯酰胺(Bis)在催化剂过硫酸铵(APS)和加速剂四甲基乙二胺(TEMED)的作用下发生聚合反应而制得的一种人工合成凝胶，这种凝胶具有网状结构，其孔径大小可通过改变凝胶液中单体的浓度或单体与交联剂的比例来加以控制，被普遍应用于分离较小分子的蛋白质及核酸。其基本方式有两种：圆盘电泳和平板电泳，这两种电泳都有连续和不连续电泳之分。缓冲液离子成分、pH、凝胶浓度及电位梯度连续的称为连续 PAGE 电泳，不连续的则称为不连续 PAGE 电泳。不连续 PAGE 电泳分离中包括三种物理效应：样品的浓缩效应、电泳分离的电荷效应和分子筛效应。而连续 PAGE 则不具备浓缩效应。本实验介绍不连续聚丙烯酰胺凝胶圆盘电泳，以孔径大小不同的聚丙烯酰胺凝胶作为支持物，采用电泳基质的不连续体系，使样品在不连续的两相间积聚浓缩(浓缩效应)成一狭窄层的起始条带，然后再利用分子筛效应和电荷效应的双重作用在分离胶中进行电泳分离。

【试剂与器材】

1. 试剂

(1)凝胶储备液(30%单体交联剂)：称取丙烯酰胺(acrylamide，Acr)30 g 及 N,N′-亚甲基双丙烯酰胺 0.8 g，溶于双蒸水中，最后定容至 100 mL，过滤后置于棕色瓶中，4 ℃储存。

(2)浓缩胶缓冲液(pH 6.7)：称取 Tris 6.0 g，加少许双蒸水使其溶解，再加 1 mol/L HCl 溶液约 48 mL，调至 pH 6.7。最后用双蒸水定容至 100 mL，置于棕色瓶中 4 ℃储存。

(3)分离胶缓冲液(pH 8.9)：称取 Tris 36.3 g，加少许双蒸水使其溶解，再加 1 mol/L HCl 溶液约 48 mL，调至 pH 8.9，最后加双蒸水定容至 100 mL，置于棕色瓶中 4 ℃储存。

(4)电极缓冲液(甘氨酸缓冲液 pH 8.3)：称取 Tris 6.0 g、甘氨酸 28.8 g，加双蒸水 850 mL 溶

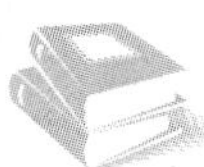
NOTE

解，调至 pH 8.3，最后用双蒸水定容至 1000 mL，4 ℃储存，用时稀释 10 倍。

(5)10%过硫酸铵(催化剂)：称取过硫酸铵 1.0 g，加蒸馏水至 10 mL。置于棕色瓶中 4 ℃备用(临用前配制)。

(6)四甲基乙二胺(N，N，N′，N′-tetramethylethylenediamine，TEMED)(加速剂)：原液，4 ℃保存，备用。

(7)0.05%的溴酚蓝：称取溴酚蓝 50 mg，溶于 0.005 mol/L NaOH 溶液 100 mL 中。

(8)40%蔗糖溶液。

(9)染色液(0.5%氨基黑 10B 染料)：称取氨基黑 10B 0.5 g，加 7%乙酸至 100 mL。

(10)脱色液：冰乙酸 75 mL，乙醇 50 mL，加蒸馏水定容至 1000 mL。

(11)保存液：7%冰醋酸。

2. 器材 电泳仪、圆柱形垂直电泳槽、凝胶玻璃管(0.6 cm×10 cm)、10 cm 长针头、5 mL 或 10 mL 注射器、10～20 μL 微量加样器、毛细滴管、洗耳球。

【操作步骤】

1. 制备凝胶柱

(1)取已准备好的凝胶玻璃管(0.6 cm×10 cm)，从一端量至 7 cm 和 7.5 cm 两处，划线做记号，插入橡皮垫后垂直置于小试管中。

(2)配制分离胶：取一小烧杯，按表 2-5 加液，混匀，此液总体积为 10 mL，凝胶浓度为 7.5%。用长针头注射器吸取分离胶液，沿管壁注入玻璃管至 7 cm 划线处，然后在凝胶液面上贴壁加入少量蒸馏水(水约 0.5 cm 高，阻止空气中的氧气对凝胶聚合的抑制作用)。注意不要破坏胶液面。待凝胶与水交界面形成一分界线后，将水吸掉，并用滤纸条吸干。

(3)配制浓缩胶：同上，按表 2-5 加入各液，配制总体积为 10 mL、凝胶浓度为 3.0%的浓缩胶。按上法沿管壁注入凝胶管至 7.5 cm 处，同样加少量蒸馏水，凝胶线出现后去掉上层水，准备加样。

表 2-5 分离胶、浓缩胶配制表 单位：mL

项 目	分 离 胶	浓 缩 胶
分离胶缓冲液(pH 8.9)	1.25	—
浓缩胶缓冲液(pH 6.7)	—	1.25
凝胶储备液(30%单体交联剂)	2.5	1.0
蒸馏水	6.19	7.65
10%过硫酸铵溶液(催化剂)	0.05	0.05
TEMED(加速剂)	0.005	0.005

2. 加样 取血清 0.1 mL、40%蔗糖溶液 0.1 mL 及 0.05%的溴酚蓝 0.1 mL(作示踪染料)于试管中，混匀，用微量加样器吸取 10 μL 加到玻璃管浓缩胶表面(最后相当于加血清 3.3 μL)。

3. 电泳

(1)将已加样的凝胶管安装在电泳槽上的橡皮孔中，使凝胶顶部恰好可见，去掉下端的橡皮垫。

(2)用毛细滴管吸取电极缓冲液，贴壁小心注满凝胶玻璃管(不要破坏样品层)。然后将电极缓冲液慢慢倒入上、下电极槽中，上槽浸没凝胶玻璃管，下槽液面应超过凝胶玻璃管下端。注意胶管的上、下管口处不能有气泡，否则影响导电。

(3)将上槽的电极接电泳仪的负极，下端接正极，接通电源。先调节电流为 1 mA 每管，待示踪染料(溴酚蓝)进入分离胶后，再调节电流为 2 mA 每管。待示踪染料到达玻璃管下口约 0.5 cm 时，关闭电源，结束电泳。

4. 剥胶 用带有约 10 cm 针头的注射器，内盛蒸馏水作润滑剂，将针头插入胶柱与管壁之间，一边注水一边轻轻旋转，取出针头，在凝胶管的另一端同样旋转注水操作，使凝胶柱从玻璃管中缓慢滑出(最后也可用洗耳球于一端轻轻加压至胶滑出，不要用力过猛，防止胶破碎)。

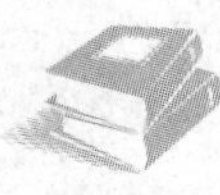

NOTE

5. 染色 将从玻璃管中剥出的凝胶，浸于 0.5%氨基黑 10B 染色液中，染色 30 min 到 1 h 或更长的时间(时间视不同蛋白而定)。

6. 脱色、保存 染色后,用水冲去多余的染料,放入7%冰醋酸中脱色,直到蛋白条带清晰,余色全部脱去,或用洗脱液漂洗3～4次,每次20～30 min。后将凝胶标本放于小试管中,用7%冰醋酸溶液保存(蜡封可长期保存)。

【结果计算】

(1)结果如图2-3所示。

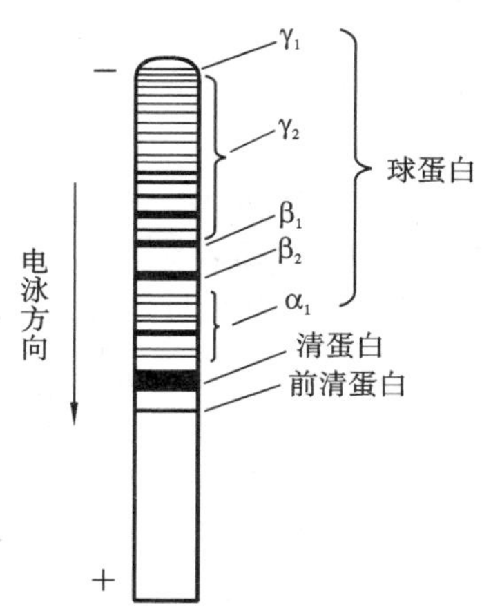

图 2-3 血清蛋白质聚丙烯酰胺凝胶电泳图谱

(2)若试剂纯度高,用双蒸水配制,实验中条件控制得好,可以分离得到20～30条清晰的蛋白条带。

【注意事项】

(1)丙烯酰胺(Acr)与N,N′-亚甲基双丙烯酰胺(Bis)应于棕色瓶中低温保存(低温稳定),时间不能过长。另外,两种试剂都是神经毒剂,对皮肤有刺激作用,操作时应避免直接接触。

(2)过硫酸铵最好临用时配制,冰箱中储存不能超过一周。TEMED液于棕色瓶中保存,如不是原液,配制存放也不能超过一周。

(3)整个实验最好用双蒸水配制试剂。制备凝胶用玻璃管要用洗液浸泡清洁,以防气泡产生。

(4)制备分离胶和浓缩胶时,加入催化剂和加速剂混合后在10～30 min内聚合,故应尽快注入玻璃管;制备凝胶时可置于冰浴中操作以防止聚合过快。

(5)本法可简化,用同一分离胶以及同一缓冲液和pH的连续凝胶电泳,也可获得较好的结果。

【临床意义】

同本章实验三。

【评价】

聚丙烯酰胺凝胶电泳凝胶强度好,无电渗作用,对热稳定,透明度高,且凝胶孔径大小可调节,所需样品量小,并具有高分辨率等多种优点。其中圆盘电泳设备简单,操作方便。但平板电泳可用于同时对多个样品的比较分析,而且结合十二烷基磺酸钠(SDS)形成SDS-PAGE,或者与等电聚焦配合进行双向电泳,可使分辨率进一步提高,并扩大其应用范围。

【思考题】

(1)简述聚丙烯酰胺凝胶电泳法测定血清蛋白质的原理。

(2)简述聚丙烯酰胺凝胶电泳法测定血清蛋白质的操作及注意事项。

实验五 尿酸酶-过氧化物酶偶联法测定血清尿酸

【实验目的】

掌握:尿酸酶-过氧化物酶偶联法测定血清尿酸的基本原理。

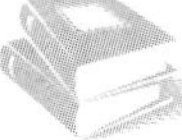
NOTE

熟悉：尿酸酶-过氧化物酶偶联法测定血清尿酸的临床意义。

了解：尿酸酶-过氧化物酶偶联法测定血清尿酸的操作过程和影响因素。

【背景】

尿酸是嘌呤分解代谢的最终产物，在严重肾脏损害时，血中尿酸可显著升高，血尿酸测定是诊断肾重度受损的敏感指标。尿酸的测定方法大致可分为三大类：磷钨酸还原法、尿酸酶法、高效液相色谱法。磷钨酸还原法操作烦琐，需制备无蛋白滤液；高效液相色谱法仪器较为复杂，不适合本科生实验；尿酸酶-过氧化物酶偶联法适用于自动生化分析及手工操作，为国家卫生健康委临床检验中心推荐方法，符合临床常规检验的需要。

【实验原理】

尿酸在尿酸酶作用下氧化生成尿囊素、CO_2和H_2O_2，在过氧化物酶催化下，H_2O_2使3,5-二氯-2-羟苯磺酸(DHBS)和4-氨基安替比林(4-AAP)缩合成红色醌亚胺化合物(Trinder反应)，在波长520 nm处有吸收峰，其颜色深浅与尿酸浓度成正比，与同法处理的尿酸标准液比较，可求得血清中尿酸含量。

【试剂与器材】

1. 试剂

(1)酶混合试剂：尿酸酶160 U/L；过氧化物酶1500 U/L；4-氨基安替比林0.4 mmol/L；3,5-二氯-2-羟苯磺酸2 mmol/L；磷酸盐缓冲液(pH 7.7)100 mmol/L。

(2)6.0 mmol/L尿酸标准储备液：称取碳酸锂60 mg，溶于40 mL 60 ℃的蒸馏水中，再加入尿酸($C_5H_4O_3N_4$，M=168.11)100.9 mg，完全溶解后室温下用蒸馏水定容至100 mL，置于棕色瓶中保存备用。

(3)300 μmol/L尿酸标准应用液：取尿酸标准储备液5.0 mL于100 mL容量瓶中，加乙二醇33 mL，用蒸馏水定容至100 mL。

2. 器材 分光光度计、旋涡混合器、移液枪、试管架、试管。

【操作步骤】

1. 自动生化分析法 按仪器说明书的要求进行测定。

2. 手工操作法 取3支干燥洁净试管分别标明测定管、标准管、空白管，按表2-6加入试剂。

表2-6 尿酸酶-过氧化物酶偶联法测定血清尿酸操作步骤

加入物/mL	空白管	标准管	测定管
血清	—	—	0.10
尿酸标准应用液	—	0.10	—
蒸馏水	0.10	—	—
酶混合试剂	1.5	1.5	1.5

混匀后于37 ℃保温10 min，以空白管调零，在520 nm波长处读取各管初始吸光度。

【结果计算】

$$血清尿酸(\mu mol/L)=\frac{测定管吸光度}{标准管吸光度}\times 尿酸标准应用液浓度(\mu mol/L)$$

【参考区间】

健康成年男性：208～428 μmol/L。健康成年女性：155～357 μmol/L。

【注意事项】

(1)标本不可久放，室温条件下如超过3天则需冷藏，但冷藏可引起尿酸盐沉淀，此时须将冷藏的标本(血样或尿样)pH调至7.5～8.0，并将标本加热到50 ℃，将沉淀溶解后进行吸光度测定。

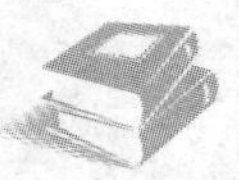

(2)尿酸在水中溶解度极低，但易溶于碱性碳酸盐溶液中，配制标准液时，用碳酸锂或碳酸钠加热助溶。

NOTE

【临床意义】

(1)外源性嘌呤摄入过多:食物内嘌呤含量过多,如动物内脏、鱼籽等。

(2)内源性嘌呤产生过多:继发于某些疾病导致的尿酸过多,如各类白血病、多发性骨髓瘤、红细胞增多症等骨髓增生性疾病,慢性溶血性贫血、全身扩散的癌症、恶性肿瘤化疗等;遗传缺陷引起的原发尿酸产生过多,以从头合成嘌呤过多为主,占原发性的 10%~20%,是多基因性常染色体显性遗传。

(3)尿酸排泄障碍:如长期禁食和糖尿病,常造成血中酮体水平升高并从尿液中排出,竞争性地抑制肾小管对血液中尿酸的排泄。急、慢性肾小球肾炎患者的血清尿酸浓度都可明显地增高;还有原发性肾脏排泄尿酸减少(占原发性的 80%~90%),为多基因常染色体显性遗传所致。

【评价】

(1)由于血清尿酸浓度较低,测定易受一些还原性物质如胆红素、维生素 C 的干扰。对于高胆红素标本,可用亚铁氰化钾进行氧化处理以消除干扰;对于含维生素 C 的标本,可用维生素 C 氧化酶消除干扰。

(2)尿酸标准浓度在 178.6~713.8 μmol/L 范围内线性良好。

(3)精密度:批内和批间 CV 在 224.8 μmol/L 和 792.8 μmol/L 时均小于 5%。

(4)回收率为 94.6%~102.3%。

【思考题】

(1)血清尿酸测定的原理是什么?

(2)血清尿酸水平增高或降低的临床意义是什么?

(李毅)

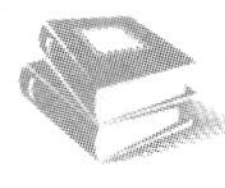

NOTE

第三章　糖代谢紊乱的生物化学检验实验

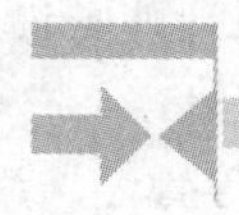

血糖是指血液中的葡萄糖，其主要的生理功能是供给能量，是构成机体组织结构的重要成分。正常生理条件下，机体的血糖浓度维持着相对的恒定。但是，一旦这种平衡被破坏，机体将会出现糖代谢紊乱。同时产生一系列代谢的变化，最终造成多种物质的代谢紊乱和组织器官的损害，重者危及生命。

临床上常见的糖代谢紊乱是指血糖浓度过高或过低。血糖浓度是反映机体糖代谢的重要指标之一，有随机血糖、餐后血糖、空腹血糖等，是临床筛查和诊断糖代谢异常最常用和最重要的指标。实验室测定的糖化白蛋白和糖化血红蛋白反映机体短期或长期血糖控制状况。

实验一　葡萄糖氧化酶法测定血清(浆)葡萄糖

【实验目的】

掌握：葡萄糖氧化酶法测定血清(浆)葡萄糖的基本原理。

熟悉：葡萄糖氧化酶法测定血清(浆)葡萄糖的操作程序。

了解：血糖测定的临床意义。

【背景】

血糖的测定是临床评价体内糖代谢异常最常用的指标，常用来筛查、诊断糖尿病。血糖测定的方法主要有三大类：酶法、氧化还原法和缩合法。国际上推荐的参考方法是己糖激酶法，已应用于部分常规实验室。葡萄糖氧化酶法是目前血糖测定的常规方法。

【实验原理】

葡萄糖氧化酶(glucose oxidase，GOD)能将葡萄糖氧化为葡萄糖酸，同时消耗氧气，生成强氧化剂过氧化氢。过氧化氢在过氧化物酶(peroxidase，POD)的催化下分解为水和氧气，同时氧化色原性氧受体4-氨基安替比林和酚，缩合生成红色醌类化合物。红色醌类化合物的生成量与葡萄糖含量成正比。

$$\text{葡萄糖}+H_2O+O_2 \xrightarrow{GOD} \text{葡萄糖酸}+H_2O_2$$

$$\text{4-氨基安替比林}+H_2O_2+\text{酚} \xrightarrow{POD} \text{醌类化合物}+H_2O+O_2$$

【试剂与器材】

1. 试剂

(1)0.1 mol/L磷酸盐缓冲液(pH 7.0)：称量5.3 g无水磷酸二氢钾、8.67 g无水磷酸氢二钠，溶于800 mL蒸馏水中。用1 mol/L盐酸(或1 mol/L NaOH溶液)调节pH至7.0，最后用蒸馏水定容至1 L。

(2)酶试剂：称量1200 U过氧化物酶、1200 U葡萄糖氧化酶、10 mg 4-氨基安替比林和100 mg叠氮钠，溶于80 mL磷酸盐缓冲液中。用1 mol/L NaOH溶液调节该溶液pH至7.0，最后用磷酸盐缓冲液定容至100 mL，置于4 ℃储存(可稳定3个月)。

(3)酚溶液：称量100 mg重蒸馏酚溶于100 mL蒸馏水中(棕色瓶储存)。

(4)酶、酚混合试剂：酶试剂和酚溶液等量混合，4 ℃储存(稳定1个月)。

(5)12 mmol/L苯甲酸溶液：将1.4 g苯甲酸溶于800 mL蒸馏水中，加热助溶，冷却后加蒸馏水定容至1 L。

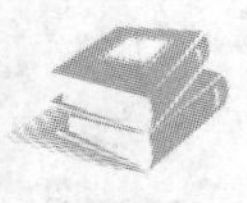

NOTE

(6)100 mmol/L葡萄糖标准储备液：称量1.802 g无水葡萄糖，溶于12 mmol/L苯甲酸溶液

70 mL 中，用 12 mmol/L 苯甲酸溶液定容至 100 mL(2 h 后可使用)。

(7)5 mmol/L 葡萄糖标准应用液：取 5 mL 葡萄糖标准储备液于 100 mL 容量瓶中，用 12 mmol/L 苯甲酸溶液定容至 100 mL。

2. 器材 自动生化分析仪、分光光度计等。

【操作步骤】

1. 自动分析法 参照试剂盒和仪器说明书操作。

2. 手工操作法 取试管 3 支，分别标注，按表 3-1 操作。

表 3-1 葡萄糖氧化酶法测血清(浆)葡萄糖

加入物	空白管	标准管	测定管
血清(浆)/mL	—	—	0.02
葡萄糖标准应用液/mL	—	0.02	—
蒸馏水/mL	0.02	—	—
酶、酚混合试剂/mL	3.0	3.0	3.0

3 支试管分别混匀，置于 37 ℃水浴，孵育 15 min，在波长 505 nm 处比色，以空白管调零，读取标准管和测定管吸光度。

【结果计算】

$$血糖(mmol/L)=\frac{测定管吸光度}{校准管吸光度}\times 5.0$$

【参考区间】

空腹血清(浆)葡萄糖：3.89～6.11 mmol/L。

【注意事项】

(1)实验中将一切血标本视为污染物，做好必要的生物防护。

(2)某些药物对实验结果会造成影响，如类固醇激素、利尿剂、肾上腺素、水杨酸等能升高血糖；对乙酰氨基酚等药物可使测定结果偏低。

(3)葡萄糖氧化酶对 β-D-葡萄糖高度特异。溶液中的葡萄糖约 36%为 α 型，64%为 β 型。须将 α 型葡萄糖变旋到 β 型葡萄糖才能完全反应。有些葡萄糖氧化酶试剂盒含有变旋酶。新配制的葡萄糖标准液须放置 2 h 以上，变旋平衡后方可使用。

(4)该反应有过氧化氢，血清中还原物质如胆红素、谷胱甘肽、尿酸、维生素 C 等会竞争过氧化氢，使生成的红色醌类化合物减少，结果偏低。

(5)葡萄糖氧化酶法可测定脑脊液葡萄糖，不适合测定尿液葡萄糖，因尿液中含有的尿酸等还原性物质会干扰 GOD-POD 的氧化还原反应。

(6)若样本血糖浓度超过 22.0 mmol/L，超出试剂的线性范围，建议用生理盐水将样本稀释，结果乘以稀释倍数。

(7)测定标本血浆时最好以草酸钾-氟化钠为抗凝剂。抗凝管制备方法：称取 6 g 草酸钾、4 g 氟化钠，加蒸馏水溶解至 100 mL。取 0.1 mL 抗凝液至各试管中，置于 80 ℃烤箱中烤干。该抗凝管可抗凝 2～3 mL 血液。

【临床意义】

(1)诊断糖尿病。空腹和随机血糖都可诊断糖尿病(见糖尿病诊断标准)。

(2)筛查高血糖或低血糖。如筛查糖尿病高危人群和妊娠期糖尿病，也用于流行病学调查。

(3)监测手术期患者、激素使用者等人群血糖。机体在创伤、外科手术、心肌梗死、过度紧张等状况下，血糖有时会一过性升高。

(4)病理性高血糖：除了糖尿病为最常见原因外，其他内分泌疾病如巨人症、肢端肥大症、甲状腺功能亢进症等均可引起血糖升高。

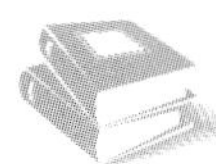

NOTE

(5)病理性低血糖:内分泌疾病引起的胰岛素相对或绝对过量,例如胰岛B细胞瘤引起胰岛素分泌过量等。

(6)剧烈运动和饥饿者可有生理性低血糖。

【评价】

(1)线性区间为0～22.24 mmol/L,回收率为94%～105%,批内CV为0.7%～2.0%。批间CV为2%左右,日间CV为2%～3%。

(2)本法测定葡萄糖特异性较好,第一步反应特异性较好,第二步反应特异性相对较差。一些还原性物质如尿酸、维生素C、胆红素和谷胱甘肽等,可与色原性物质4-氨基安替比林竞争过氧化氢,产生竞争性抑制,造成测定结果偏低。

【思考题】

(1)分析影响测定结果的环节。

(2)为什么脂血、黄疸或溶血会对测定结果造成影响?

(3)该方法为什么不适合做尿糖测定?

实验二　己糖激酶法测定血清(浆)葡萄糖

【实验目的】

掌握:己糖激酶法测定血清(浆)葡萄糖的基本原理。

熟悉:己糖激酶法测定血糖的操作程序。

了解:血糖测定的临床意义。

【背景】

己糖激酶法是国际上推荐的参考方法,准确度、精密度都比葡萄糖氧化酶法好,干扰小,已应用于部分常规实验室。

【实验原理】

己糖激酶(hexokinase,HK)催化葡萄糖和三磷酸腺苷(ATP),发生磷酸化反应,生成葡萄糖-6-磷酸(G-6-P)和二磷酸腺苷(ADP)。葡萄糖-6-磷酸脱氢酶(G-6-PD)催化G-6-P和ADP及辅酶Ⅰ(NAD)或烟酰胺腺嘌呤二核苷酸磷酸(NADP),发生氧化还原反应,生成6-磷酸葡萄糖酸(6-PGA)以及还原型辅酶Ⅰ(NADH)或还原型辅酶Ⅱ(NADPH)和H^+。NADH或NADPH的生成速率与葡萄糖浓度成正比。在340 nm波长处检测NADH或NADPH吸光度升高速率,其升高速率与葡萄糖浓度呈正相关。

【试剂与器材】

1. 试剂

(1)己糖激酶测定葡萄糖多用试剂盒,配方基本相同,见表3-2。

表3-2　酶混合试剂(pH 7.5)

组成成分	浓　度
三乙醇胺盐酸缓冲液	50 mmol/L
$MgSO_4$	2 mmol/L
ATP	2 mmol/L
$NADP^+$	2 mmol/L
HK	>1500 U/L
G-6-PD	2500 U/L

置于棕色瓶4 ℃冰箱储存。

(2)100 mmol/L葡萄糖标准储备液:见“葡萄糖氧化酶法测定血清(浆)葡萄糖”。

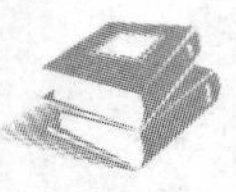
NOTE

(3)5 mmol/L 葡萄糖标准应用液：见"葡萄糖氧化酶法测定血清(浆)葡萄糖"。

2. 器材 自动生化分析仪、紫外分光光度计等。

【操作步骤】

速率法：使用自动生化分析仪。操作过程参照试剂盒和仪器说明书(表 3-3)。

表 3-3 自动生化分析仪速率法的主要参数

参数	条件
系数	8.2
孵育时间	30 s
监测时间	60 s
波长	340 nm
吸样量	0.5 mL
温度	37 ℃

【结果计算】

$$\text{血糖(mmol/L)}=\frac{\text{测定管 }\Delta A/t(\text{min})-\text{空白管 }\Delta A/t(\text{min})}{\text{标准管 }\Delta A/t(\text{min})-\text{空白管 }\Delta A/t(\text{min})}\times\text{系数}$$

【参考区间】

血清(浆)葡萄糖：3.89～6.11 mmol/L。

【注意事项】

(1)己糖激酶法测血糖的特异性比葡萄糖氧化酶法高，是测定血清葡萄糖的参考方法，适用于自动生化分析仪。轻度溶血、脂血、黄疸、维生素 C、氟化钠、肝素等不干扰该法测定。若为溶血标本，血红蛋白超过 5 g/L，红细胞释放出较多的有机磷酸酯和一些酶，会干扰本法测定。

(2)G-6-PD、HK、NAD^+ 或 $NADP^+$ 均要求高纯度。

(3)实验时将一切血标本视为污染物，做好必要的生物防护。

(4)测血糖时样本的采集、收集、储存一定按要求处理，避免葡萄糖分解。

【临床意义】

见"葡萄糖氧化酶法测定血清(浆)葡萄糖"。

【评价】

己糖激酶法的最大优点是特异性高、干扰小。

(1)HK 对 D-葡萄糖、D-甘露糖、D-果糖、D-葡糖胺均有催化作用。但 G-6-PD 的最适底物是 G-6-P，其对 G-6-P 具有高度专一性，对 6-磷酸甘露糖和 6-磷酸果糖不起作用，因此己糖激酶法的特异性高。

(2)轻度溶血、脂血、黄疸、维生素 C、氟化钠、肝素、草酸盐、谷胱甘肽及某些药物如左旋多巴、肼苯达嗪等均对该反应无干扰。

【思考题】

(1)实验过程中哪些操作程序对实验结果有影响?

(2)比较己糖激酶法测定血清(浆)葡萄糖和葡萄糖氧化酶法测定血清(浆)葡萄糖的差异。

实验三 口服葡萄糖耐量试验

【实验目的】

掌握：口服葡萄糖耐量试验原理。

熟悉：葡萄糖耐量曲线的绘制和临床意义。

了解：口服葡萄糖耐量试验注意事项。

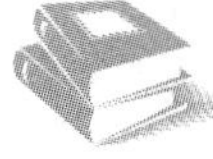

NOTE

【背景】

口服葡萄糖耐量试验是经口服或静脉给予受试者一定负荷量的葡萄糖后，通过测定不同时间的血糖浓度，了解受试者的血糖调节能力的一种方法。它在了解机体糖代谢中，是空腹血糖、随机血糖等测定很好的补充，可以筛查和诊断糖尿病。

【实验原理】

被检者口服标准剂量葡萄糖后，测定其不同时间的血糖浓度。口服葡萄糖耐量试验（oral glucose tolerance test，OGTT）是一种葡萄糖负荷试验，用于监测人体胰岛B细胞功能和调节血糖的功能。

【试剂与器材】

见血糖测定使用的试剂和器材。

【操作步骤】

1. 操作过程

(1)晨起空腹取血2 mL，抗凝，测定空腹血浆葡萄糖(fasting plasma glucose，FPG)。

(2)5 min内喝完含75 g葡萄糖的水200～300 mL(妊娠妇女葡萄糖用量为100 g，儿童用量按1.75 g/kg计算，总量不超过75 g)，开始计时。

(3)每隔30 min抽血测定血糖，包括FPG，总共检测5次血糖(可根据实验目的延长监测时间)。

(4)以监测时间为横坐标，葡萄糖浓度为纵坐标，0点为FPG值，绘制葡萄糖耐量曲线。整个试验过程，受试者不可吸烟、喝茶、喝咖啡、进食、运动等。

2. 手工和自动生化分析法　见“葡萄糖氧化酶法测定血清(浆)葡萄糖”。

【参考区间】

健康成人正常糖耐量：FPG＜6.1 mmol/L且餐后2 h血糖(2 h PG)＜7.8 mmol/L。

【注意事项】

(1)检查前3天正常饮食(每天碳水化合物量控制在250～300 g)，检查前空腹8～12 h。

(2)遵从医生建议停用某些影响血糖的药物。

(3)最好在早晨做此试验。

(4)许多因素都能影响OGTT结果的准确度。除非第一次OGTT结果明显异常，否则建议做完第一次检测后，间隔一定时间再做一次该检测才可最终判断OGTT是否异常。

【临床判断】

(1)正常耐糖量：FPG＜6.1 mmol/L，并且2 h PG＜7.8 mmol/L。

(2)空腹血糖受损(impaired fasting glucose，IFG)：6.1 mmol/L≤ FPG ＜7.0 mmol/L，2 h PG＜7.8 mmol/L。

(3)糖耐量受损(impaired glucose tolerance，IGT)：FPG＜7.0 mmol/L，7.8 mmol/L≤2 h PG＜11.1 mmol/L。

(4)糖尿病性糖耐量：FPG≥7.0 mmol/L和(或)2 h PG≥11.1 mmol/L。

【临床意义】

(1)诊断糖尿病和糖耐量异常。

(2)监测糖代谢水平。

(3)筛查糖尿病高危人群。

【评价】

OGTT在糖尿病的诊断中并不推荐作为临床常规检测。大多数糖尿病患者会出现FPG水平增高，除妊娠糖尿病(GDM)外，FPG ＜5.6 mmol/L足可排除糖尿病的诊断。虽然OGTT比FPG更灵敏，但它受多种因素影响，重复性差。除非第一次OGTT结果明显异常，否则应该在不同时间再做两次OGTT测定，最终判断是否异常。对某些不宜做OGTT的患者(如不能承受大剂量口服

NOTE

葡萄糖、胃切除后及其他可致口服葡萄糖吸收不良的患者），为排除葡萄糖吸收因素的影响，应按WHO的方法进行静脉葡萄糖耐量试验。

【思考题】

受试者喝75 g无水葡萄糖液与吃75 g馒头后做OGTT的结果有区别吗？

实验四　免疫比浊法测定 HbA_{1c}

【实验目的】

掌握：免疫比浊法测定 HbA_{1c} 的基本原理。

熟悉：免疫比浊法测定 HbA_{1c} 的操作程序。

了解：HbA_{1c} 测定的临床意义。

【背景】

糖化血红蛋白是葡萄糖和血红蛋白发生的自发性共价糖基化反应的产物。该反应是慢性的、非酶促的不可逆反应，与血糖的浓度和高血糖持续的时间相关。人血红蛋白(Hb)通常由HbA(97%)、HbA_2(2.5%)和HbF(0.5%)组成。对HbA进行色谱分析，发现了几种次要血红蛋白，即 HbA_{1a}、HbA_{1b} 和 HbA_{1c}，统称为 HbA_1。

临床上糖化血红蛋白 HbA_{1c} 主要用于评估糖尿病患者2～3个月的平均血糖浓度，评价糖尿病患者在此期间血糖的平均控制效果。临床上测定糖化血红蛋白的方法有免疫化学法、比色法、离子交换层析法、高效液相层析法、毛细管电泳法、电泳法、等电聚焦法、亲和层析法等。

【实验原理】

本法利用十四烷基三甲基溴化铵(tetradecyl trimethyl ammonium bromide，TTAB)作为溶血试剂，溶解红细胞后释放出血红蛋白，用浊度抑制免疫学方法测定全血中红细胞的血红蛋白 HbA_{1c} 浓度，本法不需预处理除去不稳定的 HbA_{1c}。

先加入抗体缓冲液，样本中的糖化血红蛋白 HbA_{1c} 分子只有一个特异性的 HbA_{1c} 抗体结合位点，因此 HbA_{1c} 和抗 HbA_{1c} 抗体发生反应，生成可溶性的抗原抗体复合物。然后加入多聚半抗原缓冲液，多聚半抗原和反应液中过剩的抗 HbA_{1c} 抗体结合，生成不溶性的抗体-多聚半抗原复合物，可用比浊法测定。在另一个通道上可利用比色法测定血红蛋白(Hb)浓度。在该通道中，溶血血液中的血红蛋白转变成具有特征性吸收光谱的血红蛋白衍生物，以重铬酸盐作校准参照物进行比色，测定Hb浓度。最后根据Hb含量及 HbA_{1c} 含量计算出 HbA_{1c} 的百分含量。

【试剂与器材】

1. 商品盒试剂

(1)R1试剂：0.025 mol/L 2-吗啉乙磺酸(2-morpholinoethanesulfonic acid，MES)缓冲液；0.015 mol/LTris缓冲液(pH 6.2)；HbA_{1c} 抗体(浓度不低于0.5 mg/mL的绵羊血清)。

(2)R2试剂：0.025 mol/L MES缓冲液；0.015 mol/L Tris缓冲液(pH 6.2)；≥8 μg/mL HbA_{1c} 多聚半抗原。

(3)定标液：9 g/L TTAB；人血和绵羊血制备的溶血液和稳定剂。

(4)Hb测定试剂：0.02 mol/L pH 7.4磷酸盐缓冲液和稳定剂。

(5)溶血试剂：9 g/L TTAB溶液。

(6)质控物。

(7)0.9% NaCl溶液。

2. 器材　糖化血红蛋白测定仪。

【操作步骤】

自动生化分析法　详细操作程序参照仪器和配套试剂盒说明书。

(1)将1.0 mL溶血试剂加入含10 μL肝素或EDTA抗凝血的小试管中，轻轻涡旋混匀1～2

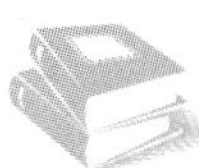
NOTE

min(避免形成气泡),待溶血液的颜色由红色变为棕绿色后即可使用。此溶血液在 15～25 ℃下可稳定 4 h,2～8 ℃可稳定 24 h。

(2)根据不同型号生化分析仪及配套试剂设定参数,测定 HbA_{1c}浓度和 Hb 浓度。

【结果计算】

$$HbA_{1c}\text{的百分含量}=\frac{HbA_{1c}}{Hb}\times 100\%$$

【参考区间】

HbA_{1c}的百分含量:2.8%～3.8%。

【评价】

(1)干扰:胆红素浓度低于 855 μmol/L,甘油三酯低于 9.12 mmol/L,抗坏血酸低于 2.84 mmol/L,类风湿因子低于 750 U/mL 时对本实验无干扰。

(2)特异性高:抗 HbA_{1c}抗体与非 HbA_{1c}血红蛋白无交叉反应。

(3)灵敏度:HbA_{1c}最低为 2.0 g/L,Hb 最低为 3.0 g/L。如果样品中 HbA_{1c}浓度超过校准品的最高值,须用溶血试剂将溶血液作 1∶1 稀释后重新测定 HbA_{1c}和 Hb 浓度,结果乘以相应稀释倍数。

(4)任何使红细胞寿命缩短的疾病均会影响实验结果,使实验结果偏低。

【注意事项】

(1)血来源的定标液和质控物都按潜在生物危险品处理,操作时做好生物安全防护。

(2)TTAB 有刺激性,应避免接触眼睛和皮肤。

(3)无须用溶血试剂对质控物进行预处理。

【临床意义】

(1)评价糖尿病患者 2～3 个月期间的血糖控制情况。当糖尿病患者血糖控制不佳时,HbA_{1c}可高于正常值的 2 倍。糖尿病 HbA_{1c}理想的控制范围应在 7%以下。HbA_{1c}测定有利于医生对糖尿病患者治疗方案的修订以及糖尿病患者慢性并发症的评估。

(2)此实验只代表测试者 2～3 个月期间的平均血糖浓度,不能代替糖尿病患者一天内或天与天间的血糖测定,故不能取代血糖、尿糖的检测。

(3)HbA_{1c}水平低于确定的参考区间,表明可能存在以下情况,如最近有低血糖发作、红细胞寿命短或有 Hb 变异体的存在,在解释结果时要格外小心。

【思考题】

为何免疫学方法测糖化血红蛋白主要是 HbA_{1c},而非 HbA?

实验五　果糖胺法测定糖化白蛋白

【实验目的】

掌握:果糖胺法测定糖化白蛋白原理。

熟悉:糖化白蛋白概念;果糖胺法测定糖化白蛋白实验操作程序。

了解:糖化白蛋白测定的临床意义。

【背景】

血液中的葡萄糖可与血清蛋白质 N 末端氨基发生非酶促的糖基化反应,形成高分子酮胺(ketoamine)化合物,其结构类似果糖胺(fructosamine),总称为糖化血清蛋白质。由于 90%以上糖化血清蛋白质是糖化白蛋白(glycated albumin,GA),即葡萄糖与白蛋白链内赖氨酸残基上的氨基结合生成。由于白蛋白在体内半衰期较短(约 20 天),故 GA 用于评价短期(2～3 周)血糖控制状况。

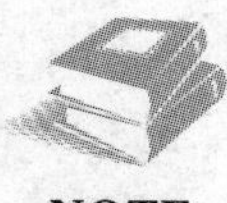

【实验原理】

血清蛋白质 N 末端氨基与葡萄糖发生非酶促的糖基化反应,生成高分子酮胺化合物,其结构类似果糖胺,总称为糖化血清蛋白质。白蛋白是血清蛋白质中含量最多的组分,故测定果糖胺主要

NOTE

是测定糖化白蛋白。

在碱性溶液中，硝基四氮唑蓝（NBT）能将酮胺结构还原，生成紫红色甲瓒。甲瓒的生成量与血糖浓度成正比。以具有同样氨基-1-脱氧-2-酮糖结构的1-脱氧-1-吗啉果糖（DMF）为标准比色测定。

【试剂与器材】

1. 试剂

（1）pH 10.8的0.1 mol/L碳酸盐缓冲液：将9.54 g无水碳酸钠、0.84 g碳酸氢钠溶于蒸馏水中，定容至1000 mL。

（2）0.1 mmol/L NBT试剂：称取100 mg氯化硝基四氮唑蓝，用0.1 mol/L碳酸盐缓冲液溶解，定容至1000 mL，置于冰箱中保存（可稳定3个月）。

（3）40.0 g/L牛血清蛋白质溶液。

（4）4.0 mmol/L DMF校准液：称取99.6 mg DMF，溶于40.0 g/L牛血清蛋白质溶液100 mL中。

2. 器材 半自动生化分析仪、分光光度计等。

【操作步骤】

1. 手工操作

（1）绘制校准曲线：取4支试管，分别用40.0 g/L的牛血清蛋白质溶液稀释4 mmol/L DMF校准液，制成1 mmol/L、2 mmol/L、3 mmol/L、4 mmol/L DMF校准液。以40.0 g/L牛血清蛋白质溶液为空白对照组，4支DMF校准液试管进行同样操作，读取各浓度DMF相应吸光度。以DMF浓度为横坐标，吸光度为纵坐标，制作DMF校准曲线，操作见表3-4。

表3-4 果糖胺法测定糖化白蛋白操作步骤

加入物	空白管	样本管
血清（血浆）/mL	—	0.1
蒸馏水/mL	0.1	—
NBT（37 ℃预热）/mL	4.0	4.0

混匀，置于37 ℃水浴15 min，取出试管冷却，在15 min内，待温度低于25 ℃，在波长550 nm处以空白管调零后读取测定管吸光度。

（2）测定样本管，从校准曲线查出血清糖化白蛋白浓度。

2. 自动生化分析仪 参考仪器和试剂说明书。

【参考区间】

血清糖化白蛋白：（1.9±0.25）mmol/L。

【注意事项】

（1）糖化白蛋白在4 mmol/L浓度以下与吸光度呈线性关系。

（2）严格控制反应条件如pH、反应温度和反应时间。

（3）37 ℃加热后在15 min内冷却，否则颜色随时间继续加深而影响比色测定结果。

（4）用定值冻干糖化白蛋白作标准可使测定结果更稳定。

【临床意义】

（1）白蛋白在体内半衰期约为20天，因此糖化白蛋白可反映糖尿病患者过去2～3周血糖控制情况。

（2）鉴别非糖尿病引起的血糖短暂性升高。

（3）筛查糖尿病。

【思考题】

（1）糖化白蛋白的测定结果受白蛋白含量的影响吗？

（2）实验过程中哪些主要的操作程序对糖化白蛋白的结果有影响？

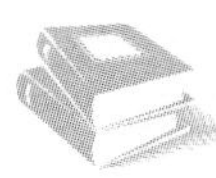

NOTE

实验六　微柱法分离糖化血红蛋白

【实验目的】

掌握：微柱法分离糖化血红蛋白的原理。

熟悉：微柱法分离糖化血红蛋白的操作程序。

了解：糖化血红蛋白测定的临床意义。

【背景】

临床上糖化血红蛋白 HbA_1 在评估糖尿病患者 2～3 个月的平均血糖控制效果中具有重要的价值。微柱法分离糖化血红蛋白属于离子交换层析法之一，是阳离子交换树脂微柱法，如果树脂释放的是活性阳离子，它就能与溶液中的阳离子进行离子交换。

【实验原理】

带负电荷的 Bio-Rex 70 阳离子交换树脂与带正电荷的非糖化 HbA 和糖化 HbA_1 有亲和力，由于 HbA_1 的两个 β 链 N 末端正电荷被糖基清除，相比于 HbA，其正电荷较少。因此，两者对 Bio-Rex 70 阳离子树脂的亲和力不同，HbA_1 比 HbA 亲和力小。首先用 pH 6.7 磷酸盐缓冲液将正电荷少的 HbA_1 洗脱下来，再用分光光度计测定洗脱液中 HbA_1 的量，计算 HbA_1 占 Hb 的百分含量。

【试剂与器材】

1. 试剂

(1)0.2 mol/L 磷酸氢二钠溶液：称取 28.369 g 无水 Na_2HPO_4，溶于蒸馏水中，定容至 1 L。

(2)0.2 mol/L 磷酸二氢钠溶液：称取 31.206 g $NaH_2PO_4 \cdot 2H_2O$，溶于蒸馏水中，定容至 1 L。

(3)溶血剂：取 0.2 mol/L 磷酸二氢钠 25 mL，加 100 mg Triton X-100，加蒸馏水定容至 100 mL。

(4)磷酸盐缓冲液(pH 6.7)：取 0.2 mol/L 磷酸氢二钠溶液 100 mL、0.2 mol/L 磷酸二氢钠溶液 150 mL，加蒸馏水定容至 1 L。

(5)磷酸盐缓冲液(pH 6.4)：取 0.2 mol/L 磷酸氢二钠溶液 300 mL、0.2 mol/L 磷酸二氢钠 700 mL，加蒸馏水 300 mL。

2. 器材

(1)200～400 目 Bio-Rex 70 阳离子交换树脂，钠型，分析纯级。

(2)玻璃或塑料层析柱。

【操作步骤】

1. 树脂处理　称取 10 g 树脂，加 0.1 mol/L 氢氧化钠溶液 30 mL，搅匀置于室温 30 min，搅拌 2～3 次。加浓盐酸数滴，调 pH 至 6.7，弃上清液。用 50 mL 蒸馏水洗 1 次，再用磷酸盐缓冲液(pH 6.4)洗 2 次，最后用磷酸盐缓冲液(pH 6.7)洗 4 次。

2. 装柱　将树脂加入磷酸盐缓冲液(pH 6.7)中搅匀，用毛细滴管将其加入塑料微柱内，使管内树脂床高度达 3～4 cm，树脂床应均匀、无气泡、无断层。

3. 血红蛋白溶液的制备　取 EDTA 抗凝血 20 μL，加入生理盐水 2.0 mL，摇匀，离心，弃上清液留细胞。加溶血剂 0.3 mL 摇匀，置于 37 ℃水浴中 15 min，除去不稳定的 HbA_1。

4. 柱的准备　摇动微柱，使树脂混悬。去掉上、下盖后将柱插入 1.5 cm×15 cm 的试管中，让柱内缓冲液完全流出。

5. 上样　取血红蛋白溶液 100 μL 加至微柱内树脂床上。待其完全进入树脂床后，将柱子移入另一支 1.5 cm×15 cm 的试管中。

6. 洗脱　取 3 mL 磷酸盐缓冲液(pH 6.7)，缓缓加至树脂床上，勿冲动树脂。收集 HbA_1 待测定洗脱液。

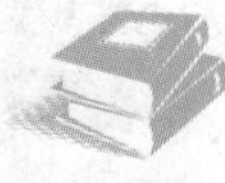

NOTE

7. 对照　取上述血红蛋白溶液 50 μL，加 7.5 mL 蒸馏水摇匀，此管即为总 Hb 管。

8. 比色 以蒸馏水做空白对照，于 415 nm 波长处测定各管吸光度。

9. 柱清洗 用过的柱子要回收。首先加 3 mL 磷酸盐缓冲液(pH 6.4)使 Hb 全部被洗下；再用 pH 6.7 磷酸盐缓冲液洗 3 次，每次 3 mL；最后加 pH 6.7 磷酸盐缓冲液 3 mL，加上、下盖，保存备用。

【结果计算】

$$HbA_1\text{的百分含量}=\frac{\text{测定管吸光度}}{\text{对照管吸光度}\times 5}\times 100\%$$

【参考区间】

HbA_1的百分含量：6.59％ ±0.69％。

【注意事项】

(1)实验时将一切血标本视为污染物，做好必要的生物防护。

(2)层析时置于室温下较合适。

(3)HbA_1不能和 HbF、HbH 及 HbBart 分开。有上述异常血红蛋白病者不宜用此方法。

(4)标本置于室温超过一天可使结果增高，不能及时做的标本置于冰箱放置可稳定 5 天。

(5)EDTA 抗凝剂不影响结果，肝素抗凝可以使结果增高。

【临床意义】

糖化血红蛋白测定可用于评定糖尿病患者 2～3 个月内平均血糖水平，是评价糖尿病患者较长时间内血糖控制水平的良好指标。空腹血糖、随机血糖、糖化血红蛋白可以共同评价糖尿病患者血糖控制情况。

【评价】

离子交换 HPLC 法是糖化血红蛋白检测的金标准，是目前精密度、准确度最高的方法，分析时间短，CV＜3.5％，但仪器昂贵，不宜推广。低压液相色谱法(LPLC)与 HPLC 原理相同，但对 HbA_{1c}的分辨率较 HPLC 低，容易把不能分辨的异常血红蛋白归为 HbA_{1c}，造成假阳性。阳离子交换树脂微柱法，微柱可重复使用多次，价格低廉，适合大量样本的检测，但层析时间和微柱质量都不易控制，干扰因素多，对 pH 及温度变化敏感。

【思考题】

简述 HbA、HbA_1、HbA_{1c}的区别。

(韩丽红)

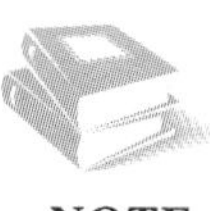

NOTE

第四章　脂类代谢的生物化学检验实验

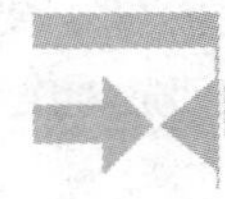

血脂是指血清(浆)中脂类物质的总和,其成分主要包括甘油三酯(triglyceride,TG)、游离胆固醇(free cholesterol,FC)、胆固醇酯(cholesterol ester,CE)、磷脂(phospholipid,PL)、游离脂肪酸(free fatty acid,FFA)等。血液中的脂类物质均以脂蛋白(lipoprotein,Lp)的形式存在、运输及代谢。血浆脂蛋白由脂质和蛋白质组成,根据密度不同分为乳糜微粒(chylomicron,CM)、极低密度脂蛋白(very low density lipoprotein,VLDL)、低密度脂蛋白(low density lipoprotein,LDL)、高密度脂蛋白(high density lipoprotein,HDL)等;载脂蛋白(apolipoprotein,Apo)是血浆脂蛋白的蛋白质部分,各类脂蛋白中均含有一种或几种不同的载脂蛋白。载脂蛋白的主要功能是维持脂蛋白结构的稳定性,作为脂蛋白受体的配体和调节脂蛋白代谢相关酶的活性。血脂代谢异常导致高脂蛋白血症,即血浆中CM、VLDL、LDL、HDL等脂蛋白中的一类或几类浓度过高。一般可根据血清(浆)外观、甘油三酯、总胆固醇以及脂蛋白的含量进行高脂蛋白血症的分型。血脂测定可及时反映体内脂类代谢状况,也是临床常规分析的重要指标。实验室常规的血脂检测项目包括TC、TG、HDLC、LDLC,条件好的实验室可检测Apo AⅠ、Apo B、Lp(a)等指标。就方法学而言,有化学法、酶法、免疫化学比浊法、电泳法、超速离心法等。本章根据教学和临床实际需要,介绍常用的基础检测方法,并就方法学的优缺点、发展趋势进行简要评价。

实验一　免疫透射比浊法测定血清脂蛋白(a)

【实验目的】

掌握:免疫透射比浊法测定血清脂蛋白(a)的基本原理和注意事项。

熟悉:免疫透射比浊法测定血清脂蛋白(a)的基本操作过程。

了解:血清脂蛋白(a)测定的临床意义。

【背景】

脂蛋白(a)(Lp(a))是含有独特的载脂蛋白(a)的脂蛋白,其脂质组成和结构与LDL极其相似。1963年脂蛋白(a)被Berg等发现,但因其病理学意义不明,所以未被重视。在1987年,Mclean等发现载脂蛋白(a)的一级结构与纤维蛋白酶原部分结构相同后,Lp(a)作为脂类和血液凝固因子关联的研究课题引起人们的关注。1988年国际Lp(a)专题会议公认Lp(a)为动脉粥样硬化的危险因素,因其作为动脉硬化的独立因子而日益受到人们的重视。

【实验原理】

血清(浆)中的脂蛋白(a)与抗人Lp(a)单克隆抗体发生抗原抗体反应,形成不溶性免疫复合物,使反应液发生混浊,浊度高低在一定范围内反映样本中Lp(a)含量,通过Lp(a)校准血清制作的校准曲线可计算出Lp(a)的含量。

Lp(a)+抗人Lp(a)单克隆抗体──→抗原抗体复合物,检测其吸光度。

【试剂与器材】

1. 试剂1　10 mmol/L磷酸缓冲液,pH 7.5。

2. 试剂2　抗人Lp(a)单克隆抗体,约0.3 IU/mL。

3. 器材　自动生化分析仪或分光光度计。

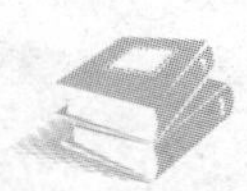

NOTE

【操作步骤】

1. 标本收集　标本为血清或EDTA抗凝血浆;如不能立即开始实验,则将样本置于−20 ℃下保存(避免反复冻融)。

2. 制作标准曲线 将标准液用 9 g/L 的生理盐水进行倍比稀释,制作标准曲线。用 9 g/L 生理盐水作零点。标准曲线范围为 0～1000 mg/L。

3. 测定步骤 取 3 支试管,分别标明测定管、标准管和空白管,然后按表 4-1 操作。

表 4-1 免疫透射比浊法测定脂蛋白(a)操作步骤

加入物	测定管	标准管	空白管
试剂 1/μL	350	350	350
样本/μL	2	—	—
标准液/μL	—	2	—
生理盐水/μL	—	—	2
混匀,37 ℃保温 5 min,在主波长 340 nm 和副波长 800 nm 下读取各管吸光度($A_{1,340}$、$A_{1,800}$)			
试剂 2/μL	50	50	50
混匀,37 ℃保温 5 min,在主波长 340 nm 和副波长 800 nm 下读取各管吸光度($A_{2,340}$、$A_{2,800}$)			

【计算】

以 4P-log/logit 非线性方程拟合标准曲线计算结果。

【参考区间】

0～300 mg/L。

【临床意义】

Lp(a)的水平与遗传因素有关,与饮食、生活习惯、年龄、性别无关。血液中的 Lp(a)为与动脉粥样硬化形成有关的独立因子。血清中高浓度的 Lp(a)是动脉粥样硬化和心脏疾病危险程度的指标。研究表明:当胆固醇在正常水平,Lp(a)浓度超过 300 mg/L 时,患心脑血管疾病的危险性比正常人高 2 倍;当 LDL 和 Lp(a)的浓度都增高时,则患心脑血管疾病的危险性比正常人高 8 倍。

【注意事项】

(1)正常人 Lp(a)数据呈明显正偏态分布。80%的正常人<200 mg/L,文献报道的 Lp(a)浓度多在 120～180 mg/L。通常以 300 mg/L 为重要分界线,高于此水平者冠心病危险性明显增高。

(2)Lp(a)中的特殊抗原成分 Apo(a)具有高度的多态性,其分子大小的不均一性影响该法的测定结果。由于参考物质与待测样本中 Apo(a)的大小、分布不可能完全一致,即使采用国际参考物质亦不能避免测定结果的不稳定性。

(3)由于 Apo(a)与纤维蛋白酶原的结构的相似性和基因的同源性,两者之间存在交叉免疫反应,影响化学测定。因此,必须制备和采用特异性的单克隆抗体。

(4)样品检测范围为 60～1600 mg/L,当样品的浓度超过检测范围时,须用生理盐水稀释后重测。

(5)样品于 2～10 ℃保存,一周内有效,样品冷冻复融有可能影响测定结果。操作时需避免强光照射。

(6)干扰物质对方法学的影响因素:胆红素>20 mg/dL、血红蛋白>500 mg/dL 或者高乳糜混浊样品均对测量值有较大的干扰。

【评价】

为了达到准确测定的目的,Lp(a)的免疫比浊测定(终点法)中,必须按 4P-log/logit 非线性方程拟合回归标准曲线计算结果。试剂空白<0.01。检测方法灵敏性:Lp(a)为 20 mg/dL 时,吸光度应在 0.03～0.07;重复性为 90%～110%;批内变异系数 CV<5%。采用分光光度计法定量不准确,应以半自动或自动生化分析仪测定为准。

【思考题】

(1)简述免疫透射比浊法测定 Lp(a)的基本原理。

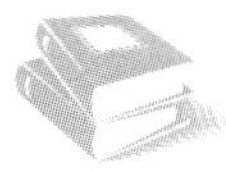

NOTE

(2)Lp(a)测定的临床意义。

(3)免疫透射比浊法测定 Lp(a)的影响因素有哪些?

实验二　免疫透射比浊法测定血清载脂蛋白 AⅠ和载脂蛋白 B_{100}

【实验目的】

掌握:免疫透射比浊法测定载脂蛋白 AⅠ和载脂蛋白 B_{100} 的基本原理。

熟悉:免疫透射比浊法测定载脂蛋白 AⅠ和载脂蛋白 B_{100} 的基本操作过程。

了解:载脂蛋白 AⅠ和载脂蛋白 B_{100} 测定的临床意义。

【背景】

载脂蛋白 AⅠ(Apo AⅠ)主要存在于 HDL 分子中,能激活卵磷脂-胆固醇酰基转移酶(lecithin-cholesterol acyltransferase,LCAT),促进胆固醇酯化为胆固醇酯,对降低外周组织游离胆固醇浓度具有重要作用;其含量下降,可引起外周组织中胆固醇浓度增加,增加动脉粥样硬化的危险性。载脂蛋白 B_{100}(Apo B_{100})主要存在于 LDL 中,可作为脂蛋白受体的配体,参与脂蛋白代谢的调节,其含量与动脉粥样硬化性疾病呈正相关。

【实验原理】

抗原抗体按一定比例反应时,在溶液内生成细小颗粒的抗原抗体复合物,均匀分散在溶液介质内。当光线通过这一混浊液时,混浊液内的颗粒能吸收光线,光线被吸收的量与混浊颗粒的量成正比,这一定量方法称为免疫透射比浊法。血清 Apo AⅠ或 Apo B_{100} 与试剂中 Apo AⅠ抗体或 Apo B_{100} 抗体相结合,在一定条件下形成不溶性免疫复合物,使溶液混浊,溶液混浊度与 Apo AⅠ或 Apo B_{100} 的量成正比,即浊度与吸光度成正比,以此作为定量测定 Apo AⅠ或 Apo B_{100} 的依据。

【试剂与器材】

1. Apo AⅠ试剂

试剂 1:150 mmol/L 的 Tris 缓冲液(pH 7.5),45 g/L PEG-6000 及表面活性剂(如 Tween-20),150 mmol/L NaCl 溶液,防腐剂。

试剂 2:80 mmol/L 的 Tris 缓冲液(pH 7.5),1.0 g/L 羊抗人或兔抗人 Apo AⅠ抗体,150 mmol/L NaCl 溶液,防腐剂。

2. Apo B_{100} 试剂

试剂 1:150 mmol/L 的 Tris 缓冲液(pH 7.5),45 g/L PEG-6000 及表面活性剂(如 Tween-20),150 mmol/L NaCl 溶液,防腐剂。

试剂 2:80 mmol/L 的 Tris 缓冲液(pH 7.5),1.0 g/L 羊抗人或兔抗人 Apo B_{100} 抗体,150 mmol/L NaCl 溶液,防腐剂。

3. 生理盐水　0.9%的 NaCl 溶液。

4. 参考血清　购买符合国际标准的定值血清,−20 ℃保存。

5. 器材　自动生化分析仪或分光光度计。

【操作步骤】

1. 自动生化分析法　按仪器和试剂盒说明书进行操作。

2. 手工操作法　取 3 支试管,分别标明测定管、标准管和空白管,然后按表 4-2 操作。

表 4-2　免疫透射比浊法测 Apo AⅠ、Apo B_{100} 操作步骤

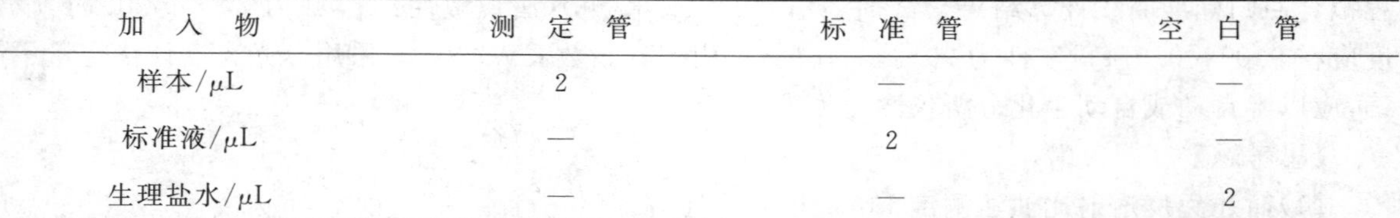

加入物	测定管	标准管	空白管
样本/μL	2	—	—
标准液/μL	—	2	—
生理盐水/μL	—	—	2

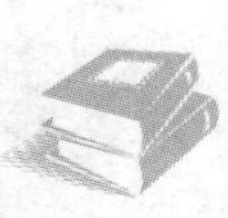

NOTE

续表

加入物	测定管	标准管	空白管
试剂 1/μL	200	200	200
混匀后，25～37 ℃放置 5 min，在波长 340 nm 处比浊，以空白管调零测定各管吸光度 A_1			
试剂 2/μL	50	50	50
混匀后，25～37 ℃放置 5 min，在波长 340 nm 处比浊，以空白管调零测定各管吸光度 A_2			

计算 $\Delta A = A_2 - A_1$。

【计算】

以 $y=a+bx+cx^2+dx^3$ 的三次方程回归曲线进行定标，制作参考标准曲线。将定值血清以等比稀释成 1∶1、1∶2、1∶4、1∶8、1∶16 五种浓度，与样本进行同样操作，根据定值计算出每个标准管 Apo AⅠ或 Apo B_{100} 浓度，以浓度对吸光度作标准曲线。样品中 Apo AⅠ和 Apo B_{100} 含量可根据其吸光度变化值在曲线上计算出相应的浓度。

【参考区间】

Apo AⅠ：1.00～1.50 g/L。Apo B_{100}：0.50～1.10 g/L。

【注意事项】

(1)购买效价高、单价特异的 Apo AⅠ、Apo B_{100} 抗血清。

(2)免疫透射比浊法应以多点(5～7 点)定标，按曲线回归作标准曲线图，计算标本含量。

(3)试剂和样品的用量，可根据试剂盒说明书中确定的体积比，适当增加或减少试剂与样品的用量。

(4)本法的检测范围上限为 2.50 g/L，如果样品中 Apo AⅠ和 Apo B_{100} 含量超过上限，需用生理盐水稀释后再测，报告结果乘以稀释倍数。

【临床意义】

Apo AⅠ是 HDL 的主要结构蛋白，一般情况下，Apo AⅠ可代表 HDL 的水平，与 HDL 呈明显的正相关。病理情况下，HDL 的组成往往发生变化，Apo AⅠ含量不一定与 HDL 成比例改变，同时测定 Apo AⅠ和 HDL 对分析病理状态更有帮助。Apo AⅠ水平与高脂血症、冠心病呈负相关。

Apo B_{100} 是 LDL 的主要结构蛋白，所以一般情况下，Apo B_{100} 可代表 LDL 的水平，与 LDL 呈正相关。高 Apo B_{100} 是冠心病的危险因子，Apo B_{100} 是各项血脂指标中较好的动脉粥样硬化性标志物，降低 Apo B_{100} 可以减少冠心病发病及促进动脉粥样斑块的消退。

【评价】

临床上测定血清的 Apo AⅠ和 Apo B_{100} 一般同时进行。为了达到准确测定的目的，Apo AⅠ和 Apo B_{100} 的免疫比浊测定(终点法)中，必须按曲线回归方程计算结果。用单点标准计算结果偏差较大，不符合免疫比浊法原理，测定结果不能准确反映浓度的高低(高的偏低，低的偏高)。因此，千万不要因为单点法简便而忽略了测定的准确度。

本法批间 CV<5%。采用分光光度计法定量不准确，应以半自动或自动生化分析仪测定为准。

【思考题】

(1)简述免疫透射比浊法测定 Apo AⅠ和 Apo B_{100} 的基本原理。

(2)简述 Apo AⅠ和 Apo B_{100} 检测的临床意义。

实验三　磷酸甘油氧化酶法测定血清(浆)甘油三酯

【实验目的】

掌握：磷酸甘油氧化酶法测定甘油三酯的基本原理。

熟悉：磷酸甘油氧化酶法测定甘油三酯的操作过程。

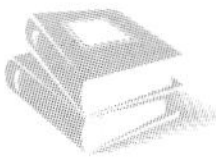

NOTE

了解：甘油三酯检测的临床意义。

【背景】

甘油三酯（triglyceride，TG）的测定分为化学法和酶法。化学法的测定过程包括抽提、皂化、氧化、显色四个阶段，其特点是操作烦琐，影响因素较多，不能实现自动化。酶法测定 TG 具有简便、快速、取样量小且试剂较稳定等优点，适用于手工和自动化测定。

【实验原理】

血清中甘油三酯经脂蛋白脂酶（lipoprotein lipase，LPL）作用，可以水解为甘油和游离脂肪酸（free fatty acid，FFA），甘油在 ATP 和甘油激酶（glycerol kinase，GK）的作用下，生成 3-磷酸甘油，再经磷酸甘油氧化酶作用氧化生成磷酸二羟丙酮和过氧化氢（H_2O_2），H_2O_2 与 4-氨基安替比林（4-AAP）及 4-氯酚在过氧化物酶（peroxidase，POD）作用下，生成红色醌类化合物，其显色程度与 TG 的浓度成正比。

【试剂与器材】

（1）甘油三酯液体稳定酶试剂组成如下：

GOODs 缓冲液（pH 7.2）	50 mmol/L
脂蛋白脂酶	≥4000 U/L
甘油激酶	≥40 U/L
磷酸甘油氧化酶	≥500 U/L
过氧化物酶	≥2000 U/L
ATP	2.0 mmol/L
硫酸镁	15 mmol/L
4-AAP	0.4 mmol/L
4-氯酚	4.0 mmol/L

（2）采用定值的参考血清作标准液。

（3）器材：自动生化分析仪或分光光度计。

【操作步骤】

1. 自动分析法　按仪器和试剂盒说明书的要求进行测定。

2. 手工操作法　取 3 支试管，分别标明测定管、标准管和空白管，然后按表 4-3 操作。

表 4-3　磷酸甘油氧化酶法测定 TG 操作步骤

加　入　物	测　定　管	标　准　管	空　白　管
血清/μL	10	—	—
标准液/μL	—	10	—
蒸馏水/μL	—	—	10
酶试剂/μL	1000	1000	1000

混匀后，37 ℃水浴 5 min，以空白管调零，在 500 nm 波长处测定各管的吸光度。

【计算】

$$血清\ TG(mmol/L)=\frac{测定管吸光度}{标准管吸光度}\times 标准液浓度$$

【参考区间】

血清 TG 正常范围：0.55～1.70 mmol/L。临界阈值：2.30 mmol/L。危险阈值：4.50 mmol/L。

【临床意义】

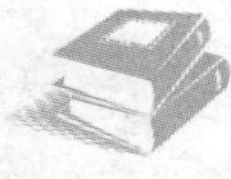

（1）血清 TG 增高常见于家族性脂类代谢紊乱、肾病综合征、糖尿病、甲状腺功能减退症、急性胰腺炎、糖原积累病、胆道梗死、原发性甘油三酯增高症、动脉粥样硬化等。

NOTE

(2)血清 TG 水平降低比较少见,慢性阻塞性肺疾病、脑梗死、甲状腺功能亢进症、营养不良和消化吸收不良综合征等可引起血清 TG 水平的降低。

【注意事项】

(1)血清 TG 易受饮食的影响,在进食脂肪后可以观察到血清中甘油三酯水平明显上升,2～4 h 内即可出现血清混浊,8 h 以后接近空腹水平。因此,要求空腹 12 h 后再进行采血,并要求 72 h 内不饮酒,否则会使检测结果偏高。

(2)本方法没有进行抽提和吸附,所以血清中游离的甘油对 TG 测定结果有一定的影响。

(3)方法中所用酶试剂在 4 ℃避光保存,至少可稳定 3 天至 1 周,出现红色时不可再用,试剂空白的吸光度应≤0.05。

(4)以血浆作样本时,还应注意抗凝剂的影响,通常使用 EDTA-K_2(1 mg/mL)作抗凝剂。

(5)无论是使用血浆还是使用血清作为检测样本,取血后都应及时分离,以免红细胞膜磷脂在磷脂酶的作用下产生游离甘油(free glycerol,FG),或者抗凝剂存在时红细胞内水溢出而稀释血浆,降低 TG 值。分离血浆前,样本最好放于冰水中,并尽快分离血浆,避免 TG 自发水解出现误差。样本 4 ℃存放不宜超过 3 天,避免 TG 水解释放出甘油。

(6)本实验方法的线性上限为 11.3 mmol/L,若所测 TG 值超过 11.0 mmol/L,则应用生理盐水稀释后再测。

【评价】

本实验介绍的是一步终点法,具有简便、快速、取样量小且试剂较稳定等优点,适用于手工和自动化测定;其主要缺点是所测 TG 值包括了血清中游离的甘油。为了除去 FG 的干扰,常用的方法有两种:

1. 外空白法 同时使用不含 LPL 的酶试剂测定 FG 作空白值,此法需做双份测定,使成本加倍,但是可同时得到血清中 FG 数据。

2. 内空白法 内空白法又称为两步法或双试剂法,将酶试剂分作两部分,其中 LPL 和 4-AAP 组成试剂 2,其余部分为试剂 1,血清先加试剂 1,37 ℃孵育后,因无 LPL 存在,TG 不被水解,FG 在 GK 和 GPO 的作用下反应生成 H_2O_2,但因不含 4-AAP,不能完成显色反应,故可除去 FG 的干扰;再加入试剂 2,即可测出 TG 水解生成的甘油。内空白法虽然增加了操作步骤,但不增加试剂成本,且排除 FG 干扰效果好,预孵育 5 min 即可排除 4 mmol/L FG 的干扰。本法线性范围在 11.4 mmol/L 以内,精密度如下:批内 CV≤3%,批间 CV≤5%。加入不同浓度 TG,平均回收率为 98.6%,加入甘油的平均回收率为 103.6%。因为 LPL 除水解 TG 外,亦能水解甘油一酯和甘油二酯(血清中这二者的浓度约占 TG 的 3%),所以本法测定结果是包含了后二者的值。

【思考题】

(1)简述磷酸甘油氧化酶法测定血清(浆)甘油三酯的基本原理。

(2)外空白法和内空白法检测甘油三酯各有何优缺点?

(3)如何消除血清甘油三酯检测的分析前影响因素?

实验四　胆固醇氧化酶法测定血清(浆)总胆固醇

【实验目的】

掌握:胆固醇氧化酶法测定总胆固醇的基本原理。

熟悉:胆固醇氧化酶法测定总胆固醇的操作过程。

了解:总胆固醇检测的临床意义。

【背景】

血清中总胆固醇包括游离胆固醇(FC)和胆固醇酯(CE),常规测定方法分为化学法和酶法两大类。化学法的测定过程:①抽提;②皂化;②毛地黄皂苷沉淀纯化;④显色、比色。其缺点是操作烦

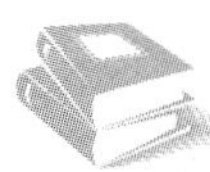

NOTE

琐、影响因素多，且不能实现自动化。代表性的方法有 Abell-Kendall 法。酶法测定 TC 具有简便、快速、取样量小等优点，既适合手工操作又适用于自动化检测，目前临床上常用的是胆固醇氧化酶法。

【原理】

血清中总胆固醇（total cholesterol，TC）包括游离胆固醇（free cholesterol，FC）和胆固醇酯（cholesterol ester，CE）两部分。血清中胆固醇酯可被胆固醇酯酶水解为游离胆固醇和游离脂肪酸（FFA），胆固醇在胆固醇氧化酶的氧化作用下生成 4-胆甾烯酮和过氧化氢，H_2O_2 在 4-氨基安替比林和酚存在时，经过氧化物酶催化，反应生成苯醌亚胺非那腙的红色醌类化合物，其颜色深浅与标本中 TC 含量成正比。

【试剂与器材】

（1）胆固醇液体酶试剂组成如下：

GOODs 缓冲液（pH 6.7）　50 mmol/L
胆固醇酯酶　≥200 U/L
胆固醇氧化酶　≥100 U/L
过氧化物酶　≥3000 U/L
4-AAP　0.3 mmol/L
苯酚　5 mmol/L

（2）采用定值的参考血清作标准液。

（3）器材：自动生化分析仪或分光光度计。

【操作步骤】

1. 自动分析法　按仪器和试剂盒说明书的要求进行测定。

2. 手工操作法　取 3 支试管，分别标明测定管、标准管和空白管，然后按表 4-4 操作。

表 4-4　胆固醇氧化酶法测定 TC 操作步骤

加入物	测定管	标准管	空白管
血清/μL	10	—	—
标准液/μL	—	10	—
蒸馏水/μL	—	—	10
酶试剂/μL	1000	1000	1000

混匀后，37 ℃水浴 5 min，以空白管调零，在 500 nm 波长处检测各管吸光度。

【计算】

$$\text{血清 TC(mmol/L)}=\frac{\text{测定管吸光度}}{\text{标准管吸光度}}\times\text{胆固醇标准液浓度}$$

【参考区间】

血清参考值：3.0～5.20 mmol/L。

危险阈值：5.21～6.20 mmol/L。

高胆固醇血症：>6.20 mmol/L。

【临床意义】

（1）TC 水平增高常见于动脉粥样硬化、原发性高脂血症（如家族性高胆固醇血症、家族性 Apo B 缺陷症、多源性高胆固醇血症、混合性高脂蛋白血症等）、糖尿病、肾病综合征、胆总管阻塞、甲状腺功能减退症、肥大性骨关节炎、老年性白内障和牛皮癣。

（2）TC 水平降低常见于低脂蛋白血症、贫血、败血症、甲状腺功能亢进症、肝脏疾病、严重感染、营养不良、肠道吸收不良和药物治疗过程中的溶血性黄疸及慢性消耗性疾病（如癌症晚期）等。

NOTE

【注意事项】

(1)试剂中酶的质量影响测定结果。

(2)若需检测游离胆固醇浓度,将酶试剂成分中去掉胆固醇酯酶即可。

(3)检测标本可为血清或者血浆(以肝素或 EDTA-K_2抗凝)。

【评价】

本方法线性范围为 0~19.38 mmol/L。

本方法特异性好、灵敏度高,既可用于手工操作,也可用于自动化分析;既可作终点法检测,也可作速率法检测。

在终点法中血红蛋白高于 2 g/L 时引起正干扰;胆红素高于 0.1 g/L 时有明显负干扰;血中维生素 C 与甲基多巴浓度高于治疗水平会使结果降低。但是在速率法中上述干扰物质影响较小。高 TG 血症对本法无明显影响。

用于检测 TC 的血清(浆)标本密闭保存时,在 4 ℃可稳定 1 周,−20 ℃可稳定半年以上。

【思考题】

(1)简述血清总胆固醇测定的临床意义。

(2)简述胆固醇氧化酶法测定总胆固醇的基本原理。

(3)血清(浆)总胆固醇水平增高可见于哪些类型的高脂蛋白血症?

实验五 均相法测定血清高密度脂蛋白-胆固醇

【实验目的】

掌握:过氧化物酶清除法测定高密度脂蛋白-胆固醇的基本原理。

熟悉:过氧化物酶清除法测定高密度脂蛋白-胆固醇的基本操作过程。

了解:高密度脂蛋白-胆固醇测定的临床意义。

【背景】

目前国内检验科基本上采用均相法(homogeneous method)作为高密度脂蛋白-胆固醇(HDL-C)测定的常规方法,均相法又可以分为以下几类:①清除法(clearance method):包括反应促进剂-过氧化物酶清除法(SPD 法)、过氧化物酶清除法(CAT 法)、PEG 修饰酶法(PEGME 法)。②免疫分离法(immunoseparation method,IS 法):包括 PEG/抗体包裹法、抗体免疫分离法(AB 法)、选择性抑制法。

本实验主要介绍均相法中的过氧化物酶清除法。

【实验原理】

过氧化物酶清除法利用脂蛋白与表面活性剂的亲和性差异测定 HDL-C。加入试剂 1,在反应促进剂(合成的多聚物/表面活性剂)的作用下,血清中 CM、VLDL 及 LDL 形成可溶性复合物,它们表层的游离胆固醇在胆固醇氧化酶的催化下发生反应生成 H_2O_2,在过氧化物酶的作用下,H_2O_2 被清除。加入试剂 2,在一种特殊的选择性表面活性剂作用下,只有 HDL 颗粒可溶,所释放的胆固醇与胆固醇酯酶和胆固醇氧化酶反应,生成 H_2O_2,并作用于 4-AAP 色原体产生颜色反应。其颜色的深浅与 HDL-C 的含量成正比。

【试剂与器材】

1. 试剂

(1)过氧化物酶清除法测定 HDL-C 试剂盒:试剂组成见表 4-5。

表 4-5 过氧化物酶清除法测定 HDL-C 试剂盒的试剂组成

组　成	初始浓度或量
试剂 1:偶联剂 DSBmT	0.5 mmol/L

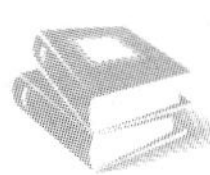

NOTE

续表

组　成	初始浓度或量
胆固醇氧化酶	1.0 IU/mL
过氧化物酶	3.0 U/mL
缓冲液	pH 6.0
反应促进剂	适量
试剂 2:4-AAP	1.0 mmol/L
胆固醇酯酶	0.2 U/mL
表面活性剂	适量
缓冲液	pH 6.0

(2)采用胆固醇定值血清作标准液。

2. 器材　自动生化分析仪或分光光度计。

【操作步骤】

1. 自动分析法　按仪器和试剂说明书的要求进行测定。

2. 手工操作法　取三支试管，分别标明测定管、标准管和空白管，然后按表 4-6 操作。

表 4-6　过氧化物酶清除法测定 HDL-C 操作步骤

加　入　物	测定管(U)	标准管(S)	空白管(B)
试剂 1/μL	1000	1000	1000
生理盐水或蒸馏水/μL	—	—	10
标准液/μL	—	10	—
样本/μL	10	—	—
混匀，于 37 ℃保温 5 min，在主波长 600 nm 和副波长 800 nm 下读取各管吸光度($A_{1,600}$、$A_{1,800}$)			
试剂 2/μL	400	400	400
混匀，于 37 ℃保温 5 min，在主波长 600 nm 和副波长 800 nm 下读取各管吸光度($A_{2,600}$、$A_{2,800}$)			

【计算】

1. 吸光度变化

$$\Delta A=(A_{2,600}-A_{2,800})-(A_{1,600}-A_{1,800})$$

2. 标本浓度

$$\text{HDL-C 含量(mmol/L)}=\frac{\text{测定管吸光度}(\Delta A_{V})}{\text{标准管吸光度}(\Delta A_{S})}\times\text{标准液浓度}$$

【参考区间】

男性：(1.40±0.33) mmol/L；

女性：(1.58±0.32) mmol/L。

因 HDL-C 含量容易受到诸多因素的影响，如抽烟、运动、年龄、性别、激素水平等，建议各实验室建立自己的正常值范围。

【注意事项】

由于目前尚无 HDL-C 测定的决定性方法及一级参考材料，HDL-C 标准化工作难度较大。疾病控制与预防中心-国家心肺血液研究所(CDC-NHLBI)的标准化程序对 HDL-C 检测的可接受限的目标进行了规定。要求检测准确度在 CDC 参考值(RV)的±10%以内。国家胆固醇教育计划(NCEP)在 1998 年后将目标定为总误差≤13%；精密度要求 HDL-C≥1.09 mmol/L(42 mg/dL)时，CV≤4%；HDL-C<1.09 mmol/L 时，SD≤0.044 mmol/L(1.7 mg/dL)；准确度要求偏差在

NOTE

±5%以内。使用均相法测定试剂时还应注意试剂盒配套校准品应准确定值；特异性要高，高 LDL-C、高 VLDL-C 对测定结果基本无明显影响，回收率为 90%～110%；最小检测水平至少为 0.01 mmol/L，线性上限至少可达 2.59 mmol/L(100 mg/dL)；抗干扰能力应为 TG<5.65 mmol/L(500 mg/dL)、胆红素<513 μmol/L(30 mg/dL)、Hb<5 g/L 时，对测定结果基本无干扰。

【临床意义】

(1)HDL 是一种抗动脉粥样硬化的脂蛋白，是冠心病的保护因素，冠心病的发病率与血清 HDL 水平呈负相关，HDL-C 低于 0.9 mmol/L 是冠心病的危险因素，其增高被认为是冠心病的"负"危险因素。

(2)HDL-C 下降多见于脑血管病、糖尿病、肝炎、肝硬化等。

(3)高 TG 血症常伴有低 HDL-C；肥胖者、吸烟者的 HDL-C 也常偏低，但饮酒和长期体力活动会使之升高。

高密度脂蛋白胆固醇对冠心病的临床诊断是一个重要的参考指标。它是临床冠心病保护因子之一，它的升高能防止和延缓动脉粥样硬化的发展。

血清高密度脂蛋白胆固醇水平的降低，预示着冠心病的出现。临床上常同时测定高密度脂蛋白和血清总胆固醇，并以它们的比值作为冠心病的信息指标。

【评价】

对 HDL-C 测定而言，同一反应原理会有不同的试剂配方，而且这些配方也在不断地改进，还会不断涌现出新的方法与试剂。采用通过疾病控制与预防中心-胆固醇参考方法实验室网络(CDC-CRMLN)验证认可的均相法测定试剂，使 HDL-C 临床测定更加便利、更加准确。常规应用时应按照仪器和试剂盒说明书采用双试剂、双波长测定，根据反应进程曲线确定读数时间。样品与反应总体积之比为(1∶150)～(1∶100)。根据试剂盒要求采取 1 点或 2 点定标。

【思考题】

(1)过氧化物酶清除法测定 HDL-C 的基本原理。

(2)均相法测定 HDL-C 的特点。

(3)简述 HDL-C 测定对判断高脂血症、预防动脉粥样硬化和冠心病的重要临床意义。

实验六　表面活性剂清除法测定血清(浆)低密度脂蛋白-胆固醇

【实验目的】

掌握：表面活性剂清除法测定血清(浆)低密度脂蛋白-胆固醇的基本原理。

熟悉：表面活性剂清除法测定血清(浆)低密度脂蛋白-胆固醇的基本操作过程。

了解：低密度脂蛋白-胆固醇检测的临床意义。

【背景】

与 HDL-C 的测定相似，测定血清(浆)低密度脂蛋白-胆固醇(LDL-C)通常也是根据各种脂蛋白密度、颗粒大小、电荷或 Apo B 含量等，应用超速离心法、色谱法、电泳法、化学或免疫沉淀法将 LDL 与其他脂蛋白分离开，然后测定 LDL 组分中胆固醇含量。CDC 推荐 LDL-C 测定的暂定参考方法为超速离心法(Beta-quantification，Beta-定量法/BQ 法)，此法也为 NCEP 所推荐。此法所测定 LDL-C 实际上包括了脂蛋白(a)和中间密度脂蛋白(IDL)的胆固醇含量，是评价其他检测方法准确度的基础。但是，此法使用设备昂贵、操作烦琐、费时且技术要求高，不易在普通实验室开展。色谱法和电泳法因仪器昂贵、操作要求高等种种原因而在临床常规实验室较少应用，多用于脂蛋白的研究。

临床实验室 LDL-C 的测定方法与 HDL-C 的测定相似，大致也可分为三类。第一类为化学沉淀法，常用方法为肝素-枸橼酸钠法、聚乙烯硫酸沉淀法(PVS 法)和多环表面活化阴离子法等。因 PVS 法的反应为非离子反应，实验条件要求不高，在 pH 3～8 范围内均可完全沉淀，且 PVS 不干扰

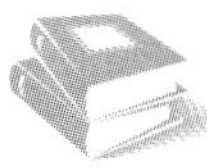
NOTE

酶法测定胆固醇，因而1995年中华医学会检验学会推荐此法作为国内LDL-C测定的常规方法。第二类方法分两种。一种为免疫分离法，即用PEG和结合有羊抗人Apo E、Apo AⅠ多克隆抗体的胶乳珠分离试剂除去HDL(含Apo AⅠ/E)、IDL(含Apo E)、VLDL(含Apo E)及CM(含Apo AⅠ/E)，直接进行LDL-C水平测定。此法精密度好、准确度高，特别是对低LDL-C浓度的测定结果准确。与Beta-定量法有较好相关性，不受高TG水平的影响，可用于禁食或非禁食样本的检测。缺点是需专用分离管，试剂成本较高，难以自动化，且不适用于冰冻或冻干样本的测定。可用于TG >4.52 mmol/L的少数患者LDL-C的检测，对于极少的Ⅲ型高脂血症患者，LDL-C的测定亦有一定应用价值。另一种为简便的磁珠肝素分离法，此方法不需离心、操作简便、精密度高，与Beta-定量法结果一致。但此法所需样本量大，需特殊装置，特异性稍差，实验室较少应用此试剂盒。第三类为均相法(直接法)，样本用量少，不需沉淀处理，可用于自动生化分析仪测定，在准确度和精密度方面都可达到NCEP的分析目标。均相法测定LDL-C根据原理不同分为清除法、透射比浊法、杯芳烃法(CAL法)、可溶性反应法、保护性试剂法。表面活性剂清除法为清除法中的一种。

Friedewald公式计算法是目前应用较广的估测LDL-C的方法，具有简便、直接、快速等优点。主要是利用血清TC、TG及HDL-C浓度测定结果，计算LDL-C的浓度。

$$\text{LDL-C 含量(mmol/L)} = \text{TC 含量} - \text{HDL-C 含量} - \text{TG 含量}/2.2$$

但在血清中存在CM、血清TG>4.52 mmol/L、血清中存在异常β-脂蛋白时，不宜采用Friedewald公式计算法。

本实验主要介绍表面活性剂清除法测定血清(浆)LDL-C含量。

【实验原理】

表面活性剂清除法中试剂1的表面活性剂1能改变LDL以外的脂蛋白(HDL、CM和VLDL等)结构并使之解离，所释放出来的微粒化胆固醇分子与胆固醇酶试剂反应，产生的H_2O_2在缺乏偶联剂时被消耗而不显色，此时LDL颗粒仍是完整的。加试剂2(含表面活性剂1和偶联剂DSBmT)，它可使LDL颗粒解离释放胆固醇，参与Trinder反应而显色，因其他脂蛋白的胆固醇分子已除去，显色深浅与LDL-C量成正比。该方法目前在临床上使用最为广泛。

【试剂与器材】

(1)试剂：表面活性剂清除法测定LDL-C试剂盒的试剂组成见表4-7。

表4-7 表面活性剂清除法测定LDL-C试剂盒的试剂组成

组　　成	初始浓度或含量
试剂1：4-氨基安替比林	0.5 mmol/L
胆固醇氧化酶	1.2 U/mL
胆固醇酯酶	3 U/mL
过氧化物酶	0.5 U/mL
Good's缓冲液	pH 6.3
表面活性剂1	适量
试剂2：偶联剂DSBmT	1.0 mmol/L
表面活性剂2	适量
Good's缓冲液	pH 6.3

(2)采用定值参考血清作标准液。

(3)器材：自动生化分析仪或分光光度计。

【操作步骤】

1. 自动分析法　按仪器和试剂盒说明书操作。

2. 手工操作法　取三支试管，分别标明测定管、标准管和空白管，然后按表4-8操作。

NOTE

表 4-8 表面活性剂清除法测定 LDL-C 操作步骤

加入物	测定管(U)	标准管(S)	空白管(B)
试剂 1/μL	1500	1500	1500
生理盐水或蒸馏水/μL	—	—	15
标准液/μL	—	15	—
样本/μL	15	—	—
混匀，于 37 ℃保温 5 min，在主波长 546 nm 和副波长 660 nm 下读取各管吸光度($A_{1,546}$、$A_{1,660}$)			
试剂 2/μL	500	500	500
混匀，于 37 ℃保温 5 min，在主波长 546 nm 和副波长 660 nm 下读取各管吸光度($A_{2,546}$、$A_{2,660}$)			

【计算】

1. 吸光度变化

$$\Delta A=(A_{2,546}-A_{2,660})-(A_{1,546}-A_{1,660})$$

2. 标本浓度

$$\text{LDL-C 含量(mmol/L)}=\frac{\text{测定管吸光度}(\Delta A_{U})}{\text{标准管吸光度}(\Delta A_{S})}\times\text{标准液浓度}$$

【参考区间】

合适范围：<3.12 mmol/L。边缘性升高：3.15～3.61 mmol/L。升高：>3.64 mmol/L。

【注意事项】

使用均相测定试剂时应注意试剂盒配套校准品准确定值。NCEP 对 LDL-C 测定的分析目标进行了规定，要求总误差≤12%；精密度要求 CV≤4%，准确度要求偏差≤4%(与 Beta-定量法测定参考值比较)。与参考方法进行方法学比较，结果应基本一致(相关系数 r 在 0.95 以上)。特异性要好，高 HDL-C、VLDL-C 对测定基本无明显影响，回收率为 90%～110%。线性范围要宽，最小检测水平至少为 0.01 mmol/L，检测上限至少为 7.77 mmol/L(300 mg/L)。抗干扰能力强，TG<5.65 mmol/L(500 mg/dL)、胆红素<513 μmol/L(30 mg/dL)、血红蛋白<5 g/L 时，对测定结果基本无干扰。

【临床意义】

目前以 LDL 中胆固醇(LDL-C)为定量 LDL 的依据，LDL-C 水平与 TC 一样，是判断高脂血症、预防动脉粥样硬化的重要指标。但是近年来，许多学者认为 LDL-C 水平更能说明胆固醇的代谢状况，LDL-C 水平与冠心病发病率呈正相关，所以临床推荐 LDL-C 为必查指标之一。

【评价】

直接测定法在临床上用得比较广泛，它是分两步用表面活性剂对血清中不同脂蛋白进行反应，第一步是让 HDL、VLDL、CM 中的胆固醇水解并被氧化生成 H_2O_2，H_2O_2 在过氧化物酶的作用下使 4-AAP 转变成有色产物，通过比色即可测定胆固醇含量；第二步，活化 LDL 中的胆固醇，使之水解、氧化，重复上述反应测得胆固醇的量。

近年来，一些新的均相测定法检测 LDL-C 的试剂被相继报道，并通过 CDC CRMLN 验证认可，使得 LDL-C 的临床常规测定更加方便、准确。临床应用时应按照仪器和试剂盒说明书采用双试剂、双波长测定。根据反应进程曲线确定读数时间。样品与反应总体积之比为(1∶150)～(1∶100)。根据试剂盒要求采取 1 点或 2 点定标。

【思考题】

(1)简述表面活性剂清除法测定 LDL-C 的基本原理。

(2)均相法测定 LDL-C 按原理不同，可分为哪些类型？

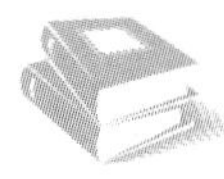

NOTE

(石玉荣)

第五章　电解质与酸碱平衡的生物化学检验实验

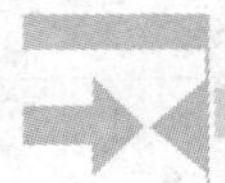

体液电解质是人体的重要组成成分，参与机体许多重要的生理和生化过程。pH、PO_2、PCO_2的测定是临床监测患者酸碱平衡的最重要、最基本的项目。体液电解质和酸碱平衡的检测对临床监测和评估机体内环境的稳定具有重要的临床意义。

实验一　离子选择性电极电位法测定血清钾、钠、氯、钙离子

【实验目的】

掌握：离子选择性电极电位法测定血清电解质的基本原理。

熟悉：离子选择性电极电位法测定血清电解质的操作程序。

了解：血清钾、钠、氯、钙离子测定的临床意义和电解质分析仪常规日常保养方法。

【背景】

电解质测定的方法有化学法、火焰发射光谱法、离子选择性电极（ion-selective electrodes，ISE）电位法、原子吸收分光光度法和酶法等。化学法因其操作步骤烦琐，准确度和精密度差而被淘汰。火焰发射光谱法为参考方法，但该方法需要特殊仪器，需使用易燃气体，有潜在危险，因而基本不在临床实验室使用。原子吸收光谱法测定电解质灵敏、准确，但设备昂贵，不能广泛使用。近年来发展的酶法测定钠、钾具有特异性强的特点，与火焰发射光谱法测定结果高度相关，因而日益受到重视。ISE电位法是国家卫生健康委临床检验中心推荐的常规方法，临床实验室基本采用该方法。

【实验原理】

离子选择性电极（ion-selective electrodes，ISE）电位法是以测量电池的电位为基础的定量分析法。将钾、钠、氯、钙ISE（正极）和一个由银/氯化银构成的参比电极（负极）连接起来，置于待测的含电解质的样本溶液中，形成一测量电池。电池的电位与被测离子活度的对数呈线性关系。测量电池电位的变化符合能斯特（Nernst）方程。

$$E = E^{\theta} + \frac{2.303RT}{nF} \lg(a_x \cdot f_x)$$

公式中 E 为ISE在测量溶液中的电位；E^{θ} 为ISE的标准电极电位；R 为气体常数［8.314 J/(K·mol)］；n 为待测离子电荷数；T 为绝对温度（237 ℃＋t）；F 为法拉第常数（96487 C/mol）；a_x 为待测离子活度；f_x 为待测离子活度系数。

【试剂与器材】

1. 试剂　商品试剂盒，内装高、低浓度斜率液，去蛋白液和电极活化液。高、低浓度斜率液的组成有NaCl溶液、KCl溶液，还有一定量的醋酸钠或磷酸二氢钠/磷酸氢二钠溶液，调节pH模拟血清的离子浓度。

2. 器材　电解质分析仪。

【操作步骤】

依据实验室电解质分析仪说明书要求操作。简要操作程序如下。

（1）清洗：开启仪器后清洗管道。

（2）定标：用高、低浓度的斜率液做两点定标。

（3）测定：定标通过后，做样本测定。

（4）打印结果。

（5）清洗电极和管道。

NOTE

(6)一般要求 24 h 待机。

【结果计算】

仪器通过测量样品溶液中离子的电极电位,可直接从已建立的校准曲线上显示出被测样品溶液中离子的浓度。

【参考区间】

(1)Na^+:135～145 mmol/L。

(2)K^+:3.5～5.5 mmol/L。

(3)Cl^-:96～108 mmol/L。

(4)Ca^{2+}:1.10～1.34 mmol/L。

【临床意义】

1. 血清钠测定的临床意义

(1)降低临床上常见于:①稀释性低钠血症:肝硬化性腹水,肾病综合征的低蛋白血症,右心衰竭,体循环淤血时等都引起抗利尿激素增多,血钠被稀释。②钠排出过多:如幽门梗阻、呕吐、腹泻、利尿剂治疗、大量出汗、大面积烧伤、创伤等。

(2)增高临床常见于:水样泻、尿崩症、换气过度、糖尿病患者等。

2. 血清钾测定的临床意义

(1)血清钾增高最常见于急性或慢性肾功能衰竭。还可见于代谢性酸中毒、休克、组织挤压伤、重度溶血等。

(2)血清钾降低见于钾摄入不足和排出增多如严重腹泻、呕吐等。

3. 血清氯测定的临床意义

(1)血清氯增高:提示高氯性代谢性酸中毒、高钠血症、过量注射生理盐水等。

(2)血清氯降低:临床上低氯血症较常见。常见于氯化钠的摄入不足或丢失增加。

4. 血清钙测定的临床意义

(1)血清钙增高见于代谢性酸中毒、甲状旁腺功能亢进症、肿瘤、肾上腺皮质功能降低、骨髓增殖性疾病等。

(2)血清钙降低见于甲状旁腺功能减退症、慢性肾功能衰竭、维生素 D 缺乏症等。

【评价】

线性区间为 0～22.24 mmol/L,回收率为 94%～105%,批内 CV 为 0.7%～2.0%。批间 CV 为 2%左右,日间 CV 为 2%～3%。

【注意事项】

(1)实验中将一切血制品视为污染物,做好必要的生物防护。

(2)仪器安放要求平稳,避免阳光直射和潮湿等。

(3)电解质分析仪需要 24 h 开机,保证电极稳定性。

(4)ISE 分析仪电极均有一定寿命,是电解质分析仪的核心元件,均需定时更换。钠电极多采用硅酸铝玻璃电极膜,钾电极多采用缬氨霉素膜,氯电极采用 AgCl-Ag_2S 敏感膜,钙电极采用聚氯乙烯(PVC)电极膜。使用时间过久后氯电极膜头上出现黑色的物质(AgCl),造成该电极灵敏度下降,需用柔软的布类将膜表面黑色物质擦去,再用细砂纸轻轻地摩擦数次。参比电极通常由 Ag/AgCl 组成。

(5)样品一般采用血清标本。血浆标本的抗凝剂可能干扰电解质的测定。标本应避免溶血,因溶血后红细胞内 K^+ 释放造成结果假性增高。

(6)所有的样品避免与空气接触。样品保存在室温下,不可冷冻。样品采集后尽快测量,最好不超过 1 h。

(7)样品测量时,避免样品管道内的样品有气泡存在而影响测量结果。

(8)检测尿液标本时,先离心尿样去除细胞、晶体等。然后 10 倍稀释尿样后测定,不得分析未

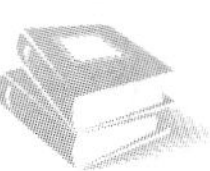
NOTE

经稀释的尿样。

(9)若环境温度的变化达到 10 ℃,需重新进行斜率定标。更换定标液时,应同时将废液瓶倒空,并清洗干净。

(10)按厂家规定的程序对仪器进行日常维护和定期保养。

【思考题】

如何正确维护电解质分析仪?

实验二　血 气 分 析

【实验目的】

掌握:血气分析检测方法的基本原理。

熟悉:血气分析操作过程和血气分析检测指标临床应用。

了解:血气分析仪的基本维护。

【背景】

血气分析的结果是一组参数。用三电极法测定血液酸碱度和气体,即 pH、PO_2、PCO_2,由此推算出其他十多项平衡指标。血气分析是临床监测患者酸碱平衡的最重要的项目。

【实验原理】

血气分析采用电化学分析的原理。一个 pH 参比电极(负极)、三个 pH 指示电极、PO_2电极、PCO_2电极(正极),与被测样本构成原电池。在电极测量室内,四个电极同时感应测量样本,产生 pH、PO_2、PCO_2三项参数的电信号。

【试剂与器材】

1. 试剂

(1)缓冲液 1:又称定标液,pH 7.383 左右,模拟血液生理值。

(2)缓冲液 2:也称斜标液,pH 6.840 左右,进行两点(斜率)定标用。

(3)冲洗/清洁液:①冲洗液,含防腐剂和表面活性剂;②清洁液;③去蛋白液,含蛋白酶的溶液。

(4)参比电极内充以缓冲液:4 mol/L KCl 溶液,参比电极保养时需经常更换。

(5)电极填充缓冲液:在氧电极和二氧化碳电极保养时需更换。

(6)气体:对气体的要求因各厂家仪器型号不同而有差异。一般一点定标所用气体含 O_2 20%、CO_2 5%,其余为 N_2。两点定标所用气体含 CO_2 10%,其余为 N_2。

2. 器材　核心是电极。

(1)pH 电极:玻璃电极(指示电极)、参比电极或 Ag/AgCl 组成。利用电位法测定样本的 pH 实际上是测定样本饱和甘汞的氢离子浓度。电位高低与氢离子浓度的负对数成正比。

(2)PCO_2电极:一种气敏电极,由 pH 玻璃电极、饱和甘汞电极和装有电极液(外缓冲液)的电极套组成的复合电极。电极套头部装有 CO_2透气膜,此膜材料为聚四氟乙烯膜或硅橡胶膜,对 CO_2分子可选择性透过,使其溶解、水化,解离至平衡,增加 H^+ 浓度,使 pH 下降并被测定,结果换算成 PCO_2。

(3)PO_2电极:由铂(阴极)、银/氯化银(阳极)组成,装在有机玻璃套内,内部充满 PO_2电极缓冲液,套前端覆盖一层能让 O_2选择性渗透的膜,成分是聚丙烯、聚乙烯或聚氟乙烯。当外加电压达一定值时,O_2在阴极表面被还原产生电流,发生极化现象,标本的氧离子渗过膜扩散到阴极表面,发生去极化作用,最终形成不随外加电压升高而增大的极限电流,此时的电流与 PO_2成正比。

(4)管路系统:包括气路系统和液路系统。

管路系统在电子计算机控制下,完成定标、测量、冲洗等功能。

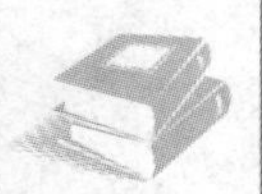

NOTE

【操作步骤】

(1)标本的采集:血气分析的样本为全血,临床常用动脉血,标本的采集和处理对测定结果影响很大。采集样本时患者需处于安静舒适状态,要求患者处于静息状态 30 min 后采血。穿刺时要尽量减轻患者的紧张情绪和不适感,因为患者的呼吸状态会影响实验结果。采血推荐使用肝素抗凝玻璃注射器。收集样本时避免和空气接触,标本应尽快测量,标本不宜久放。

(2)进样:将样本混匀,打开进样器,自动或手动进样,血液必须无凝块,防止造成管道堵塞。

(3)血液样本进入电极测量室的测量毛细管后,可被四个电极同时感应测量,产生 pH、PCO_2 和 PO_2 三项参数的电极信号。

(4)自动化血气分析仪 24 h 开机处于待机状态,能定时自动定标,有样本即可直接上机分析。

(5)打印出结果,发出报告。

【结果计算】

仪器根据三电极的测定结果和输入的数据自动转换成十多项血气参数。

【参考区间】

1. pH 动脉血 pH 7.35～7.45。静脉血 pH 7.32～7.42。

2. 动脉血氧分压 10.0～13.3 kPa(75～100 mmHg)。

3. 动脉血二氧化碳分压 4.67～6.00 kPa(35～45 mmHg)。

【临床意义】

1. 酸碱度(pH) 血液的酸碱度需维持在一定范围内,才能维持细胞内液的稳定。pH>7.45 为碱中毒,pH<7.35 为酸中毒,但 pH 正常不能排除酸碱失衡;仅凭 pH 单项不能区别是代谢性还是呼吸性酸碱平衡失调。

2. 动脉血氧分压(PO_2) PO_2 是指血浆中物理溶解的 O_2 所产生的张力,可判断缺氧程度和呼吸功能。PO_2<55 mmHg 时,提示呼吸功能衰竭;PO_2<30 mmHg 时,可危及生命。PO_2 升高主要见于输 O_2 治疗过度。

3. 二氧化碳分压(PCO_2) PCO_2<35 mmHg 时为低碳酸血症,提示肺通气过度,存在呼吸性碱中毒或代谢性酸中毒代偿期;PCO_2>45 mmHg 为高碳酸血症,提示存在肺通气不足,常见于呼吸性酸中毒或代偿性碱中毒代偿期。

【注意事项】

(1)仪器 24 h 待机,处于稳定的工作状态。如不能 24 h 开机运转,开机后应待仪器预热到 37 ℃ 1～2 h 后再使用,使测量信号稳定。

(2)标本的采集和处理对实验结果有很大影响。

(3)测定前血标本需充分混匀,特别对需测定 Hb 项目的血气分析仪,否则影响碱剩余、血氧饱和度等结果的可靠性。

(4)患者体温、Hb 浓度、吸入氧浓度等需准确输入,否则对测量结果有较大影响。

(5)血气分析仪电极是仪器的核心元件,需定时按仪器说明书和厂家要求保养。清洗时应用随机所带的清洁剂。电极填充缓冲液在 PO_2 电极、PCO_2 电极保养时需更换。

(6)做好质控,保证测定结果。

【思考题】

(1)血气分析指标中哪些是测定指标?哪些是计算指标?

(2)血气分析标本的采集和处理的注意事项有哪些?

(韩丽红)

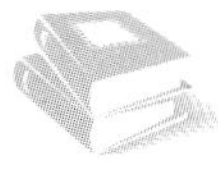

NOTE

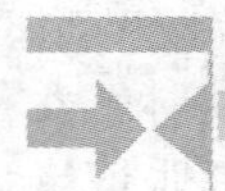

第六章　微量元素与维生素的生物化学检验实验

人体内元素可以分为两类：宏量元素和微量元素。微量元素是指含量占人体总重量的 0.01% 以下，每人每日需要量在 100 mg 以下的元素。微量元素在人体内含量虽然极微小，但在人体中起着极其重要的作用，它们具有强大的生物学作用，参与酶、激素、维生素和核酸的代谢过程，其生理功能主要表现为协助输送宏量元素；其作为酶的组成成分或激活剂在激素和维生素中起独特作用；影响核酸代谢等。因此，它的缺乏和过量与人的健康息息相关。维生素是维持机体生长和代谢所必需的一类低分子有机化合物，在机体代谢及生长发育过程中起重要作用。维生素存在于天然食物中，除了其本身的形式外，还有可被机体利用的前体化合物形式。维生素一般需要量很少，但在机体内不能合成或合成不足时，必须由食物提供。缺少维生素可引起相应的维生素缺乏症。

机体内各种微量元素和维生素与环境之间的交换维持着动态平衡。人体内微量元素及维生素具有多种功能，它们彼此协同，又相互拮抗。微量元素与维生素的缺乏或过量都可以引起疾病，甚至死亡。因此，体内微量元素和维生素的检测，对探讨病因、估计病情、确定营养状况、诊断和治疗疾病及监视患者康复等，具有重要意义。人体微量元素与维生素在样品中的含量少、取样困难，检测的样品主要为血和尿，也可用人的毛发与指甲。在实际检测的过程中要特别注意样品的采集和保存，重视每一步、每一环节，降低误差，尤其是控制污染和损失。随着检测方法愈来愈多、检测方法的日趋完善，微量元素与维生素检测的精密度、准确度和灵敏度不断提高。本章主要介绍几种微量元素和维生素的测定方法及临床意义。

实验一　吡啶偶氮酚比色法测定血清锌

【实验目的】

掌握：吡啶偶氮酚比色法测定血清锌的基本原理。

熟悉：吡啶偶氮酚比色法测定血清锌的操作。

了解：血清锌测定的临床意义。

【背景】

锌是人体必需的微量元素之一，在人体生长发育、生殖遗传、免疫、内分泌等重要生理过程中起着极其重要的作用。血清锌的测定具有重要的临床价值。目前血清锌的测定方法主要有火焰原子吸收光谱法和吡啶偶氮酚比色法，前者为经典方法，灵敏度高，但需要专业仪器。后者目前多与自动生化分析仪相结合，简便易行。

【实验原理】

血清中的高价铁离子及铜离子被维生素 C 还原成低价，两者均能同氰化物生成复合物而掩蔽。锌也和氰化物结合，但水合氯醛能选择性地释放锌，使锌与 2-[(5-溴-2-吡啶基)偶氮]-5-二乙基氨基苯酚(5-Br-PADAP)反应生成红色复合物，与同样处理的标准品比较，求得血清锌含量。

【试剂与器材】

1. 试剂

(1)15.0 mmol/L 锌标准储备液：精确称取纯氧化锌 122.1 mg 溶于去离子水 10 mL 中，加浓硝酸 0.1 mL，然后加去离子水定容至 100 mL。

(2)15.0 μmol/L 锌标准应用液：取标准储备液 1 mL，加去离子水稀释至 1000 mL。

(3)100 g/L 三氯乙酸溶液。

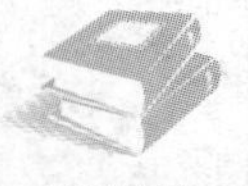

NOTE

(4)SDS-Tris 缓冲液：称取三羟甲基氨基甲烷(Tris)2.4 g，维生素 C 250 mg，氰化钠 75 mg，加 150 g/L 十二烷基硫酸钠(SDS)溶液 40 mL，调节 pH 至 8.0，加去离子水定容至 50 mL。

(5)水合氯醛溶液：称取水合氯醛 8 g，加去离子水 10 mL 溶解。

(6)显色剂：称取 5-Br-PADAP 8 mg，加 N，N′-二甲基甲酰胺(或二甲基亚砜)1 mL 使其溶解，加 150 g/L SDS 溶液至 25 mL。

2. 器材 分光光度计、天平、吸量管。

【实验步骤】

取试管 3 支，分别作空白管、标准管和测定管，按表 6-1 操作。

表 6-1 吡啶偶氮酚比色法测定血清锌操作步骤

加 入 物	空 白 管	标 准 管	测 定 管
血清/mL	—	—	0.50
锌标准液/mL	—	0.50	—
去离子水/mL	0.50	—	—
100 g/L 三氯乙酸溶液/mL	0.50	0.50	0.50
混匀，室温放置 10 min 后，3000 r/min 离心 5 min，取上清液			
相应上清液/mL	0.50	0.50	0.50
SDS-Tris 缓冲液/mL	1.25	1.25	1.25
显色剂/mL	1.25	1.25	1.25
水合氯醛溶液/mL	0.10	0.10	0.10

每加一种试剂均需混匀，室温静置 3 min，于波长 555 nm 处比色，以空白管调零，分别读取各管的吸光度。

【结果计算】

$$血清锌(\mu mol/L)=\frac{测定管吸光度}{标准管吸光度}\times 锌标准应用液浓度(\mu mol/L)$$

【参考区间】

成人血清锌：9.0～20.7 μmol/L(590～1350 μg/L)。

【注意事项】

(1)本法所用器皿必须经 10%(体积分数)硝酸溶液浸泡过夜，然后用去离子水冲洗后备用。

(2)显色剂 5-Br-PADAP，相对分子质量为 349.23，与锌显色后的摩尔吸光系数为 120000 L/(mol·cm)。

(3)加暴露剂水合氯醛之前，锌与 5-Br-PADAP 尚未进行显色反应，加暴露剂后使离子释出才起显色反应。

(4)不可用 EDTA-Na_2 抗凝的血浆，因它使反应完全抑制。

(5)全过程都要严格防止锌污染。橡胶制品含锌较高，故样本不可用橡胶塞，容量瓶不可用橡皮筋拴系，蒸馏水不可用橡皮管引流。

(6)测定锌的血样本最好用空腹血，由于红细胞含锌比血浆高，故取血后应立即分离血浆(清)。血液凝固时，锌可从血小板中释放，致使测定结果偏高。

【临床意义】

(1)降低：常见于酒精中毒性肝硬化、原发性肝癌、慢性活动性肝炎、慢性感染、营养不良、恶性贫血、胃肠道吸收障碍、甲状腺功能减退症、肺结核、肾病综合征及部分肾功能衰竭等慢性消耗性疾病，亦见于镰刀型细胞贫血、心肌梗死等患者。血浆锌降低，可出现生长迟缓，男性生殖功能低下，食欲减退，昏睡，伤口愈合迟缓等临床表现。严重缺锌可导致腹泻、脱发、神志紊乱及反复感染等现

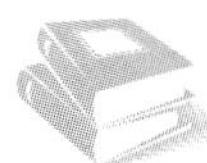

NOTE

象。生理性降低可见于妊娠和哺乳期等。

(2)升高:常见于工业污染引起的急性锌中毒以及甲状腺功能亢进症、嗜酸性粒细胞增多症、溶血性贫血、创伤、乳腺癌及接触铅的工人等。

(3)铜/锌的值一般为 1.09±0.36,除慢性迁延性肝炎外,各型肝炎都明显高于参考值范围,某些肿瘤、糖尿病、皮肤病、肺心病患者的血清铜/锌的值都高于参考范围,冠心病患者铜/锌的值降低。

【评价】

批内 CV 为 3.05%～3.08%,批间 CV 为 2.97%～3.12%。

【思考题】

(1)简述吡啶偶氮酚比色法测定血清锌的基本原理。

(2)简述吡啶偶氮酚比色法测定血清锌的临床意义与影响因素。

实验二　双环己酮草酰二腙比色法测定血清铜

【实验目的】

掌握:双环己酮草酰二腙比色法测定血清铜的原理。

熟悉:双环己酮草酰二腙比色法测定血清铜的操作步骤。

了解:血清铜测定的影响因素和临床意义。

【背景】

铜是人体必需的微量元素之一,是许多酶的重要组成成分,铜在中枢神经系统中具有重要作用。它可以和蛋白质结合形成铜蛋白,具有保护细胞的功能;铜还是某些酶的组成部分或激活剂。血浆中的铜大部分与球蛋白结合形成铜蓝蛋白,对红细胞的生成具有重要作用。测定血清铜可知体内是否缺铜。

体液中铜的测定方法有多种,常用的有分光光度法、原子吸收光谱法、中子活化分析法和阳极溶出伏安法等。目前尚无血清铜的参考方法,但首推原子吸收光谱法,若无条件者,可选用双环己酮草酰二腙比色法。其中双环己酮草酰二腙比色法灵敏度高、线性范围大,可达 62.8 mmol/L,显色稳定,显色后在 4～20 ℃可稳定 1 h,临床上使用较多。

【实验原理】

加稀盐酸于血清中,使血清中与蛋白质(铜蓝蛋白及白蛋白)结合的铜游离出来,再用三氯乙酸沉淀蛋白质,滤液中的铜离子与双环己酮草酰二腙反应,生成稳定的蓝色化合物,与同法处理的标准液比较,即可求得血清铜的含量。

【试剂与器材】

(1)2 mol/L 盐酸溶液,200 g/L 三氯乙酸溶液。

(2)缓冲液:饱和焦磷酸钠溶液 35.7 mL,饱和枸橼酸钠溶液 35.7 mL,250 g/L 氨溶液 80.3 mL,加去离子水至 1000 mL。

(3)铜试剂:称取双环己酮草酰二腙 0.5 g,加 50%(体积分数)乙醇定容至 100 mL。

(4)100 μg/mL 铜标准储备液:精确称取五水硫酸铜($CuSO_4 \cdot 5H_2O$,AR)392.9 mg,加去离子水溶解并定容至 1000 mL。

(5)31.4 μmol/L 铜标准应用液:取上述铜标准储备液 2 mL,加去离子水稀释至 100 mL。

【操作步骤】

取 3 支试管,分别做好空白管、标准管和测定管标记,按表 6-2 操作。

表 6-2　比色法测定血铜操作步骤

加入物	空白管	标准管	测定管
血清/mL	—	—	1.0

NOTE

续表

加入物	空白管	标准管	测定管
铜标准应用液/mL	—	1.0	—
去离子水/mL	1.0	—	—
2 mol/L 盐酸/mL	0.7	0.7	0.7
充分混匀，在室温放置 10 min			
200 g/L 三氯乙酸溶液/mL	1.0	1.0	1.0
用玻璃棒混匀，在室温放置 10 min，3000 r/min 离心 10 min，各取上清液			
相应上清液/mL	2.0	2.0	2.0
缓冲液/mL	2.8	2.8	2.8
铜试剂/mL	0.2	0.2	0.2

混匀，在室温静置 20 min，于 620 nm 波长处比色，以空白管调零，分别读取各管吸光度。

【结果计算】

$$血清铜(\mu mol/L)=\frac{测定管吸光度}{标准管吸光度}\times 铜标准应用液浓度(\mu mol/L)$$

【参考区间】

成年男性：10.99～21.98 μmol/L(700～1400 μg/L)。

成年女性：12.56～23.55 μmol/L(800～1500 μg/L)。

【注意事项】

本法十分灵敏，所有试剂要求高纯度。实验中所有仪器、试管及一切玻璃器皿均应避免铜的污染。本方法线性范围为 1.6～79 μmol/L(10～550 μg/dL)，超过此线性范围上限时，用双蒸水做倍比稀释后再测。

【临床意义】

(1)血清铜与血清铁的比值可以鉴别黄疸性疾病。铁/铜>1 者多为传染性肝炎；铁/铜<1 者多为阻塞性黄疸；恶性肿瘤者血清铜含量增高，铁/铜<1。

(2)血清铜增高：见于甲状腺功能亢进症、结核病、风湿病、巨幼红细胞贫血、再生障碍性贫血、色素沉着病、珠蛋白生成障碍性贫血、胶原性疾病、白血病及肿瘤等；亦可见于口服避孕药、雌激素治疗、肾透析等情况。

(3)血清铜降低：肝豆状核变性(Wilson 病)时，由于铜蓝蛋白合成减少，故血清铜总量降低，而尿铜则增高；血清铜降低可见于某些缺铁性贫血，烧伤患者以及其他各种原因引起的低蛋白血症、慢性活动性肝炎等。

【评价】

(1)本法线性范围为 0～79 μmol/L。

(2)双环己酮草酰二腙与铜反应生成的有色络合物，在水溶液中的摩尔吸光系数为 16000 L/(mol·cm)。

(3)本法显色稳定，显色后在 4～20 ℃可稳定 1 h。

(4)本法特异性高，据报道，23 种阳离子与 19 种阴离子对该法没有干扰。

【思考题】

(1)简述双环己酮草酰二腙比色法测定血清铜的原理。

(2)简述血清铜测定的临床意义和影响因素。

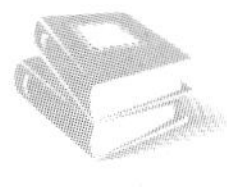

NOTE

实验三　三氯化锑比色法测定维生素 A

【实验目的】

掌握：三氯化锑比色法测定维生素 A 的原理。

熟悉：样品测定维生素 A 的处理方法。

了解：维生素 A 测定的影响因素和临床意义。

【背景】

维生素 A(vitamin A)又称视黄醇(其醛衍生物称视黄醛)或抗干眼病因子，是人体必需的一类具有视黄醇生物活性的物质。维生素 A 在分类中属于脂溶性维生素，具有维持正常视觉功能，维持上皮组织细胞的健康和促进免疫球蛋白的合成，维持骨骼正常生长发育的作用。此外，临床实验还表明维生素 A 酸(视黄酸)类物质有延缓或阻止癌前病变的作用，特别是对于上皮组织肿瘤，临床上作为辅助治疗剂已取得较好效果。

【实验原理】

维生素 A 在三氯甲烷中与三氯化锑相互作用，产生蓝色物质，其颜色深浅与溶液中所含维生素 A 的含量成正比。该蓝色物质虽不稳定，但在一定时间内可用分光光度计于 620 nm 波长处测定其吸光度。

【试剂与器材】

1. 试剂

(1)无水硫酸钠。

(2)乙酸酐。

(3)乙醚：不含过氧化物。

(4)无水乙醇：不含有醛类物质。

(5)三氯甲烷：应不含分解物，否则会破坏维生素 A(检查方法：取少量三氯甲烷置于试管中加水振摇，使氯化氢溶到水层。加入几滴硝酸银溶液，如有白色沉淀即说明三氯甲烷中有分解产物)。

(6)25%三氯化锑-三氯甲烷溶液：用三氯甲烷配制 25%三氯化锑溶液，储于棕色瓶中(注意避免吸收水分)。

(7)500 g/L 氢氧化钾溶液。

(8)维生素 A 标准液：用脱醛乙醇溶解维生素 A 标准品，使其浓度大约为 1 mL 相当于 1 mg 视黄醛。临用前用紫外分光光度法标定其准确浓度。

(9)酚酞指示剂：用 95%乙醇配制 1%溶液。

2. 器材　分光光度计、回流冷凝装置、三角瓶、吸量管、容量瓶。

【操作步骤】

注意：维生素 A 极易被光破坏，实验操作应在微弱光线下进行。

1. 样品处理　根据样品性质，可采用皂化法或研磨法。皂化法适用于维生素 A 含量不高的样品，可减少脂溶性物质的干扰，但实验过程费时，且易导致维生素 A 损失。研磨法适用于每克样品维生素 A 含量大于 5 μg 的样品的测定，如肝样品的分析。步骤简单，省时，结果准确。

(1)皂化法操作过程如下。

①皂化：根据样品中维生素 A 含量的不同，称取 0.5～5 g 样品于三角瓶中，加入 20～40 mL 无水乙醇及 10 mL 500 g/L 氢氧化钾溶液，于电流板上回流 30 min 至皂化完全为止。

②提取：将三角瓶内混合物移至分液漏斗中，以 30 mL 水洗三角瓶，洗液并入分液漏斗，如有渣子，可用脱脂棉漏斗滤入分液漏斗内；再用约 30 mL 乙醚分 2 次冲洗三角瓶，洗液倾入第二个分液漏斗中；振摇后，静置分层，水层放入另一个三角瓶中，醚层与第一个分液漏斗合并。重复至水液中无维生素 A 为止。

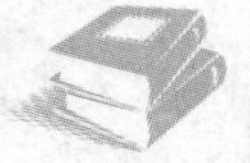

NOTE

③洗涤：将约 30 mL 水加入第一个分液漏斗中，轻轻振摇，静置片刻后，放去水层；加入 15～20 mL 500 g/L 氢氧化钾溶液于分液漏斗中，轻轻振摇后，弃去下层碱液，除去醚溶性酸性皂；继续用水洗涤，每次用水约 30 mL，直至洗涤液与酚酞指示剂呈无色（大约洗涤 3 次）。醚层液静置 10～20 min，小心放出析出的水。

④浓缩：将醚层液经过无水硫酸钠滤入三角瓶中，再用约 25 mL 乙醚冲洗分液漏斗和硫酸钠 2 次，洗液并入三角瓶内；置于水浴上蒸馏，回收乙醚；待瓶中剩约 5 mL 乙醚时取下，用减压抽气法蒸干，立即加入一定量的三氯甲烷使溶液中维生素 A 含量在适宜浓度范围内。

（2）研磨法操作过程如下。

①研磨：精确称取 2～5 g 样品，放入盛有 3～5 倍样品质量的无水硫酸钠研钵中，研磨至样品中水分完全被吸收，并均质化。

②提取：小心地将全部均质化样品移入带盖的三角瓶内，准确加入 50～100 mL 乙醚。紧压盖子，用力振摇 2 min，使样品中维生素 A 溶于乙醚中，使其自行澄清（需 1～2 h），或离心澄清（因乙醚易挥发，气温高时应在冷水浴中操作，装乙醚的试剂瓶也应事先置于冷水浴中）。

③浓缩：取澄清乙醚提取液 2～5 mL，放入比色管中，在 70～80 ℃水浴上抽气蒸干。立即加入 1 mL 三氯甲烷溶解残渣。

2. 校准曲线的制备　准确称取一定量的维生素 A 标准液于 4～5 个容量瓶中，以三氯甲烷配制标准系列；再取相同数量比色管顺次取 1 mL 三氯甲烷和 1 mL 标准系列使用液，各管分别加入乙酸酐 1 滴，制成标准比色系列。于 620 nm 波长处，以三氯甲烷调节吸光度至零点，将其标准比色系列按顺序移入光路前，迅速加入 9 mL 三氯化锑-三氯甲烷溶液。于 6 s 内测定吸光度，以吸光度为纵坐标，以维生素 A 浓度为横坐标绘制校准曲线。

3. 样品测定　于一比色管中加入 10 mL 三氯甲烷，加入 1 滴乙酸酐为空白液。另一比色管中加入 1 mL 三氯甲烷，其余比色管中分别加入 1 mL 样品溶液及 1 滴乙酸酐。其余步骤同校准曲线的制备。

【结果计算】

$$维生素\ A(mg/100\ g)=\frac{C}{m}\times V\times\frac{100}{1000}$$

样品中维生素 A 的量，按国际单位计，每 1 国际单位相当于 0.3 μg 维生素 A；

式中：C——由校准曲线上查得样品中含维生素 A 的含量，单位为 μg/mL；

m——样品质量，单位为 g；

V——提取后加三氯甲烷定量的体积，单位为 mL；

100——以每百克样品计。

【参考区间】

男性：1.57～2.79 μmol/L（0.45～0.80 μg/mL）。

女性：1.19～2.62 μmol/L（0.34～0.75 μg/mL）。

儿童：0.87～1.50 μmol/L（0.25～0.43 μg/mL）。

【注意事项】

（1）维生素 A 极易被破坏，实验操作应在微弱光线下进行，或用棕色玻璃仪器。

（2）皂化过程中，应每 5 min 摇晃一下皂化瓶，使样品皂化完全。

（3）提取过程中，振摇不应太剧烈，避免溶液乳化而不易分层，若发生乳化，可加几滴乙醇破坏乳化。

（4）洗涤时，最初水洗轻摇，振摇强度可逐次增大。

（5）无水硫酸钠如有结块，应烘干使用。

（6）在旋转蒸发时，乙醚溶液不应蒸干，以免损失被测样品。

（7）用高纯氮吹干时，氮气不能开得太大，避免样品被吹出瓶外导致结果偏低。

（8）所用氯仿中不应含有水分，因三氯化锑遇水会出现沉淀，干扰比色测定，故在每毫升氯仿中

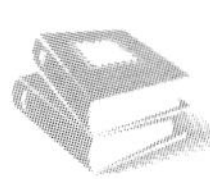
NOTE

应加入乙酸酐1滴，以保证脱水。另外，由于三氯化锑遇水生成白色沉淀，因此用过的仪器要用稀盐酸浸泡后再清洗。

(9)由于三氯化锑与维生素A所产生的蓝色物质很不稳定，通常生成6 s后即开始比色，因此要求反应在比色管中进行，产生蓝色后立即读取吸光度。

(10)比色法除用三氯化锑作显色剂外，还可用三氟乙酸、三氯乙酸作显色剂。其中三氟乙酸没有遇水发生沉淀而使溶液混浊的缺点。

【临床意义】

(1)维生素A缺乏或不足：见于维生素A缺乏症(夜盲症、干眼病、角膜软化病或瘢痕等)、脂质吸收不良综合征、毛囊角化增生症、锌缺乏症、肝损害、阻塞性黄疸、甲状腺功能亢进症、外伤等。

(2)维生素含量增高：见于厌食、过度激惹、长骨末端外周部分疼痛、头发稀疏、肝大、肌肉僵硬、皮肤瘙痒症、肾功能不全、甲状腺功能减退症。

【评价】

比色法适用于样品中含维生素A高的样品，方法简单、快速、结果准确、样品用量少，最低检出量为0.8 ng。

【思考题】

(1)简述三氯化锑比色法测定维生素A的原理及影响因素。

(2)简述维生素A测定的临床意义。

实验四　荧光光度法测定维生素E

【实验目的】

掌握：荧光光度法测定维生素E的基本原理。

熟悉：荧光光度法测定维生素E的基本操作。

了解：维生素E测定的临床意义。

【背景】

维生素E(vitamin E)是一种脂溶性维生素，其水解产物为生育酚，是最主要的抗氧化剂之一。生育酚能促进性激素分泌，使男性精子活力和数量增加；使女性雌性激素浓度增高，提高生育能力，预防流产；还可用于防治男性不育症、烧伤、冻伤、毛细血管出血、更年期综合征等。近来还发现维生素E可抑制眼睛晶状体内的过氧化脂反应，使末梢血管扩张，改善血液循环，预防近视眼发生和发展。荧光光度法是测定维生素E含量的一种常见方法，具有选择性高、灵敏度高等特点。维生素E的测定可以帮助预防多种疾病的发生。

【实验原理】

维生素E同系物具有相同的共轭双键体系，在一定的波长光照射下可产生荧光，其荧光强度与浓度成正比。

【试剂与器材】

1. 试剂

(1)甲醇；正己烷；双蒸水。

(2)维生素E标准储备液(1.15 mmol/L)：准确称取α-生育酚5 mg置于10 mL容量瓶中，用甲醇稀释至刻度，转入棕色瓶中，置于4 ℃冰箱保存，每3个月重配1次。

(3)维生素E标准应用液(23 μmol/L)：取1 mL维生素E标准储备液于50 mL容量瓶中，用甲醇稀释至刻度，盛于棕色瓶中，4 ℃冰箱保存，1周内使用。

2. 器材　荧光光度计及其附件。

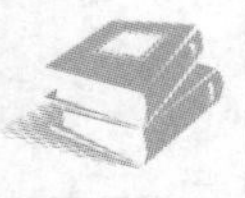

【操作步骤】

NOTE

(1)取试管3支，分别标明空白管、标准管和测定管，按表6-3操作。

表 6-3 荧光光度法测定维生素 E 操作步骤

加入物	空白管	标准管	测定管
血清/mL	—	—	0.1
维生素 E 标准应用液/mL	—	0.1	—
双蒸水/mL	0.2	0.1	0.1
甲醇/mL	0.4	0.4	0.4
混匀,室温 3 min,3000 r/min 离心 5 min,取上清液			
正己烷/mL	2.0	2.0	2.0

(2)涡旋混合 1 min,3000 r/min 离心 5 min,取正己烷层进行荧光强度(F)测定,激发波长和发射波长分别为 297 nm 和 324 nm,以空白管调零,分别读取各管的吸光度。

【结果计算】

$$血清维生素\ E(\mu mol/L)=\frac{F_{测定管}-F_{空白管}}{F_{标准管}-F_{空白管}}\times 23$$

【参考范围】

成人血清总维生素 E:(26.30±5.15) μmol/L。

【注意事项】

(1)试剂须准确加入。

(2)荧光光度法易受溶剂(己烷等)拉曼光干扰(分子在吸收能量较低的光子后并不足以使分子中电子跃迁到电子激发态,而使电子激发至基态中较高的振动能级。较短的时间里,电子将返回原来的能级,并伴随着不同方向发出瑞利光散射。当分子在返回基态时并没有返回至原来的能级,而返回到稍高或稍低的能级,引起的散射光称为拉曼光)。采用同步扫描测定荧光,选择最合适溶剂和恰当的激发光波长与发射光波长之差等,可减低光散射干扰。

【临床意义】

(1)维生素 E(生育酚)具有防脂质过氧化、改善脂质代谢紊乱及抗衰老的功能。

(2)血清维生素 E 含量降低:见于糖尿病患者、冠心病患者、新生儿或早产儿等,还可以发生溶血性贫血、水肿。维生素 E 吸收不良或摄入不足时,其含量也降低。

(3)血清维生素 E 含量增高:见于高脂血症、孕妇、肾炎等。

【评价】

(1)该法操作简便、结果准确、灵敏度高,是检测血清维生素 E 较为理想的方法。维生素 E 标准品含量在 46.44 μmol/L 以下时,校准曲线线性良好,$\gamma=0.9999$,平均回收率为 103.6%,批内 CV 为 2.22%,批间 CV 为 4.38%。

(2)样品中维生素 E 常和其他维生素共存,用荧光光度法可实现不分离而测定混合物中的维生素 E。

【思考题】

(1)简述维生素 E 测定的临床意义。

(2)简述荧光光度法测定维生素 E 的基本原理和影响因素。

实验五　直接碘量法测定维生素 C

【实验目的】

掌握:碘标准溶液的配制、标定方法和直接碘量法的原理。

熟悉:直接碘量法测维生素 C 的操作步骤。

了解:维生素 C 测定的临床意义。

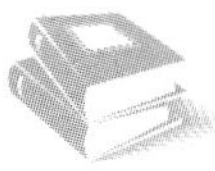

NOTE

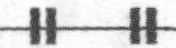

【背景】

维生素 C 是一种己糖醛酸，有抗坏血病的作用，所以又称抗坏血酸。新鲜的水果、蔬菜，特别是枣、辣椒、苦瓜、猕猴桃和柑橘等食品中维生素 C 的含量尤为丰富。维生素 C 可以促进人体氨基酸代谢；改善铁、钙和叶酸的利用；改善脂肪和类脂特别是胆固醇的代谢，预防心血管病。此外，维生素 C 还可以增强机体对外界环境的抗应激能力和免疫力。

测定维生素 C 常用的方法有直接碘量法、二氯酚靛酚滴定法、苯肼比色法、荧光光度法和高效液相色谱法等。除颜色较深、含量较低的样品及天然植物干制品外，一般样品中的维生素 C 都可用直接碘量法测定。

【实验原理】

维生素 C，分子式为 $C_6H_8O_6$，相对分子质量为 176.1，是一种酸性己糖衍生物，易溶于水和乙醇。分子中的烯二醇基具有还原性，可以被 I_2 定量氧化为二酮基：

$$C_6H_8O_6 + I_2 \longrightarrow C_6H_6O_6 + 2HI$$

以上反应可以定量进行，根据 I_2 标准溶液的浓度和消耗的体积，可以计算出样品中维生素 C 的含量。

由于维生素 C 的还原性很强，在空气中易被氧化，特别是在碱性介质中更易被氧化，故在测定时需加入少量乙酸使溶液呈弱酸性，以减少副反应的发生。考虑到 I_2 在强酸性溶液中也易被氧化，故一般选 pH 在 3～4 的弱酸性溶液中进行滴定。

【试剂与器材】

1. 试剂

(1)2 mol/L 乙酸。

(2)0.5%淀粉溶液。

(3)I_2 标准溶液的配制(0.05 mol/L)：称取 KI 10.8 g 于小烧杯中，加水约 15 mL，搅拌使其溶解。再取 I_2 3.9 g，加入上述碘化钾溶液中，搅拌至 I_2 完全溶解后，加酸 1 滴，转移至棕色瓶中，用蒸馏水稀释至 300 mL，摇匀，用垂熔玻璃滤器过滤。

(4)As_2O_3(注：剧毒)。

2. 器材　分析天平、酸式滴定管、微量移液器、250 mL 锥形瓶、烧杯、吸量管。

【操作步骤】

1. I_2 标准溶液(0.05 mol/L)的标定　精密称取在 105 ℃干燥至恒重的基准物质 As_2O_3 3 份，每份在 0.1080～0.1320 g，分别置于 3 个锥形瓶中，各加 NaOH 溶液(1 mol/L)4.00 mL 使之溶解，加蒸馏水 20.00 mL 与酚酞指示剂 1 滴，滴加 H_2SO_4 溶液(1 mol/L)至粉红色褪去，再加 $NaHCO_3$ 2 g，蒸馏水 30.00 mL 及淀粉指示剂 2 mL，用待标定的 I_2 标准溶液 15 mL 滴定至溶液显浅蓝色，即为终点，记录所消耗的碘标准溶液的体积，计算 I_2 溶液的浓度。

2. 维生素 C 的测定　取血清 0.1 mL，置于 250 mL 锥形瓶中，加入 50 mL 新煮沸并冷却的蒸馏水，立即用 I_2 标准溶液滴定至出现稳定的浅蓝色，30 s 内不褪色即为终点，记下 I_2 溶液体积。平行测定 3 次，计算样品中维生素 C 的质量浓度。

【结果计算】

$$维生素\ C(mg/L) = \frac{C_{I_2} V_{I_2} \times M_{C_6H_8O_6}}{V_{样品}} \times 1000$$

【参考区间】

视样品不同而含量不同，血清维生素 C 参考值为 28.4～79.5 μmol/L(5～14 mg/L)，小于11.4 μmol/L(2 mg/L)可出现临床症状。24 h 尿中维生素 C 含量低于 20 mg(参考值为 20～40 mg)可诊断维生素 C 缺乏。

【注意事项】

NOTE

(1)As_2O_3 为剧毒物质，实验人员应注意自我保护。

(2)在配制 I_2 溶液时，将 I_2 加入浓 KI 溶液后，必须搅拌至 I_2 完全溶解后，才能加水稀释。若过早稀释，碘极难溶解。

(3)碘具有腐蚀性，应在干净的表面皿上称取。

(4)所用 KI 溶液不得含有 I_2 或 KIO_3。

(5)样品溶解后应立即进行滴定，以防止维生素 C 被空气氧化。

(6)接近终点时的滴定速率不宜过快，溶液呈现稳定的蓝色即为终点。

(7)滴定时反应应在室温或低温下进行，因升高温度不仅促使 I_2 挥发，而且会降低淀粉指示剂的灵敏度，影响对速率的控制。

(8)应注意淀粉指示剂的特点及终点的判断。

(9)应注意深色溶液在滴定管中的读数。

【临床意义】

(1)维生素 C 主要功能是起还原剂作用及参与重要的羟化反应，最重要的是对脯氨酸的羟化作用，能促进脯氨酸转变为羟脯氨酸，后者对胶原合成起重要作用。当维生素 C 缺乏时，胶原合成障碍，引起毛细血管通透性增加，发生出血现象，并阻碍骨化过程，使成骨细胞不能形成正常骨样组织，软骨内骨化障碍。因钙盐在基质内沉着不受影响，致临时钙化带增厚，而骨骺端骨质脆弱，易发生干骺脱位或分离，而骨质吸收继续进行，因而出现普遍性骨质疏松与萎缩。此外，牙骨基质形成障碍，牙质发育不良，且易松动、脱落。

(2)维生素 C 可使三价铁还原为二价铁，促进食物铁的吸收和铁蛋白的储存，还可使叶酸还原为具有活性的四氢叶酸，促进红细胞成熟和增殖，故维生素 C 缺乏时，易患贫血。

(3)维生素 C 还可促进机体应激能力和免疫功能。

【评价】

(1)碘量法测定维生素 C 的含量具有精密度好、准确度高、操作简便等优点。

(2)碘量法应用范围广，既可测定还原性物质，又可测定氧化性物质，其缺点是 I_2 容易挥发和 I^- 易被空气氧化。

【思考题】

(1)测定维生素 C 的含量时，为何使用新煮沸并放冷的蒸馏水溶解样品？为何立即测定？

(2)I_2 标准溶液为棕红色，装入滴定管时如何正确读数？

（宋文杰）

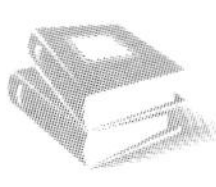

NOTE

第七章　肝胆疾病的生物化学检验实验

肝脏是人体最重要的器官之一，是机体的物质代谢中枢，除参与体内糖、脂质、蛋白质、维生素、激素等物质代谢外，还具有生物转化、分泌和排泄等多方面的生理功能。胆囊位于肝脏下缘，具有储存、浓缩胆汁的作用。肝胆功能检验是临床生物化学检验的重要内容之一，围绕肝的生理功能，从物质代谢、胆汁酸的合成与分泌、胆色素代谢和血清酶学等方面进行肝脏功能的检测与评价，为临床医生对肝脏疾病的诊断、鉴别诊断、疗效观察和预后判断提供有效的证据。本章实验内容主要是血清谷丙转氨酶、腺苷脱氨酶、γ-谷氨酰基转移酶、血浆氨、总胆红素和结合胆红素、总胆汁酸的测定。蛋白质代谢、糖代谢、脂类代谢、维生素代谢指标的检测详见第二、三、四、六章的内容。

实验一　连续监测法测定血清谷丙转氨酶

【实验目的】

掌握：连续监测法测定血清谷丙转氨酶的原理。

熟悉：谷丙转氨酶测定的操作步骤及临床应用。

了解：谷丙转氨酶测定中存在的两个副反应。

【背景】

谷丙转氨酶（alanine aminotransferase，ALT）是转氨酶的一种，催化 L-丙氨酸和 α-酮戊二酸之间的氨基转移反应。磷酸吡哆醛转氨酶的辅基，酶蛋白与磷酸吡哆醛结合后才具有催化活性。ALT 是最常用的临床检测项目之一。ALT 主要存在于肝脏，但也广泛存在于心脏、肾脏、骨骼肌、胰腺、脾脏、肺等组织中，这些组织损伤或坏死时，血清中 ALT 升高。ALT 主要存在于细胞质，释放容易，故血清 ALT 升高可出现于组织损伤早期。

测定血清 ALT 大多测定其催化活性。1995 年 Karmen 建立基于酶偶联反应的紫外分光光度动态检测法（速率法），1957 年 Reitman 和 Frankel 提出基于二硝基苯肼显色反应的比色法（赖氏法）。在早期技术条件下，赖氏法相对简单，曾得到较广泛的应用，但该法存在原理缺陷也不便自动分析。随着分光光度仪和自动化分析技术的发展，赖氏法逐渐被淘汰，速率法逐渐成为主流方法。20 世纪 70—80 年代，国际临床化学联合会（IFCC）对速率法反应条件（底物浓度、缓冲液种类、磷酸吡哆醛活化等）进行优化，推荐反应温度为 30 ℃的 ALT 测定方法。20 世纪末，人们发现推荐方法所能实现的标准化程度有限，遂考虑采纳计量学溯源原理。2002 年 IFCC 在原推荐方法基础上提出 ALT 测定参考方法，此法基本采用推荐方法反应条件，只是考虑到现代自动生化分析仪普遍在 37 ℃下进行分析，故将反应温度由 30 ℃改为 37 ℃，此法目前是国际公认的 ALT 测定参考方法。

【实验原理】

血清 ALT 催化 L-丙氨酸与 α-酮戊二酸的氨基转移反应，生成丙酮酸和 L-谷氨酸，生成的丙酮酸在乳酸脱氢酶（LDH）作用下氧化 NADH 为 NAD^+，NADH 在 340 nm 波长处有较强光吸收，而 NAD^+ 无吸收。在底物过剩的情况下，丙酮酸的生成速率与血清 ALT 浓度成正比，NADH 下降速率与丙酮酸的生成速率成正比，因而可通过在 340 nm 波长处检测 NADH 下降速率，计算出血清 ALT 活性。ALT 活性测定的酶偶联反应式如下：

$$\text{L-丙氨酸} + \alpha\text{-酮戊二酸} \xrightarrow{\text{ALT}} \alpha\text{-丙酮酸} + \text{L-谷氨酸}$$

$$\alpha\text{-丙酮酸} + \text{NADH} + \text{H}^+ \xrightarrow{\text{LDH}} \text{乳酸} + \text{NAD}^+$$

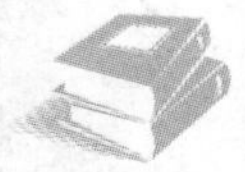

NOTE

【试剂】

2002 年 IFCC 参考方法试剂成分及其终浓度如下。

1. 试剂 1

Tris 缓冲液	100 mmol/L
L-丙氨酸	500 mmol/L
NADH	0.18 mmol/L
LD	1700 U/L
pH	7.3

2. 试剂 2 15 mmol/L α-酮戊二酸。

3. 酶校准物 应溯源到参考方法的校准品，由试剂盒配套提供。

【操作步骤】

IFCC 参考方法测定过程：血清样品与试剂 1 混合，孵育，加入试剂 2，迟滞一定时间后监测特定波长下的吸光度。主要测定条件如下：

反应温度	37 ℃
孵育时间	5 min
迟滞时间	1.5 min
吸光度检测波长	340 nm
吸光度检测时间	3 min

不同实验室具体反应条件会因所使用的仪器和试剂而异，在保证方法可靠的前提下，应按仪器和试剂说明书设定测定条件，进行定标品、空白样品和血清样品分析。

【结果计算】

$$\mathrm{ALT(U/L)}=\frac{\Delta A_{样品}-\Delta A_{空白}}{t}\times\frac{10^6}{6220}\times\frac{V_{总}}{V_{样品}}$$

式中，$\Delta A_{样品}$ 和 $\Delta A_{空白}$ 分别为样品溶液和空白溶液的吸光度（光径为 1 cm），t 的单位为分钟(min)，6220 L/(mol · cm)为 NADH 在 340 nm 波长处的摩尔吸光系数，$V_{总}$ 和 $V_{样品}$ 分别为总体积和样品体积。

【参考区间】

试剂中不含磷酸吡哆醛时，成年男性 ALT 为 9～50 U/L，成年女性为 7～40 U/L；试剂中含磷酸吡哆醛时，成年男性为 9～60 U/L，成年女性为 7～45 U/L。

【注意事项】

(1)使用连续监测法测定酶的活性时，要求使用的分光光度计，带宽≤6 nm，比色杯光径为 1.0 cm，具有(37±0.1)℃的恒温装置。试剂空白测量值以蒸馏水代替血清，测定 ALT 活性单位，规定测量值应小于 5 U/L。由于试剂空白的读数来自工具酶中的杂酶及 NADH 自发氧化。在报告结果时应扣除每批试剂的空白测量值。

(2)宜用血清标本。草酸盐、肝素、枸橼酸盐虽不抑制酶活性，但可引起反应液轻度混浊。血液混浊时可影响测定结果或无法测定（如血脂过高、血清蛋白质变质等）。血清不宜反复冰冻保存，以免影响酶活性。血清置于 4 ℃冰箱 1 周，酶活性无显著变化；红细胞内 ALT 含量为血清中的 3～5 倍，应避免使用溶血标本。

(3)ALT 测定中存在两个副反应：①血清中存在的 α-酮酸（如丙酮酸）能消耗 NADH。②血清中谷氨酸脱氢酶(GLDH)增高时，在有氨存在的条件下，亦能消耗 NADH。上述副反应都能消耗 NADH，使 340 nm 波长处吸光度下降值($-\Delta A/t$)增加，使测定结果偏高。但双试剂法，因孵育期长，能有效地消除干扰反应，测定准确度高，因而是 ALT 测定的首选方法。双试剂法还可适当降低试剂中的 LDH 的用量。至于 NH_4^+ 的干扰，除严重肝病时血清谷氨酸脱氢酶活性增高和血氨增高外，一般血清中 NH_4^+ 的含量甚微，此干扰反应不大。

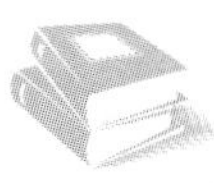

NOTE

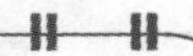

【临床意义】

ALT在肝细胞中含量较多，且主要存在于肝细胞的胞质部分。当肝脏受损时，此酶可释放入血，致血中该酶活性增加。

(1)ALT是肝细胞损伤的灵敏指标。急性病毒性肝炎转氨酶阳性率为80%～100%，肝炎恢复期，转氨酶转入正常。但如在100 U左右波动或再度上升为慢性活动性肝炎；重症肝炎或亚急性肝坏死时，再度上升的转氨酶在症状恶化的同时，酶活性反而降低，提示肝细胞坏死后增生不良、预后不佳。

(2)慢性活动性肝炎或脂肪肝时，转氨酶轻度增高(100 U～200 U)，或在正常范围，且AST浓度高于ALT。肝硬化、肝癌时，ALT有轻度或中度增高，提示可能并发肝细胞坏死，预后严重。其他原因引起的肝脏损害，如心功能不全时，肝淤血导致肝小叶中央带细胞的萎缩或坏死，可使ALT、AST明显升高；某些化学药物如异烟肼、氯丙嗪、苯巴比妥、四氯化碳、砷剂等可不同程度地损害肝细胞，引起ALT的升高。

(3)其他疾病或因素亦会引起ALT不同程度的增高，如骨骼肌损伤、多发性肌炎等亦可引起转氨酶升高。

(4)ALT活性降低见于磷酸吡哆醛缺乏症。

【评价】

(1)准确度好：由于测定时间在酶促反应的线性范围内，偏差小。

(2)精确性好：测定条件较赖氏法易于控制，CV值比赖氏法小。

(3)操作简便：标本测定中不需要标准对照，测定结果计算方便。

(4)实验条件要求严格，成本高。

【思考题】

(1)ALT测定中有哪两个副反应？如何消除副反应对ALT测定准确度的影响？

(2)简述连续监测法测定血清谷丙转氨酶的原理。

实验二　赖氏法测定血清谷丙转氨酶

【实验目的】

掌握：赖氏法测定血清谷丙转氨酶的原理和校准曲线的绘制。

熟悉：谷丙转氨酶测定的临床应用。

了解：固定时间法测定酶活性的特点与应用。

【背景】

同连续监测法测定血清谷丙转氨酶。

【实验原理】

谷丙转氨酶催化L-丙氨酸与α-酮戊二酸间的氨基转移反应，生成α-丙酮酸和L-谷氨酸。经30 min反应后，加入2,4-二硝基苯肼终止反应，并与反应液中的两种α-酮酸生成相应的2,4-二硝基苯腙(丙酮酸苯腙和α-酮戊二酸苯腙)。在碱性条件下，两种苯腙的吸收光谱曲线有差别，在500～520 nm波长处差异最大，以等摩尔浓度计算，丙酮酸苯腙的呈色强度约为α-酮戊二酸苯腙的3倍。据此可以计算出丙酮酸的生成量。

$$\text{L-丙氨酸}+\alpha\text{-酮戊二酸}\xrightarrow{\text{ALT}}\alpha\text{-丙酮酸}+\text{L-谷氨酸}$$

$$\alpha\text{-酮酸}+2,4\text{-二硝基苯肼}\xrightarrow{\text{碱性条件}}2,4\text{-二硝基苯腙}$$

(红棕色，λ=505 nm)

【试剂】

(1)0.1 mol/L磷酸二氢钾溶液：称取KH_2PO_4 13.61 g，溶解于蒸馏水中，加水至1000 mL，4 ℃保存。

NOTE

(2)0.1 mol/L 磷酸氢二钠溶液：称取 Na_2HPO_4 14.22 g，溶解于蒸馏水中，并稀释至 1000 mL，4 ℃保存。

(3)0.1 mol/L 磷酸盐缓冲液(pH 7.4)：取 0.1 mol/L 磷酸氢二钠溶液 420 mL 和 0.1 mol/L 磷酸二氢钠溶液 80 mL，混匀，即为 pH 7.4 的磷酸盐缓冲液。加氯仿数滴，4 ℃保存。

(4)基质缓冲液(200 mmol/L 丙氨酸，2.0 mmol/L α-酮戊二酸)：精确称取 DL-丙氨酸 1.79 g，α-酮戊二酸 29.2 mg，溶于 0.1 mol/L 磷酸盐缓冲液约 50 mL 中，用 1 mol/L NaOH 溶液调 pH 至 7.4，再加磷酸盐缓冲液至 100 mL，4～6 ℃保存，该溶液可稳定 2 周。每升底物缓冲液中可加入麝香草酚 0.9 g 或加氯仿防腐，4 ℃保存。

(5)1.0 mmol/L 2,4-二硝基苯肼溶液：称取 2,4-二硝基苯肼(AR)19.8 mg，溶于 1.0 mol/L 盐酸 100 mL 中，置于棕色玻璃瓶中，室温下保存。若有结晶析出，应重新配制。

(6)0.4 mol/L NaOH 溶液：称取 NaOH 1.6 g 溶解于蒸馏水中，并加蒸馏水至 100 mL，置于具塞塑料试剂瓶内，室温下可长期稳定保存。

(7)2.0 mmol/L 丙酮酸标准液：准确称取丙酮酸钠(AR)22.0 mg，置于 100 mL 容量瓶中，加 0.05 mol/L 硫酸至刻度。丙酮酸不稳定，开封后易变质，相互聚合为多聚丙酮酸，须干燥后使用。

【操作步骤】

1. ALT 校准曲线的绘制

(1)按表 7-1 向各管加入相应试剂。

表 7-1　ALT 校准曲线的绘制

加　入　物	管 1	管 2	管 3	管 4	管 5
0.1 mol/L 磷酸盐缓冲液/mL	0.1	0.1	0.1	0.1	0.1
2.0 mmol/L 丙酮酸标准液/mL	0	0.05	0.10	0.15	0.20
基质缓冲液/mL	0.50	0.45	0.40	0.35	0.30
2,4-二硝基苯肼溶液/mL	0.5	0.5	0.5	0.5	0.5
混匀，37 ℃水浴 20 min					
0.4 mol/L NaOH 溶液/mL	5.0	5.0	5.0	5.0	5.0
相当于酶活性(卡门氏单位)	0	28	57	97	150

(2)混匀，放置 5 min，在波长 505 nm 处，以蒸馏水调零，读取各管吸光度，各管吸光度减"1"号管吸光度的差值为该校准管的吸光度。

(3)以吸光度为纵坐标，对应的酶卡门氏活性单位为横坐标作图，以平滑曲线表示即成校准曲线。

2. 标本的测定

(1)在测定前取适量的底物溶液和待测血清，37 ℃水浴预温 5 min 后使用；具体操作按表 7-2 进行。

表 7-2　赖氏法测定 ALT 操作步骤

加　入　物	对　照　管	测　定　管
血清/mL	0.1	0.1
基质缓冲液/mL	—	0.5
混匀后，置于 37 ℃保温 30 min		
2,4-二硝基苯肼溶液/mL	0.5	0.5
基质缓冲液/mL	0.5	—
混匀后，置于 37 ℃保温 20 min		
0.4 mol/L NaOH 溶液/mL	5.0	5.0

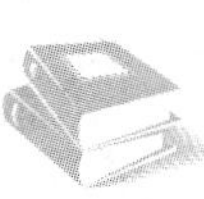
NOTE

(2)室温放置 5 min,在波长 505 nm 处以蒸馏水调零,读取各管吸光度。

【结果计算】

测定管吸光度减去对照管吸光度的差值为标本的吸光度。根据该值在校准曲线上查得 ALT 的卡门氏单位。

【参考区间】

5～25 卡门氏单位。

【临床意义】

见连续监测法测定血清谷丙转氨酶。

【注意事项】

(1)宜用血清样本测定。草酸盐、肝素、枸橼酸盐虽不抑制酶活性,但可引起反应液的轻度混浊。红细胞内 ALT 为血清中的 3～5 倍,应避免溶血。

(2)丙酮酸不稳定,见空气易发生聚合反应,生成多聚丙酮酸,而失去其化学性质,在配制标准曲线时,不会出现显色反应。此时应将变性的丙酮酸放在干燥箱(40～55 ℃)中 2～3 h,或干燥器中过夜后再使用。

(3)基质液中的 α-酮戊二酸和显色剂 2,4-二硝基苯肼均为呈色物质,称量必须很准确,每批试剂的空白管吸光度上下波动不应超过 0.015。如超出此范围,应检查试剂及仪器等方面问题。

(4)血清中 ALT 在室温(25 ℃)下可以保存 2 天,在 4 ℃冰箱可保存 1 周,在 -25 ℃下可保存 1 个月。一般血清样本中内源性酮酸含量很少,血清对照管吸光度接近于试剂空白管(以蒸馏水代替血清,其他和对照管同样操作)。所以,成批标本测定时,一般不需要每份样本都做自身血清对照管,以试剂空白管代替即可,但对超过正常值的血清样本应进行复查。

(5)严重脂血、黄疸及溶血血清可增加测定的吸光度。糖尿病酮症酸中毒患者血中因含有大量酮体,能和 2,4-二硝基苯肼作用呈色,也会引起测定管吸光度增加。因此,检测此类样本时,应做血清样本对照管。

(6)赖氏法考虑到底物浓度不足,酶作用产生的丙酮酸的量不能与酶活性成正比,故没有制订自身的单位定义,而是以实验数据套用速率法的卡门氏单位。赖氏法校准曲线所定的单位是用比色法的实验结果和卡门分光光度法的实验结果做对比后求得的,以卡门氏单位报告结果。卡门法是早期的酶偶联速率测定法,卡门氏单位是分光光度单位。卡门氏单位定义为血清 1 mL,反应液总体积 3 mL,反应温度 25 ℃,波长 340 nm,比色皿光径 1.0 cm,每分钟吸光度下降 0.001 为一个卡门氏单位(相当于 0.48 U)。赖氏原法的测定温度为 40 ℃,校准曲线只到 97 卡门氏单位,后来改用 37 ℃测定将校准曲线延长至 150 卡门氏单位。赖氏比色法测定由于受底物 α-酮戊二酸浓度和 2,4-二硝基苯肼浓度不足以及反应产物丙酮酸的反馈抑制等因素影响,校准曲线不能延长至 200 卡门氏单位。

(7)当血清样本酶活力超过 150 卡门氏单位时,应将血清用生理盐水稀释 5 倍或 10 倍后再进行测定。

(8)赖氏法测定时,试剂空白管吸光度取决于 α-酮戊二酸浓度和 2,4-二硝基苯肼浓度。这两种试剂的浓度不能高,否则空白管吸光度太高。因此,在赖氏法测定中必须大大降低 α-酮戊二酸浓度和 2,4-二硝基苯肼浓度,造成 ALT 测定不是在最佳条件下进行,反应中丙酮酸生成量与 ALT 活性不呈直线关系,而呈现一种特殊的曲线关系。这是赖氏法的最大缺陷。

(9)绘制校准曲线时必须注意:由于赖氏方法的特点,每一个点必须做 3 管以上的重复测定,显色后以蒸馏水调节吸光度为零,读取各管的吸光度。求出各标准管的吸光度均值,减去"1"号管吸光度均值后,对照赖氏单位绘制校准曲线。由于每批试剂都有差异,因此每换一个批号的试剂必须重新绘制曲线。

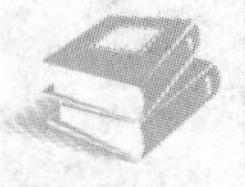

NOTE

(10)加入 2,4-二硝基苯肼溶液后,应充分混匀,使反应完全。加入 NaOH 溶液的方法和速度要一致,液体混合不完全或 NaOH 溶液的加入速度不同均会导致吸光度读数的差异。呈色的深浅与 NaOH 溶液的浓度也有关系，NaOH 溶液浓度越大，呈色越深。NaOH 溶液浓度低于 0.25 mol/L 时，吸光度下降变陡，因此 NaOH 溶液浓度要准确。

【评价】

(1)重复性差：①由于限制底物 α-酮戊二酸的用量，如一般采用 2.0 mmol/L 的浓度时，反应速度只有最大反应速度的 65%，产物生成量与酶的活性之间不能呈现良好的线性关系。②2,4-二硝基苯肼在碱性条件下也能显色，为了降低试剂空白的吸光度而不得不使用低浓度的 2,4-二硝基苯肼(1.0 mmol/L)。此水平的 2,4-二硝基苯肼仅能与反应体系中的两种酮酸的一半反应。酶促反应中 2,4-二硝基苯肼与这两种酮酸的结合显色度不易控制。低浓度的 2,4-二硝基苯肼使标准曲线弯曲呈非线性也影响测定结果。③产物旁路效应，即 ALT 催化生成的产物丙酮酸，在乳酸脱氢酶催化下而消耗，从而影响测定结果。这种现象称为产物旁路效应。

(2)准确度差：①线性范围狭窄，测定温度为 40 ℃时校准曲线只到 97 卡门氏单位，测定温度为 37 ℃时校准曲线延长至 150 卡门氏单位；但临床患者标本多见为 200 卡门氏单位以上；尽管采用标本稀释后再测定，结果乘以稀释倍数，但偏差大。②影响实验条件的因素多，而且不易控制，系统误差大。

(3)试剂稳定性差，基质液不易保存(易长菌)，易失效，故保存期短，影响试剂的批间结果的一致性。

(4)操作简便，实验条件要求不高，便于基层医疗单位开展。

【思考题】

(1)赖氏法测定血清 ALT 时校准曲线为何不是直线？绘制校准曲线时应注意哪些问题？

(2)简述赖氏法测定 ALT 的反应原理和 ALT 测定的临床价值。

实验三 过氧化物酶反应的连续监测法测定腺苷脱氨酶

【实验目的】

掌握：过氧化物酶反应的连续监测法测定腺苷脱氨酶的原理。

熟悉：腺苷脱氨酶测定的临床应用。

了解：腺苷脱氨酶测定所需的试剂。

【背景】

腺苷脱氨酶(adenosine deaminase，ADA)催化腺苷的脱氨反应，使腺苷降解为次黄嘌呤核苷，是嘌呤核苷酸分解代谢的关键酶之一。ADA 广泛分布于人体组织和细胞。血清 ADA 测定方法有多种，目前较常用的是紫外速率法和过氧化物酶反应的连续监测法。

【实验原理】

血清 ADA 催化腺苷脱氨，生成次黄苷，次黄苷在嘌呤核苷磷酸化酶作用下分解为次黄嘌呤，次黄嘌呤在黄嘌呤氧化酶作用下被氧化，产生过氧化氢，过氧化氢在过氧化物酶作用下使色原物质缩合产生有色物质(Trinder 反应)，从而可通过比色法测定。

【试剂】

主要试剂成分包括腺苷、嘌呤核苷磷酸化酶、黄嘌呤氧化酶、过氧化物酶、色原物质(如 4-氨基安替比林和酚类或苯胺类物质)和缓冲液，详见相关试剂说明书，例如下面是某一试剂盒组成主要成分：

试剂 1：甘氨酸缓冲液 80 mmol/L、TOOS 2 mmol/L、嘌呤核苷磷酸化酶(PNP)50 U/L、黄嘌呤氧化酶(XOD)800 U/L、过氧化物酶(POD)600 U/L。

试剂 2：腺嘌呤核苷 10 mmol/L、4-氨基安替比林(4-AAP)2.0 mmol/L。试剂置于 2～8 ℃可稳定保存 1 年。

校准品：ADA 校准品，应与公认的检测系统比对定值。

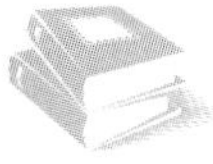
NOTE

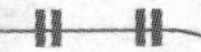

【操作步骤】

过氧化物酶反应的连续监测法测定腺苷脱氨酶操作步骤见表 7-3。

表 7-3　过氧化物酶反应的连续监测法测定腺苷脱氨酶操作步骤

加入物	测定管	校准管	空白管
样本/μL	5	—	—
校准品/μL	—	5	—
蒸馏水/μL	—	—	5
试剂 1/μL	180	180	180
	混匀，置于 37 ℃孵育 3～5 min		
试剂 2/μL	90	90	90

混匀，置于 37 ℃孵育 3 min，在波长 546 nm 处，连续监测 2 min 吸光度，计算吸光度升高速率 $v=\frac{\Delta A}{t}$。全自动生化分析仪按设定参数完成检测后，自动计算 ADA 活性。

生化分析仪主要参数：①检测方法：速率法。②主波长/次波长：546 nm/660 nm。③比色光径：1.0 cm。④温度：37 ℃。⑤反应方向：正向。⑥样品或校准品反应体积分数：1∶55（具体参数设置应根据厂商提供的说明书进行）。⑦延滞期 3 min，读数时间 2 min。

测定过程一般为样品与试剂混合，孵育一段时间后监测一定波长（依色原不同而异）下吸光度变化。反应温度为 37 ℃。不同实验室具体测定条件会因所使用的仪器和试剂而异，在保证方法可靠的前提下，应按仪器和试剂说明书设定测定条件。

【结果计算】

样品 ADA 催化活性，一般用定标品校准，计算公式如下：

$$C_{样品}=\frac{\Delta_{样品}-\Delta_{空白}}{\Delta_{校准}-\Delta_{空白}}\times C_{校准}$$

$v_{校准}$ 和 $C_{校准}$ 分别为定标品吸光度（光径为 1 cm）升高速率和定标品浓度。

【参考区间】

成人血清：0～15 U/L。胸腹腔积液：0～35 U/L。脑脊髓：0～5 U/L。

不同方法测定结果可能有一定差异，各实验室应验证所引用参考区间或建立本实验室的适宜参考区间。

【注意事项】

(1)血清标本应避免溶血；由于 ADA 是含巯基的酶，容易失活，检测标本不宜存放过久，4 ℃可保存 3 天；胸腹腔积液标本应离心后检测，4 ℃可保存 5 天。ADA 是含巯基的酶，重金属离子对 ADA 有抑制作用。

(2)延滞期本法使用的试剂酶种类多，延滞期长，应保证不短于 2 min。

【临床意义】

(1)肝脏疾病时可见血清 ADA 升高，阻塞性黄疸时血清 ADA 一般正常，故与其他肝功能指标联合应用可能有助于鉴别黄疸。

(2)获得性免疫缺陷综合征（AIDS）患者红细胞 ADA 活性特别高，血清中 ADA 活性也较高，HIV 感染早期血清 ADA 活性即增加，且与 AIDS 相关逆转录病毒抗体的存在相关。

(3)胸腹腔积液和脑脊液 ADA 活性。

①胸腹腔积液 ADA（PADA）：结核性渗出液 ADA 活性明显升高，对结核的诊断有重要价值。癌性仅轻度升高或不升高，非炎症性不升高，且血清 ADA（SADA）活性无显著差别。结核性胸腹腔积液患者 PADA/SADA>1，而恶性胸腹腔积液患者多 PADA/SADA<1。故 PADA 和 SADA 测定及其比值有助于结核性和恶性胸腹腔积液的鉴别诊断。

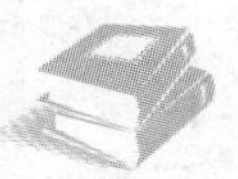

NOTE

②脑脊液 ADA(CSF-ADA):可鉴别结核性脑膜炎和非结核性脑膜炎。结核性脑膜炎 CSF-ADA 显著增高,病毒性脑膜炎不增高,颅内肿瘤及中枢神经系统白血病稍增高。

【评价】

(1)试剂空白吸光度:试剂空白吸光度≤0.1,空白吸光度升高速率 v≤0.02/min。

(2)干扰:血红蛋白<5.0 g/L、胆红素<850 μmol/L、三酰甘油<22.6 mmol/L、抗坏血酸<2.84 mmol/L、乳酸<24 mmol/L、乳酸脱氢酶<10000 U/L,对测定线性范围内的结果无明显影响。

(3)线性范围:上限达 200 U/L。

【思考题】

(1)该法延滞期为什么要大于 2 min?

(2)过氧化物酶反应的连续监测法测定腺苷脱氨酶的原理是什么?

实验四 色素原底物反应的连续监测法测定γ-谷氨酰基转移酶

【实验目的】

掌握:色素原底物反应的连续监测法测定 γ-谷氨酰基转移酶的原理。

熟悉:γ-谷氨酰基转移酶测定的临床应用。

了解:检测 γ-谷氨酰基转移酶的其他方法。

【背景】

γ-谷氨酰基转移酶(γ-glutamyl transferase,GGT)是一种肽酶,催化 γ-谷氨酰基转换反应。GGT 仅作用于含末端谷氨酸残基且以 γ-羧基(末端羧基)与其他基团相连的肽(如谷胱甘肽)或肽样物质,转移 γ-谷氨酰基至其他物质(肽、氨基酸、水等)。GGT 主要分布于肾、肝、胰、小肠等。血清中的 GGT 主要来自肝脏。GGT 存在于细胞质,但大部分分布于细胞膜上。血清 GGT 测定有比色法、连续监测法等,比色法现已少用。连续监测法早期曾使用 γ-谷氨酰对硝基苯胺为底物,但该底物的溶解度较小,很难达到饱和底物浓度,不能显示 GGT 的最大活性,后来的方法多以水溶性良好的 γ-谷氨酰-3-羧基对硝基苯胺为底物。1983 年,国际临床化学联合会(IFCC)提出 GGT 测定推荐方法,2002 年,IFCC 在推荐方法基础上提出 GGT 测定参考方法,用于血清 GGT 测定标准化。现在介绍目前应用较多的以 γ-谷氨酰-3-羧基对硝基苯胺为底物的连续监测法。

【实验原理】

血清 GGT 催化 γ-谷氨酰-3-羧基对硝基苯胺向甘氨酰甘氨酸(绝大部分)和 γ-谷氨酰-3-羧基-对硝基苯胺本身(约 1%)的 γ-谷氨酰基转移反应,释放 5-氨基-2-硝基苯甲酸。5-氨基-2-硝基苯甲酸在 410 nm 波长处有较强吸收。在底物过剩的情况下,5-氨基-2-硝基苯甲酸的生成速率与血清 GGT 浓度成正比,因而可通过监测 5-氨基-2-硝基苯甲酸生成速率测定血清 GGT 活性。GGT 活性测定的反应式如下:

$$\gamma\text{-谷氨酰-3-羧基-对硝基苯胺}+\text{甘氨酰甘氨酸}\xrightarrow{\text{GGT}}\gamma\text{-谷氨酰-甘氨酰甘氨酸}+\text{5-氨基-2-硝基苯甲酸}$$

(黄色化合物,λ=410 nm)

【试剂】

2002 年 IFCC 参考方法试剂成分及其终浓度如下:

甘氨酰甘氨酸	150 mmol/L
pH (37 ℃)	7.70
γ-谷氨酰-3-羧基-对硝基苯胺	6 mmol/L
样品体积分数	1∶11

上述试剂成分,甘氨酰甘氨酸作为试剂 1,γ-谷氨酰-3-羧基-对硝基苯胺作为试剂 2,目前各商品试剂与上述试剂相似,有的另加缓冲物质,各成分浓度及样品体积分数存在一定差异,详见试剂

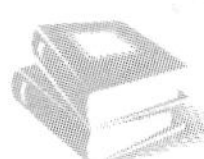
NOTE

说明书。

【操作步骤】

IFCC参考方法测定过程：血清样品与试剂1混合，孵育，加入试剂2，迟滞一定时间后，监测特定波长下的吸光度。主要测定条件如下：

反应温度	37.0 ℃
温浴时间	3 min
迟滞时间	1 min
吸光度检测波长	410 nm
吸光度检测时间	3 min

不同实验室具体测定条件会因使用的仪器和试剂而异，在保证方法可靠的前提下，应按仪器和试剂说明书设定的测定条件，进行定标品、空白样品和血清样品分析。

【计算】

$$\mathrm{GGT(U/L)}=\Delta A/t\times\frac{10^6}{9490}\times\frac{1.1}{0.1}=\Delta A/t\times1159$$

式中，9490为5-氨基-2-硝基苯甲酸在410 nm波长处的摩尔吸光度。

【参考范围】

成人血清GGT：男性10～60 U/L；女性7～45 U/L。

【注意事项】

(1)血清是GGT测定的适宜标本，可用EDTA血浆。肝素可使反应液混浊，枸橼酸盐、草酸盐、氟化物等抑制GGT，因此以这些物质作抗凝剂的血浆不宜用GGT测定。血浆GGT相对稳定，4 ℃下至少可稳定一个月，−20 ℃下至少一年。

(2)测定波长为410 nm，因为在此波长下羧基底物比非羧基底物有更高的吸光度，而空白样品吸光度更低。对于5-氨基-2-硝基苯甲酸的摩尔吸光度，由于各仪器的性能与精度有差别，建议各实验室自行测定。

(3)甘氨酸对GGT反应有抑制作用，所用甘氨酰甘氨酸制剂中甘氨酸含量应少于0.1%。红细胞GGT含量很低，故轻度溶血对GGT测定影响不明显，Hb在500 mg/L以上可使GGT活性减低，黄疸及脂血不干扰本法测定结果。

【临床意义】

(1)人体各器官中GGT含量不同，肾脏最高，其次是前列腺、胰、肝等器官。肾脏中GGT含量虽高，但肾脏疾病时，血液中该酶活性增高却不明显。可能肾单位病变时，GGT经尿排出，所以测定尿中酶活性可能有助于诊断肾脏疾病。

(2)临床GGT主要用于肝胆疾病的实验诊断。血清GGT是肝脏疾病的灵敏指标，各种原因引起的肝脏疾病可见血清GGT升高。类似于血清碱性磷酸酶(ALP)，肝内或肝外胆管阻塞时血清GGT升高明显，但血清GGT和机体成骨活动无关，故血清ALP升高而GGT不高时可排除ALP的肝来源。原发性或继发性肝癌时也可见血清GGT明显升高。肝炎、肝硬化、脂肪肝等肝实质病变时血清GGT一般中度升高。

(3)嗜酒或长期服用某些药物如安替比林、苯巴比妥、苯妥英钠等，血清GGT活性常升高。

【评价】

(1)甘氨酰甘氨酸是γ-谷氨酰基的良好接受体，以甘氨酰甘氨酸作γ-谷氨酰基接受体，GGT表现出较高活性。甘氨酰甘氨酸试剂中往往含有甘氨酸杂质，而甘氨酸是GGT抑制剂，甘氨酰甘氨酸中0.2%的甘氨酸杂质可使GGT测定结果降低1%～1.5%。方法中所用的吸光度监测波长不是5-氨基-2-硝基苯甲酸的最大吸收波长，处于吸收曲线的下降段，故波长准确度影响测定结果，1 nm波长变化可引起约3%结果变化。

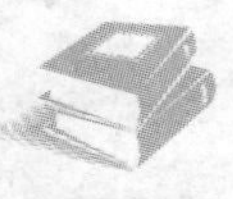

NOTE

(2)对于样品GGT浓度，过去常用5-氨基-2-硝基苯甲酸的摩尔吸光系数推导的校准因子计算，但各种常规方法很难完全重复IFCC推荐方法的试剂组成和反应条件，因此会造成测定结果差异。目前认为，血清 GGT 测定需用定值可溯源至 IFCC 参考方法的定标品校准。

【思考题】

(1)试剂成分中的甘氨酰甘氨酸有何作用?

(2)GGT 测定对血标本的要求有哪些?

实验五　酶法测定血浆氨

【实验目的】

掌握:酶法测定血浆氨的基本原理。

熟悉:酶法测定血浆氨的操作过程及血浆氨测定的临床意义。

了解:酶法测定血浆氨的方法学评价。

【背景】

氨是氨基酸和胺类分解代谢的产物。正常情况下，氨在肝内经鸟氨酸循环转变为尿素，由肾排出。严重肝脏疾病时，尿素合成障碍，氨不能从血液循环中清除，引起血氨升高。血浆氨浓度的测定可归纳为不需从血浆中分离出氨的直接测定法(酶法及氨电极法)及需要从全血中分离出氨再进行测定的间接测定法(扩散法、离子交换法)两大类;另有较新的干化学测定法，干化学测定法用指示染料与氨反应，一个标本用一条干试纸片，在干化学分析仪上检测，可避免酶法测定试剂在长期使用过程中易变质的缺陷。临床最常用的方法是应用谷氨酸脱氢酶的酶学方法，优点是提高测定特异性和缩短分析时间。

【原理】

在谷氨酸脱氢酶(GLDH)作用下，血浆中氨与 α-酮戊二酸和 NADPH 反应，生成谷氨酸和 $NADP^+$，反应体系中 NADPH 在 340 nm 波长处吸光度的下降程度与反应体系中氨的浓度成正比。

$$\alpha\text{-酮戊二酸} + NH_3 + NADPH + H^+ \xrightarrow{GLDH} \text{谷氨酸} + NADP^+ + H_2O$$

【实验试剂】

全部试剂必须用无氨去离子水制备。

(1)无氨去离子水:将蒸馏水通过 Dowex 50(氢型)或其他强阳离子交换树脂柱，可获得无氨去离子水。

(2)66 mmol/L KH_2PO_4溶液:取 8.98 g KH_2PO_4溶入无氨去离子水中，定容至 1 L，4 ℃保存，可稳定 6 个月。

(3)66 mmol/L Na_2HPO_4溶液:取 9.37 g Na_2HPO_4溶入无氨去离子水中，定容至 1 L，4 ℃保存，可稳定 6 个月。

(4)66.7 mmol/L 磷酸盐缓冲液(PBS，pH 8.0±0.05):取 66 mmol/L KH_2PO_4溶液 5 mL 及 66 mmol/L Na_2HPO_4溶液 95 mL，混合。必要时，在 pH 计下调节 pH 至 8.0±0.05。置于 4 ℃冰箱保存，可稳定 3 周，但 pH 必须每周核对。

(5)310 mmol/L α-酮戊二酸:取 0.45 g α-酮戊二酸，溶于 5 mL 无氨去离子水中，用 3 mol/L NaOH 溶液调 pH 至接近 5.0 时，改用 0.1 mol/L NaOH 溶液调 pH 至 6.80±0.01，以无氨去离子水定容至 10 mL，4 ℃下可稳定 10 天。

(6)NADPH 储备液:称取 10 mg NADPH(M=767.4，-20 ℃、干燥器保存)溶于 1 mL PBS 中，取出 50 μL，以 PBS 稀释到 5 mL 为工作液，以 PBS 调零，1 cm 光径，340 nm 波长处读取 NADPH 工作液的吸光度，计算 NADPH 储备液中的实际浓度:

$$NADPH(mmol/L) = \frac{A_{340}}{6.22} \times 100$$

6.22 L/(mmol·cm)为 NADPH 的毫摩尔吸光系数，据上式计算结果确定制备 GLDH 工作液

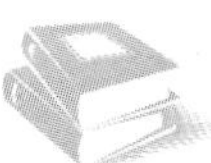

NOTE

中加入 NADPH 储备液的量，使其浓度达到 0.15 mmol/L。

$$需用NADPH储备液体积(mL)=\frac{0.15\ (mmol/L)\times 需配GLDH体积(mL)}{NADPH储备液实际浓度(mmol/L)}$$

例如：如果测定出应用液吸光度 $A=0.622$，代入上式，NADPH 储备液的实际浓度为 10 mmol/L。若要配制 100 mL GLDH 溶液（含 0.15 mmol/L NADPH），需取 10 mmol/L NADPH 储备液的体积是

$$需取NADPH储备液体积(mL)=\frac{0.15\times 100}{10}=1.5$$

(7)谷氨酸脱氢酶工作液（GLDH 20000 U/L、NADPH 0.15 mmol/L、ADP 0.6 mmol/L）：在 100 mL 容量瓶中，加入 PBS 约 80 mL，加入 ADP(M=487.21)30 mg，再加入计算量的 NADPH 储备液和 GLDH 酶制品（含 GLDH 2000 U/L），以 PBS 稀释到 100 mL 刻度，4 ℃保存可稳定 7 天。

(8)氨标准储备液（100 mmol/L）：取硫酸铵 1～2 g 于 100～110 ℃烘 2 h，置于干燥器中冷却，称取 660.7 mg，溶于无氨去离子水中定容到 100 mL，4 ℃保存。

(9)氨标准应用液：用无氨去离子水将标准储备液稀释成 100 μmol/L。

【操作步骤】

酶法测定血浆氨按表 7-4 操作。

表 7-4　酶法测定血浆氨操作步骤

加　入　物	空白管(B)	标准管(S)	测定管(U)
GLDH 工作液/mL	1.5	1.5	1.5
无氨去离子水/mL	0.3	—	—
标准应用液/mL	—	0.3	—
血浆或血清/mL	—	—	0.3
		37 ℃水浴 10 min	
α-酮戊二酸/mL	0.06	0.06	0.06

混匀，波长 340 nm 处，以无氨去离子水调零，于 10 s 时读取吸光度 A_1，于 70 s 时读取吸光度 A_2；求各管 $\Delta A=A_1-A_2$。

【结果计算】

$$血浆氨(\mu mol/L)=\frac{\Delta A_U-\Delta A_B}{\Delta A_S-\Delta A_B}\times 100$$

$$\Delta A=A_1-A_2$$

【参考区间】

健康成人血浆氨浓度为 18～72 μmol/L(30.7～122.6 μg/dL)。

【注意事项】

(1)反应体系加入 ADP 可稳定 GLDH，加快反应速率。NADPH 作为辅酶较 NADH 缩短反应时间。

(2)α-酮戊二酸加入前应置于 37 ℃水浴 10 min，为血浆中 LDH、AST 等内源性物质消耗 NADPH 提供反应时间。

(3)吸烟对患者和对标本都是氨污染的原因，采血前 1 h 吸一支雪茄烟，将使空腹静脉血浆氨浓度增高 100～200 μg/L，所以采血前一天的午夜后应禁止吸烟，严重吸烟的患者，采血前必须淋浴，穿新的内衣。采血医务人员也必须是非抽烟者。

(4)血浆氨含量甚微，要减少标本和器皿受实验室空气中氨的污染可采取以下措施：最好在特定实验室中采集标本和进行测定；限制人员进出实验室；器皿必须经过化学处理。

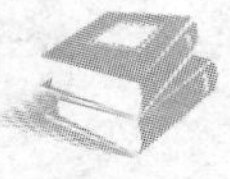

NOTE

(5)血标本必须用血浆标本，不能用血清。血浆标本采用的抗凝剂为草酸钾、EDTA 或肝素，不

能用肝素胺抗凝。氟化物抗凝剂将使测量值增高。标本采集后必须立即置于冰浴中，尽快离心分离出血浆，并及时进行测定。即使在 0 ℃，从采血到测定开始，滞留 15 min 以上即可使血氨升高，因为血浆中多肽和谷氨酰胺等易水解释放出 NH_3。

(6)静脉采血后，与 EDTA-Na_2 抗凝剂充分混匀后立即置于冰水中，尽快分离血浆，塞上塞子，于 2～4 ℃保存，在 2～3 h 内分析；－20 ℃可稳定 24 h。

(7)显著溶血标本不能用，因红细胞中氨浓度为血浆的 2.8 倍。

【临床意义】

血氨测定是肝性脑病的重要实验诊断及监测指标，严重肝脏疾病时，氨不能从血循环中清除，导致血氨增高，可引起肝性脑病(肝昏迷)。血氨病理性增高见于：①严重肝损害(肝性脑病、肝硬化、肝癌、重症肝炎等)；②尿毒症；③上消化道大出血；④肝外门脉系统分流形成。血氨生理性增高见于进食过多高蛋白食物和运动后。血氨减低见于低蛋白饮食和严重贫血等。

【思考题】

(1)血氨标本采集时应该注意的事项是什么？

(2)血氨标本采集后应该怎样处理？

(3)血浆氨测定有哪些临床意义？

实验六　改良 J-G 法测定血清总胆红素和结合胆红素

【实验目的】

掌握：改良 J-G 法测定血清总胆红素和结合胆红素的基本原理及注意事项。

熟悉：改良 J-G 法的操作步骤和结合胆红素、总胆红素及其比值检测的临床价值。

了解：胆红素标准液的配制方法。

【背景】

胆红素检测项目包括：①非结合胆红素(unconjugated bilirubin，UCB)，又称为游离胆红素、间接胆红素；②结合胆红素(conjugated bilirubin，CB)，又称直接胆红素；③总胆红素(total bilirubin，TB)，为非结合胆红素和胆红素的总量。血清总胆红素及结合胆红素测定的常用方法有钒酸盐氧化法、重氮试剂改良 J-G 法和胆红素氧化酶法。

临床检测的参考方法为 NCCLS 推荐改良 J-G 法，但自动化分析受限。胆红素氧化酶法测定血清胆红素是 20 世纪 80 年代中期发展起来的新方法，操作简单、反应速度快、特异性高，又能应用于自动化分析仪。酶法测定结合胆红素时，需要使用各种抑制剂和不同的 pH，抑制胆红素氧化酶对游离胆红素的氧化，从而有选择性地氧化结合胆红素。该法需要用结合胆红素配制的标准液。但从方法学特异性等方面的评价，已报道的酶法测定结合胆红素的各种方法，在临床应用上还不够令人满意。

【原理】

血清中结合胆红素可直接与重氮试剂反应，产生偶氮胆红素；非结合胆红素在加速剂咖啡因-苯甲酸钠-醋酸钠作用下，其分子内氢键破坏后才能与重氮试剂反应，产生偶氮胆红素。本法重氮反应 pH 为 6.5，最后加入碱性酒石酸钠使红色偶氮胆红素(吸收峰在 530 nm 波长处)转变成蓝绿色偶氮胆红素(600 nm)。颜色深浅与胆红素浓度成正比，在 600 nm 波长处比色测定。

【试剂】

(1)咖啡因-苯甲酸钠试剂：称取无水醋酸钠 56 g，苯甲酸钠 56 g，乙二胺四乙酸二钠(EDTA-Na_2)1 g，溶于约 700 mL 去离子水中，再加入咖啡因 37.5 g，搅拌使溶解(加入咖啡因后不能加热溶解)，用去离子水补足至 1 L，混匀。滤纸过滤，置于棕色瓶中，室温保存。

(2)碱性酒石酸钠溶液：称取氢氧化钠 75.0 g，酒石酸钠 320 g，用去离子水溶解并补足至 1 L，混匀。置于塑料瓶中，室温保存。

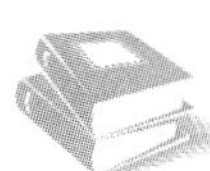

(3)5 g/L 亚硝酸钠溶液：称取亚硝酸钠 5.0 g，用去离子水溶解并定容至 100 mL，混匀，置于棕色瓶中，冰箱保存，稳定期不少于 3 个月。进行 10 倍稀释成浓度为 5 g/L 的亚硝酸钠溶液，冰箱保存，稳定期不少于 2 周。

(4)5 g/L 对氨基苯磺酸溶液：称取对氨基苯磺酸 5.0 g，溶于 800 mL 去离子水中，加入浓盐酸 15 mL，用去离子水补足至 1 L。

(5)偶氮试剂：临用前取上述亚硝酸钠溶液 0.5 mL 和对氨基苯磺酸溶液 20 mL，混匀即成。

(6)5.0 g/L 叠氮钠溶液：称取叠氮钠 0.5 g，以蒸馏水溶解并稀释至 100 mL。

(7)胆红素标准液。

①稀释用血清配制：收集无溶血、无黄疸、无脂浊的新鲜血清，混合，必要时可用滤菌器过滤。取过滤后的血清 1 mL，加入新鲜 0.154 mmol/L NaCl 溶液 24 mL，混合。在 414 nm 波长处，1 cm 光径，以 0.154 mmol/L NaCl 溶液调零点，其吸光度应小于 0.100；在 460 nm 波长处的吸光度应小于 0.04。

②胆红素标准储备液(171 μmol/L)：准确称取符合要求的胆红素 10 mg，加入二甲亚砜 1 mL，用玻璃棒搅拌，使成混悬液。加入 0.05 mol/L 碳酸钠溶液 2 mL，使胆红素完全溶解后，移入 100 mL 容量瓶中，以稀释用血清洗涤数次，洗液并入容量瓶中，缓慢加入 0.1 mol/L 盐酸 2 mL，边加边摇(勿用力摇动，以免产生气泡)，最后以稀释用血清定容。配制过程中应尽量避光，储存容器用黑纸包裹，置于 4 ℃冰箱 3 天内有效。

【操作步骤】

(1)总胆红素的测定按表 7-5 操作。

表 7-5　改良 J-G 法测定总胆红素的操作步骤

加　入　物	测定管(U)	测定对照管(UC)	标准管(S)	标准对照管(SC)
血清/mL	0.2	0.2	—	—
总胆红素标准液/mL	—	—	0.2	0.2
咖啡因苯甲酸钠试剂/mL	1.6	1.6	1.6	1.6
对氨基苯磺酸溶液/mL	—	0.4	—	0.4
偶氮试剂/mL	0.4	—	0.4	—
每加一种试剂后立即混匀，加偶氮试剂后室温放置 10 min				
碱性酒石酸钠溶液/mL	1.2	1.2	1.2	1.2

混匀后，600 nm 波长处，蒸馏水调零，读取各管吸光度，计算总胆红素浓度。

(2)结合胆红素的测定按表 7-6 操作。

表 7-6　改良 J-G 法测定结合胆红素的操作步骤

加　入　物	测定管(U)	测定对照管(UC)	标准管(S)	标准对照管(SC)
血清/mL	0.2	0.2	—	—
结合胆红素标准液/mL	—	—	0.2	0.2
对氨基苯磺酸溶液/mL	—	0.4	—	0.4
偶氮试剂/mL	0.4	—	0.4	—
加偶氮试剂后立即混匀，记录时间，37 ℃准确放置 10 min				
叠氮钠溶液/mL	0.05	0.05	0.05	0.05
咖啡因苯甲酸钠试剂/mL	1.6	1.6	1.6	1.6
碱性酒石酸钠溶液/mL	1.2	1.2	1.2	1.2

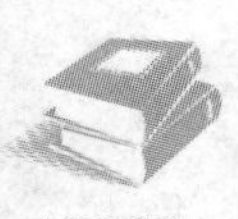

混匀后，波长 600 nm 处，蒸馏水调零，读取各管吸光度，计算结合胆红素浓度。

NOTE

【结果计算】

$$血清总胆红素浓度(\mu mol/L)=\frac{A_U-A_{UC}}{A_S-A_{SC}}\times C_{总胆红素}$$

$$血清结合胆红素浓度(\mu mol/L)=\frac{A_U-A_{UC}}{A_S-A_{SC}}\times C_{结合胆红素}$$

【参考区间】

血清总胆红素：3.4～17.1 μmol/L。血清结合胆红素：0～3.4 μmol/L。

【注意事项】

(1)血液标本和标准液应避免阳光直照，防止胆红素的光氧化。胆红素对光的敏感度与温度有关，血标本应避光置于冰箱保存。标本保存在冰箱中可稳定 3 天，－70 ℃暗处保存，稳定 3 个月。

(2)轻度溶血对本法无影响，但严重溶血时可使测定结果偏低，其原因是血红蛋白与重氮试剂反应形成的产物可破坏偶氮胆红素，还可被亚硝酸氧化为高铁血红蛋白而干扰吸光度测定。血脂及脂溶色素对测定有干扰，应尽量取空腹血。

(3)叠氮钠能破坏偶氮试剂，终止偶氮反应。凡用叠氮钠作防腐剂的质控血清，可引起偶氮反应不完全，甚至不呈色。

(4)本法测定血清总胆红素，在 10～37 ℃条件下不受温度变化的影响。呈色在 2 h 内非常稳定。

(5)标本对照管的吸光度一般很接近，若遇标本量很少，可不做标本对照管，参照其他标本对照管的吸光度。

(6)胆红素浓度大于 342 μmol/L 的标本可减少标本用量，或用 0.154 mmol/L NaCl 溶液稀释血清后重测。

(7)配制标准液的胆红素须符合下列标准：纯胆红素的氯仿溶液，在 25 ℃条件下，光径(1.000±0.001) cm，波长 453 nm，摩尔吸光系数应在(60700±1600) L/(mol · cm)范围内；改良 J-G 法偶氮胆红素的摩尔吸光系数应在(74380±866) L/(mol · cm)范围内。

【临床意义】

1. 血清总胆红素测定的意义

(1)黄疸及黄疸程度的鉴别：溶血性、肝细胞性及阻塞性黄疸时均可引起血清胆红素升高。

(2)肝细胞损害程度和预后的判断：胆红素浓度明显升高反映有严重的肝细胞损害。但某些疾病如胆汁淤积型肝炎时，尽管肝细胞受累较轻，血清胆红素却可升高。

(3)新生儿溶血症：血清胆红素有助于了解疾病严重程度。

(4)再生障碍性贫血及数种继发性贫血(主要由癌症或慢性肾炎引起)，血清总胆红素减少。

2. 血清结合胆红素测定的意义 结合胆红素与总胆红素的比值可用于鉴别黄疸类型。比值＜20%，见于溶血性黄疸、阵发性血红蛋白尿、恶性贫血、红细胞增多症等；比值为 40%～60%，主要见于肝细胞性黄疸；比值＞60%，主要见于阻塞性黄疸。

【评价】

(1)灵敏度和线性范围：本法摩尔吸光系数为 74380 L/(mol · cm)，标本中胆红素浓度为 17.1 mol/L 时吸光度约为 0.08(血清用量已达 0.2 mL)，正常血清总胆红素多数小于 17.1 mol/L，手工法测定显得灵敏度很不够。在病理血清结合胆红素增高在 17.1 μmol/L 以下时，灵敏度同样不够。线性上限时吸光度虽可达到 1.7，但手工法在胆红素超过 171 μmol/L 时，吸光度已达 0.8，应减量操作。分析仪检测灵敏度高得多，最低吸光度可测至 0.02，线性上限可达 342 μmol/L。但本法需多次加试剂，一般无法在全自动生化分析仪中使用。

(2)精密度：正常浓度时精密度较差，特别是批间 CV，据报道为 14%～20%；而胆红素浓度为 342 μmol/L 时，精密度高，批内 CV 为 0.95%，批间 CV 为 5%～10%。

(3)重氮反应法测定胆红素，也可用甲醇(M-E 法)或二甲亚砜等作加速剂，可做成单一试剂，反应 pH 和显色 pH 都在酸性范围，560 nm 波长处比色，易于自动化。但灵敏度比改良 J-G 法略低，

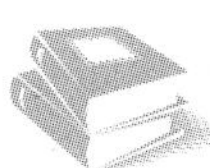

NOTE

M-E 法摩尔吸光系数为 60500 L/(mol · cm)，Hb 干扰较明显，Hb>1 g/L 时，须用样品空白校正。

(4)本法灵敏度高，且可避免其他有色物质的干扰，是测定血清总胆红素的参考方法，但其缺点是不能自动化分析。现有些商品试剂盒所称的咖啡因法或 J-G 法，不加碱性酒石酸钠溶液，即不在碱性条件下显色，其灵敏度和特异性不如上述方法。

【思考题】

(1)胆红素标本为何要进行避光保存？

(2)对稀释用的混合血清有什么具体要求？

实验七　胆红素氧化酶法测定血清总胆红素和结合胆红素

【实验目的】

掌握：胆红素氧化酶法测定血清总胆红素和结合胆红素的原理。

熟悉：胆红素氧化酶法测定血清总胆红素和结合胆红素的操作过程。

了解：胆红素氧化酶法测定血清总胆红素和结合胆红素的方法性能。

【背景】

同改良 J-G 法测定总胆红素和结合胆红素。

【实验原理】

胆红素呈黄色，在波长 450 nm 处附近有最大吸收峰。胆红素氧化酶(bilirubin oxidase，BOD)催化胆红素氧化，引起波长 450 nm 处吸光度下降，下降程度与胆红素被氧化的量相关。在 pH 8.2 条件下，非结合胆红素及结合胆红素均被氧化，因而检测波长 450 nm 处吸光度的下降值可反映总胆红素含量；加入 SDS 及胆酸钠等阴离子表面活性剂可促进其氧化。

在邻苯二甲酸盐缓冲液(pH 5.5)中，当有氟化钠(NaF)、N-乙酰半胱氨酸(NAC)和对甲苯磺酸盐(TPS)存在时，胆红素氧化酶(BOD)选择性地氧化结合胆红素，生成无色的物质，引起波长 450 nm 处吸光度的下降。其吸光度下降值与结合胆红素浓度成正比。

【试剂】

1. 0.1 mol/L Tris-HCl 缓冲液(pH 8.2)　称取三羟甲基氨基甲烷(Tris)1.211 g、胆酸钠 172.3 mg、十二烷基硫酸钠(SDS)432.6 mg，溶于去离子水 90 mL 中，在室温(25～30 ℃)下用 1 mol/L 盐酸调节 pH 至 8.2(约用 6 mL)，再加蒸馏水至 100 mL，置于冰箱保存，此液含 4 mmol/L 胆酸钠、15 mmol/L SDS。

2. BOD 溶液　酶活性为 25000 U/L。

3. 0.12 mol/L 邻苯二甲酸盐缓冲液(pH 5.5)　称取邻苯二甲酸氢钾(M=204.2)2.45 g，溶于蒸馏水中，用 1 mol/L NaOH 溶液调节 pH 至 5.5，再定容至 100 mL。

4. 结合胆红素试剂 1(R1)　0.12 mol/L 邻苯二甲酸盐缓冲液、2.5 mmol/L NaF 溶液、2.5 mmol/L NAC 溶液、0.1 mmol/L EDTA 溶液、50 mmol/L 对甲苯磺酸(PTS)溶液和 1000 U/L 抗坏血酸氧化酶溶液，pH 5.5。

5. 结合胆红素试剂 2(R2)　0.12 mol/L 邻苯二甲酸盐缓冲液、150 U/L BOD 溶液，pH 5.5。

6. 总胆红素标准液

(1)稀释用血清的配制：收集无溶血、无黄疸、无脂浊的新鲜血清，混合，必要时可用滤菌器过滤。取过滤后的血清 1 mL，加入新鲜 0.154 mmol/L NaCl 溶液 24 mL，混合。在 414 nm 波长处，1 cm 光径，以 0.154 mmol/L NaCl 溶液调零点，其吸光度应小于 0.100；在 460 nm 波长处的吸光度应小于 0.04。

(2)总胆红素标准储备液(171 μmol/L)：准确称取符合要求的胆红素 10 mg，加入二甲亚砜 2 mL，用玻璃棒搅拌，使其成混悬液。待胆红素完全溶解后，移入 100 mL 容量瓶中，以稀释用血清洗涤数次，洗液移入容量瓶中，最后以稀释用血清定容。配制过程中应尽量避光，用黑纸包裹储存容

NOTE

器，置于 4 ℃冰箱，3 天内有效，注意配后应尽快作标准曲线。

7. 结合胆红素标准液 将二牛磺酸胆红素二钠盐配于胆红素浓度可忽略不计的人血清中，或按说明书要求重建冻干品，配制后分装于聚丙烯管内，−70 ℃保存，可稳定保存 6 个月。冻干品未重建前置于低温中，可至少稳定保存 1 年。

【操作步骤】

总胆红素和结合胆红素测定分别按表 7-7 和表 7-8 进行。

表 7-7 酶法测定总胆红素操作步骤

加入物	标准空白管(SB)	测定空白管(UB)	标准管(S)	测定管(U)
血清/mL	—	0.05	—	0.05
总胆红素标准液/mL	0.05	—	0.05	—
Tris 缓冲液/mL	1.0	1.0	1.0	1.0
蒸馏水/mL	0.05	0.05	—	—
BOD 溶液/mL	—	—	0.05	0.05

加入 BOD 溶液后立即混匀，置于 37 ℃水浴 5 min，在 450 nm 波长处，用蒸馏水调零，读取各管吸光度(A)。用于对照管的比色杯与非对照管的比色杯不得混用。

表 7-8 酶法测定结合胆红素操作步骤

加入物	标准空白管(SB)	测定空白管(UB)	标准管(S)	测定管(U)
血清/mL	—	0.05	—	0.05
结合胆红素标准液/mL	0.05	—	0.05	—
R1/mL	1.0	1.0	1.0	1.0
混匀，37 ℃水浴 5 min				
邻苯二甲酸盐缓冲液/mL	0.25	0.25	—	—
R2/mL	—	—	0.25	0.25

加入 R2 后立即混匀，置于 37 ℃水浴 5 min，用分光光度计，在 450 nm 波长处，用蒸馏水调零，读取各管吸光度(A)。用于对照管的比色杯与非对照管的比色杯不得混用。

【结果计算】

$$血清总胆红素(\mu mol/L)=\frac{A_{UB}-A_{U}}{A_{SB}-A_{S}}\times C_{总胆红素}$$

$$血清结合胆红素(\mu mol/L)=\frac{A_{UB}-A_{U}}{A_{SB}-A_{S}}\times C_{结合胆红素}$$

【参考区间】

健康成人血清(血浆)总胆红素浓度：3.4～17.1 μmol/L (0.2～1.0 mg/dL)。

健康成人血清(血浆)结合胆红素浓度：0～3.4 μmol/L (0～0.2 mg/dL)。

【注意事项】

(1)BOD 浓度的选择：文献报道 BOD 在反应液中终浓度为 0.18～1.14 U/mL。国内有些厂家的试剂盒，BOD 在反应液中终浓度按标示值计算很高，但反应速度很慢。选择 BOD 浓度时，可根据所用制品在测定高胆红素血清标本或 342 μmol/L 标准液时的反应速度，即能否在 5 min 内反应完全而确定。由于测定结合胆红素时反应液 pH 偏离 BOD 的最适范围，因此要求 BOD 有较高的浓度，一般使反应液中终浓度不低于 0.5 U/mL。

(2)Hb 在 1.0 g/L 以下时，对结果影响不大。每升血清中分别加入维生素 C 0.1 g、半胱氨酸 0.5 g、谷胱甘肽 0.5 g、尿素 0.5 g、尿酸 0.5 g、葡萄糖 10 g、碘醋酸 1 g、白蛋白 40 g，对总胆红素及结合胆红素测定几乎无干扰。每升血清中加 L-多巴 0.15 g、α-甲基多巴 0.15 g 后使结果偏低

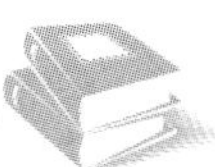
NOTE

约10%。

(3)BOD的最适pH:在pH 7.3～9.0,BOD活性的pH曲线变化幅度不大,但最适pH为8.0～8.2。在测定结合胆红素时,为防止间接胆红素反应,加入NaF、NAC、TPS可抑制BOD对δ-胆红素和间接胆红素的氧化作用,当NaF和NAC的浓度分别为2 mmol/L及1～2 mmol/L时,抑制作用达到最大,同时反应液的pH为5.5,BOD对间接胆红素的氧化降至1%以下,从而保证了结合胆红素反应的特异性。

(4)结合胆红素标准品合成的二牛磺酸胆红素(DTB)为水溶性化合物,可与重氮化氨基苯磺酸直接反应,产生吸收光谱与偶氮胆红素相似的偶氮色素。用J-G法测得的摩尔吸光系数与间接胆红素相同。20世纪80年代后期以来,国外结合胆红素测定大多用DTB作标准品。DTB反应前后的吸收光谱与结合胆红素相似,最大吸收峰也在450～460 nm。

(5)混浊问题:成人黄疸血清或肝素抗凝血浆,反应15 min几乎均产生混浊而影响结果。在磷酸盐缓冲液中加入尿素可防止混浊。经电泳证明混浊是因球蛋白及纤维蛋白原沉淀引起,应避免使用肝素抗凝。

(6)光对BOD法测定结合胆红素有较大影响。经过蓝光治疗的新生儿黄疸血清,用BOD法测定结合胆红素结果远比钒酸盐氧化法高,属假性增高。新生儿血清在体外经蓝光照射后,用高效液相色谱(HPLC)法未检出结合胆红素,重氮法结果通常保持不变,但BOD法结果显著增高。蓝光照射能产生光胆红素,其在pH 3.7易被BOD氧化。此种假性增高对临床监控新生儿黄疸及鉴别生理性黄疸与初期的病理性黄疸有影响。

【临床意义】

同改良J-G法。

【评价】

(1)本法的线性范围最小值可达320 μmol/L。

(2)精密度:批内CV为0.33%($\bar{x}$=301.49 μmol/L)～6.52%($\bar{x}$=1.765 μmol/L);

批间CV为2.72%($\bar{x}$=184.12 μmol/L)～9.910%($\bar{x}$=31.50 μmol/L)。

【思考题】

(1)BOD法测总胆红素和结合胆红素时,其反应体系的pH有何不同,为什么?

(2)在测定结合胆红素反应体系中为什么加入NaF、NAC、TPS?

实验八　酶循环法测定血清总胆汁酸

【实验目的】

掌握:酶循环法测定血清总胆汁酸的基本原理和临床意义。

熟悉:酶循环法测定血清总胆汁酸的影响因素。

了解:酶循环法测定血清总胆汁酸的实验条件。

【背景】

胆汁酸是胆汁中一大类胆烷酸的羟基衍生物的总称,为内源性有机阴离子。人类胆汁酸主要以胆酸、鹅脱氧胆酸及脱氧胆酸等为主。血清总胆汁酸(total bile acid,TBA)测定有高效液相色谱法、气相色谱质谱法、液相色谱串联质谱法、放射免疫法和酶法等。由于色谱法、放射免疫法、酶荧光法都需要特殊的仪器设备,检测的效率较低,不适合于临床应用。酶法又可分酶荧光法、酶比色法和酶循环法。其中酶比色法可用手工操作,亦可用自动分析,应用较广;近年发展起来的酶循环法灵敏度高、特异性好,成为目前推荐的血清总胆汁酸检测方法。

【实验原理】

血清中的胆汁酸(3α-羟类固醇)被3α-羟类固醇脱氢酶(3α-HSD)及β-硫代烟酰胺嘌呤二核苷酸氧化型(硫代-NAD^+,硫代氧化型辅酶Ⅰ)特异性地氧化,生成3-酮类固醇及β-硫代烟酰胺嘌呤

NOTE

二核苷酸还原型(硫代-NADH)。而生成的3-酮类固醇在3α-HSD及β-烟酰胺嘌呤二核苷酸还原型(NADH)作用下,生成胆汁酸及β-烟酰胺嘌呤二核苷酸氧化型(NAD^+)。如此,血清中微量的胆汁酸在多次酶循环过程中被放大,同时可使生成的硫代-NADH扩增。在405 nm波长处测定硫代-NADH吸光度的变化值,与标准液比较,可计算出血清中胆汁酸的含量。

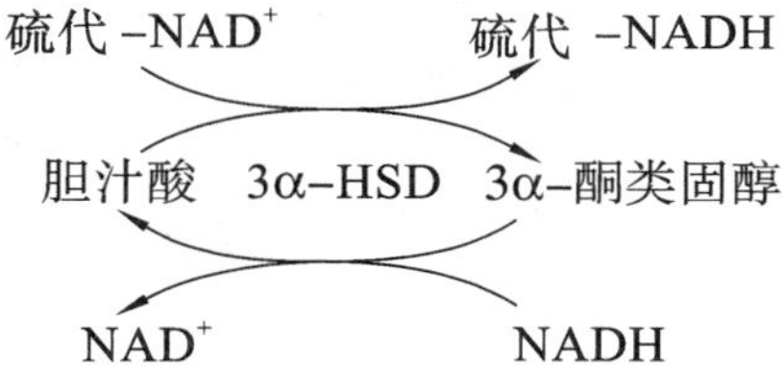

【试剂】

(1)试剂1:2 mmol/L 硫代-NAD^+、20 mmol/L Good's缓冲液(pH 4.0)。

(2)试剂2:15 KU/L 3α-HSD、3 mmol/L NADH、200 mmol/L Good's缓冲液(pH 9.3)。

(3)校准液:24.38 mg甘氨胆酸溶于1 L经透析的混合血清中。

【操作步骤】

自动分析参数设定:反应类型为连续监测法;反应温度为37 ℃;波长为405 nm(主)/660 nm(次);血清用量为3 μL;试剂1用量为200 μL;3~5 min后加试剂2 50 μL,延迟时间为1 min,读数时间为4 min。

【结果计算】

$$总胆汁酸浓度(\mu mol/L)=\frac{\Delta A_{测定}/t}{\Delta A_{校准}/t}\times 50$$

【参考区间】

成人空腹血清:0~10 μmol/L。建议实验室建立自己的参考区间。

【注意事项】

(1)血清、肝素或EDTA处理的血浆中的胆汁酸在2~8 ℃可稳定存在7天,-20 ℃可保存3个月。

(2)缓冲液中含有叠氮钠,勿吸食或接触皮肤。如果试剂误入嘴或接触眼睛、皮肤,请立即用水冲洗,必要时请咨询医生。

(3)脂肪酶、胆固醇(包括HDL-C、LDL-C)和甘油三酯测定试剂中均加有胆酸盐,自动分析时会引起携带污染,必须引起注意。某些先进的仪器可以设定试剂针、样品针和反应杯的补充清洗程序,亦可将TBA编排在上述有污染的项目前测定。对某些不具备上述功能的仪器,最好将TBA单批测定。

【临床意义】

1. 急性肝炎 急性肝炎时血清TBA显著增高,可达正常人水平的10~100倍,甚至更高。急性肝炎初愈患者血清TBA由最初的高值几乎与ALT、AST在同一时间降至正常水平,若持续不降或反而上升者则有发展为慢性肝炎的可能。

2. 慢性肝炎 慢性肝炎分为轻度、中度和重度三个类型,空腹总胆汁酸(F-TBA)和餐后2 h总胆汁酸(P-TBA)测定对慢性肝炎的分型、监测、预后及疗效有重要意义。

3. 肝硬化 肝硬化时,肝脏对胆汁酸的代谢能力减低,血清TBA在肝硬化的不同阶段均增高,增高幅度一般高于慢性活动性肝炎,即使在肝硬化晚期亦如此。当肝病活动降至最低时,胆红素、转氨酶及碱性磷酸酶等指标转为正常,血清TBA仍维持在较高水平。

4. 酒精性肝病 酒精性肝病血清TBA可增高,当酒精性肝病(包括肝硬化)发生严重的肝损伤时,血清TBA明显增高,而轻、中度损伤增高不明显。有报道认为,血清TBA测定对酒精性肝病肝细胞损伤诊断的可信度和灵敏度优于各种酶学检查和半乳糖耐量试验等指标,甚至建议将血清TBA加上β-氨基己糖苷酶作为酒精性肝病的诊断指标。也有人认为,餐后60 min总胆汁酸测定对

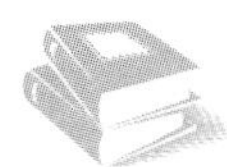
NOTE

酒精性肝病诊断更有意义。

5. 中毒性肝病　在中毒性肝病时血清 TBA 水平异常。

6. 胆汁淤积　血清 TBA 测定对胆汁淤积的诊断有较高灵敏度和特异性。肝外胆管阻塞及肝内胆汁淤积包括急性肝炎、初期胆管性肝硬化、新生儿胆汁淤积、妊娠性胆汁淤积等均可引起 TBA 增高。在胆管阻塞的初期，胆汁分泌减少，使血清中的 TBA 显著增高，且在阻塞的不同阶段几乎保持不变；而血清胆红素水平则随不同阶段而变化。胆汁淤积患者肝组织中的胆汁酸含量明显高于正常人。肝外阻塞经引流缓解后，血清 TBA 水平迅速下降，而其他指标则缓慢恢复。

所有肝病中，餐后血清 TBA 水平及异常率均比空腹时测定更灵敏，有人甚至认为餐后测定 TBA 对各种肝病的诊断灵敏度和特异性高达 100%，而同时测定空腹血清胆汁酸有 40%的患者在正常范围。为明确急性肝炎是否转为慢性，可通过连续监测餐后血清 TBA 观察慢性过程；为明确慢性活动性肝炎是否发生纤维化改变，可通过连续监测餐后血清 TBA 了解纤维化过程，不做肝活检即可获知肝损伤的程度。

【评价】

(1)干扰因素：胆红素<850 μmol/L、血红蛋白<5 g/L、抗坏血酸<2.84 mmol/L、乳酸<24 mmol/L、乳酸脱氢酶<10000 U/L 时，偏差均在±5%以内，说明几乎不存在内源性干扰。但外源性干扰如仪器的携带污染同样存在，可用注意事项(3)中阐述的方法排除。

(2)线性范围为 1～180 μmol/L。若超过此浓度上限，以生理盐水稀释，结果乘以稀释倍数。

(3)精密度：手工操作的批内 CV<2.0%，总 CV<4%，自动分析仪的批内 CV<1.5%。

【思考题】

(1)试述总胆汁酸测定的基本原理和对肝病诊治的临床价值。

(2)如何克服脂肪酶、胆固醇、甘油三酯测定试剂对血清总胆汁酸测定造成的携带污染？

(3)酶循环法有何优点？举例说明其应用。

(武文娟)

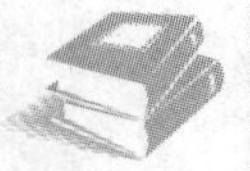

NOTE

第八章　肾脏疾病的生物化学检验实验

肾脏是人体重要的排泄器官，通过排出代谢废物，调节水、电解质和酸碱平衡，来维持机体内环境的相对稳定。此外，肾脏还有内分泌功能，如合成、分泌肾素和促红细胞生成素等。通过肾功能检验可以评价肾的生理功能和疾病时肾的受损情况。由于肾脏有很强的代偿储备能力，即使目前最敏感的检查方法也很难检查出肾脏早期和轻微的损害。肾功能检查还受心脏病、贫血、前列腺肥大等肾外疾病因素的干扰，因此不能仅依据肾功能检验某一项或几项实验结果即做出肾功能的判断，需要结合病史、临床表现和其他辅助检查，全面综合分析，方能得出可靠的结论。

实验一　去蛋白碱性苦味酸法测定血清肌酐

【实验目的】

掌握：去蛋白碱性苦味酸法测定肌酐的原理、假肌酐概念。

熟悉：去蛋白碱性苦味酸法测定肌酐的操作方法、临床意义。

【背景】

肌酐测定方法有化学方法和酶学方法。肌酐的检测目前应用较多的仍然是碱性苦味酸比色法。碱性苦味酸比色法是根据1886年Jaffe建立的碱性苦味酸反应，即肌酐与苦味酸反应生成橘红色的化合物的特点建立的。手工分析需去除蛋白后测定，以避免假肌酐干扰；自动化分析则用碱性苦味酸速率法或两点法即能避开假肌酐影响。近几年发展了酶法，如肌氨酸氧化酶法、肌酐氨基水解酶法、肌酐亚氨基水解酶法等，结果更准确，特异性更高，但由于成本高，常规检验不及苦味酸法普及。

【实验原理】

血浆或血清标本经除蛋白处理后，肌酐与碱性苦味酸产生Jaffe反应，生成橙红色的苦味酸肌酐复合物，在波长510 nm至520 nm间测定吸光度，吸光度与肌酐含量成正比。尿液标本可稀释后直接测定。

【试剂】

1. 35 mmol/L 钨酸溶液

(1)100 mL去离子水中，加入1 g聚乙烯醇，加热助溶(勿煮沸)，冷却。

(2)300 mL去离子水中，加入11.1 g钨酸钠($Na_2WO_4 \cdot 2H_2O$，M=329.81)，使完全溶解。

(3)300 mL去离子水中，慢慢加入2.1 mL浓硫酸，冷却。

于1 L容量瓶中，将(1)液加入(2)液中，再与(3)液混匀，加去离子水至刻度，室温可稳定保存1年。

2. 0.04 mol/L 苦味酸溶液　取苦味酸(M=229.104)9.3 g，溶于500 mL 80 ℃去离子水中，冷却至室温，加去离子水至1 L。用0.1 mol/L氢氧化钠溶液滴定，以酚酞作指示剂。根据滴定结果，用去离子水定容至0.04 mmol/L。0.04 mol/L氢氧化钠溶液1 mL相当于0.04 mmol/L苦味酸溶液1 mL(9.1644 mg)。

3. 0.75 mol/L 氢氧化钠溶液　取氢氧化钠30 g，加去离子水使其溶解，冷却后用去离子水定容至1 L。

4. 肌酐标准储备液(10 mmol/L)　113 mg肌酐(M=113.12)用0.1 mol/L盐酸溶解，并移入100 mL容量瓶内，再用0.1 mol/L盐酸定容至刻度。

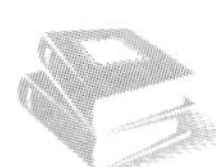
NOTE

5. 肌酐标准应用液（100 μmol/L） 取 1 mL 肌酐标准储备液，用 0.1 mol/L 盐酸稀释至 100 mL。

【操作步骤】

(1)取血清（或血浆）0.5 mL，加入 35 mmol/L 钨酸溶液 4.5 mL，充分混匀，静置 5 min，3000 r/min 离心 10 min，取上清液；若为尿液标本，用去离子水作 1∶200 稀释。

(2)去蛋白碱性苦味酸法测定血清肌酐按表 8-1 操作。

表 8-1 去蛋白碱性苦味酸法测定血清肌酐操作步骤

加入物	空白管	标准管	测定管
去离子水/mL	3.0	—	—
肌酐标准应用液/mL	—	3.0	—
血清无蛋白滤液（或 1∶200 稀释尿液）/mL	—	—	3.0
苦味酸溶液/mL	1.0	1.0	1.0
氢氧化钠溶液/mL	1.0	1.0	1.0

混匀后室温 15 min，波长 510 nm，空白管调零，读取各管吸光度。

【计算】

$$血清肌酐(\mu mol/L)=\frac{A_{测定}}{A_{标准}}\times 100$$

【参考区间】

男性：44～133 μmol/L。女性：70～106 μmol/L。

【注意事项】

(1)碱性肌酐苦味酸复合物的最大吸光度在 485 nm 波长处，过量苦味酸离子存在于反应液中，在波长低于 500 nm 时会产生明显的吸收。

(2)反应温度以 15～25 ℃为宜，10 ℃以下，会抑制 Jaffe 反应。温度升高，可使碱性苦味酸溶液显色增深，但测定管较标准管更为明显。

(3)呈色后标准管色泽较稳定，但测定管吸光度随时间延长而增加，可能与血标本中存在的非特异性物质有关，故在加显色剂后 30 min 内比色为宜。

(4)苦味酸一定要纯，否则需纯化。若含有杂质，则使试剂空白吸光度增加而影响测定结果。

【临床意义】

当肾小球滤过率下降到正常值的 50%以下时，血肌酐才开始迅速上升，因此当血肌酐明显高于正常时，常表示肾功能已严重损害。在反映肾小球滤过率下降方面，血肌酐比血尿素的灵敏度低。但血肌酐受饮食、运动、激素、蛋白质代谢等因素的影响较少，所以诊断特异性比血尿素好。

【评价】

1. 特异性 血浆中的蛋白质和糖、丙酮、维生素 C、丙酮酸、乙酰乙酸等均能与碱性苦味酸发生非特异性反应，反应速率稍慢。红细胞中这类物质最多，约有 60%，血浆或血清约 20%，尿液约 5%。故血清和血浆需制备无蛋白滤液后测定。

2. 回收率 受无蛋白滤液的 pH 影响，滤液 pH 在 3～4.5 时，回收率为 85%～90%，pH 在 2 以下时，回收率为 100%。

3. 线性范围 肌酐含量在 1320 μmoL/L 以下线性良好。

【思考题】

(1)何为假肌酐？

(2)比较血清肌酐与血尿素测定在评价肾脏滤过功能时的协同作用。

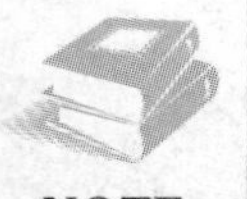

NOTE

实验二　碱性苦味酸速率法测定血清肌酐

【实验目的】

掌握：碱性苦味酸速率法测定血清肌酐的基本原理。

熟悉：碱性苦味酸速率法测定血清肌酐的仪器参数设定。

了解：碱性苦味酸速率法测定血清肌酐的方法学评价。

【实验原理】

根据肌酐与苦味酸反应生成橘红色苦味酸肌酐复合物的速度与假肌酐不同，而设置适宜的检测时间。一些假肌酐如乙酰乙酸在 20 s 内已与碱性苦味酸反应，而在 20～80 s，肌酐反应占绝对优势，80 s 后其他多数干扰物才有较快的反应，故而选择 25～60 s 的反应速率来反映真肌酐的含量。

【试剂与器材】

(1)0.04 mol/L 苦味酸溶液。

(2)0.32 mol/L 氢氧化钠溶液。

(3)碱性苦味酸溶液：根据用量，将 0.04 mol/L 苦味酸溶液和 0.32 mol/L 氢氧化钠溶液等体积混合，可加适量表面活性剂如 Triton X-100，放置 20 min 以后即可应用。

(4)肌酐标准应用液(100 μmol/L)：取 1 mL 肌酐标准储备液(10 mmol/L)，用 0.1 mol/L 盐酸稀释至 100 mL。

【操作步骤】

采用自动/半自动分析仪速率法检测，按试剂盒说明书操作，或参照以下参数分析：仪器波长为 510 nm，比色杯光径为 1.0 cm，反应温度为 37 ℃，样品/反应体积为 1/11。延迟时间为 20～30 s，测量时间为 30 s。得到标准管 $\Delta A/t$ 和测定管 $\Delta A/t$。

【计算】

$$\text{血清肌酐}(\mu\text{mol/L})=\frac{\text{测定管 }\Delta A/t}{\text{标准管 }\Delta A/t}\times 100$$

【参考区间】

男性：53～97 μmol/L。女性：44～80 μmol/L。

【注意事项】

(1)必须严格控制反应时间，以尽量避免快速或慢速反应中假肌酐物质的干扰。

(2)溶血产生的红细胞内非特异性物质将干扰反应。

(3)胆红素可引起负偏差。某些全自动生化分析仪能设置空白速率参数，能去除胆红素负干扰。

【临床意义】

同本章实验一。

【评价】

1. 特异性　本法基本上可消除生理浓度的葡萄糖、维生素 C 和蛋白质等的干扰。但乙酰乙酸＞500 μmol/L、维生素 C＞2840 μmol/L、丙酮酸＞1140 μmol/L 时有明显的干扰。高胆红素标本有明显的负干扰，溶血标本也有负干扰，标本应避免溶血。

2. 回收实验　回收率为 96.7%～100.4%，平均为 98.5%。

3. 线性范围　肌酐在 0～1768 μmol/L 范围内，线性良好。

【思考题】

碱性苦味酸速率法测肌酐的优点是什么？

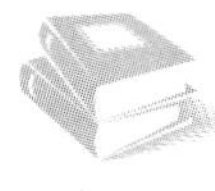

NOTE

实验三　肌氨酸氧化酶法测定血清肌酐

【实验目的】

熟悉：肌氨酸氧化酶法测定血清肌酐的基本原理。

了解：肌氨酸氧化酶法测定血清肌酐的影响因素。

【原理】

样品中的肌酐在肌酐酶的催化下水解生成肌酸。在肌酸酶的催化下，肌酸水解产生肌氨酸和尿素。肌氨酸在肌氨酸氧化酶的催化下氧化成甘氨酸、甲醛和 H_2O_2，最后偶联 Trinder 反应，用比色法测定。

【试剂】

(1)试剂 1(HTIB 为 2,4,6-三碘-3-羟基苯甲酸)组成如下：

试剂成分	参考浓度
TAPS 缓冲液(pH 8.1)	30 mmol/L
肌酸酶(微生物)	333 μKat/L
肌氨酸氧化酶(微生物)	133 μKat/L
抗坏血酸氧化酶(微生物)	33 μKat/L
HTIB	5.9 mmol/L

(2)试剂 2(TAPS 为 N-三羟甲基代甲酸-3-氨基丙磺酸)组成如下：

试剂成分	参考浓度
TAPS 缓冲液(pH 8.0)	50 mmol/L
肌酸酶(微生物)	500 μKat/L
过氧化物酶(辣根)	16.7 μKat/L
4-氨基安替比林	2.0 mmol/L
亚铁氰化钾	163 μmol/L

(3)265 μmol/L(3 mg/dL)肌酐标准液。

【操作步骤】

肌氨酸氧化酶法测定血清肌酐按表 8-2 操作。

表 8-2　肌氨酸氧化酶法测定血清肌酐操作步骤

加入物	空白管	标准管	测定管
去离子水/mL	0.05	—	—
肌酐标准液/mL	—	0.05	—
血清/mL	—	—	0.05
试剂 1/mL	2.0	2.0	2.0
混匀，置于 37 ℃水浴 5 min，然后用空白管调零，主波长为 546 nm，次波长为 700 nm，读取测定管、标准管吸光度，分别记为 $A_{测定1}$、$A_{标准1}$			
试剂 2/mL	1.0	1.0	1.0
混匀，置于 37 ℃水浴 5 min，然后用空白管调零，主波长为 546 nm，次波长为 700 nm，比色，读取测定管、标准管吸光度，分别记为 $A_{测定2}$、$A_{标准2}$			

【计算】

$$血清肌酐(\mu mol/L)=\frac{A_{测定2}-A_{测定1}}{A_{标准2}-A_{标准1}}\times 265$$

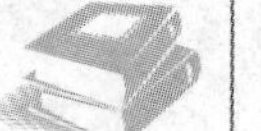

NOTE

【参考区间】

肌氨酸酶法：健康成年男性为 59～104 μmol/L；健康成年女性为 45～84 μmol/L。

【注意事项】

(1)肌酐的酶法分析是解决肌酐测定中非特异性干扰的根本途径。肌酐的酶法分析中以肌酐酶偶联肌氨酸氧化酶法较为常用。

(2)本法为了消除样品中肌酸的干扰，利用自动分析中双试剂法的特点，在试剂1中加入了肌酸酶，二步反应可以消除内源性肌酸的干扰。

(3)Trinder 反应受胆红素和维生素 C 的干扰，可通过在试剂1中加入亚铁氰化钾(或者亚硝基铁氰化钾)和抗坏血酸氧化酶消除干扰。

(4)肝素、枸橼酸、EDTA、氟化钠等在常规用量下对本测定无干扰。

【临床意义】

同本章实验一。

【评价】

1. 精密度 本法批内 CV 值为 0.41%～0.84%，批间 CV 值为 0.31%～1.01%。

2. 回收实验 回收率为 101.9%～102.0%。

3. 线性范围 肌酐在 0～4420 μmol/L 范围内，线性良好。

【思考题】

(1)试比较几种肌酐测定方法的优劣。

(2)试举例说明生化液体双试剂的优点。

实验四 脲酶-谷氨酸脱氢酶偶联速率法测定血清尿素

【实验目的】

掌握：脲酶-谷氨酸脱氢酶偶联速率法测定血清尿素的基本原理。

熟悉：脲酶-谷氨酸脱氢酶偶联速率法测定血清尿素的仪器参数设定。

了解：脲酶-谷氨酸脱氢酶偶联速率法测定血清尿素的影响因素。

【背景】

尿素的测定方法大体上可归纳为酶学方法和化学方法。酶学方法被认为是间接测定法。先用尿素酶将尿素分解成铵离子(NH_4^+)和碳酸根，然后用 Berthelot(波氏)反应或谷氨酸脱氢酶法，测定反应过程中铵离子的生成量。化学方法被认为是直接测定法。二乙酰一肟的乙酰基直接与尿素发生缩合反应，生成色原二嗪(diazine)。二乙酰一肟法必须用尿素作为标准液。

【实验原理】

尿素在脲酶催化下，水解生成氨和二氧化碳。氨在 α-酮戊二酸和还原型辅酶Ⅰ存在下，经谷氨酸脱氢酶(GLDH)催化，生成谷氨酸。同时，NADH 被氧化成 NAD^+，可在 340 nm 波长处监测吸光度下降的速率，计算样品中尿素的含量。反应式如下所示。

$$\text{尿素} + H_2O \xrightarrow{\text{尿素酶}} 2\ NH_4^+ + CO_3^{2-}$$

$$NH_4^+ + \alpha\text{-酮戊二酸} + NADH + H^+ \xrightarrow{GLDH} \text{谷氨酸} + NAD^+ + H_2O$$

【试剂与器材】

(1)酶试剂成分和在反应液中的参考浓度如下。

试剂成分	参考浓度
Tris 缓冲液(pH 8.0)	150 mmol/L
谷氨酸脱氢酶(GLDH)	≥0.72 U/mL
ADP	1.5 mmol/L
NADH	0.23 mmol/L

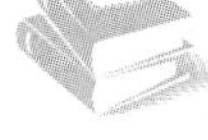

NOTE

α-酮戊二酸　　13.8 mmol/L

脲酶　　≥35.0 U/mL

(2)5 mmol/L 尿素标准应用液。

(3)器材:全自动生化分析仪或分光光度计。

【操作步骤】

(1)自动生化分析仪两点法,温度 37 ℃,波长 340 nm,延迟时间 30 s,读数时间 60 s。详细操作程序按照仪器和试剂盒说明书进行。

(2)手工法取试管 3 支,标明测定管、标准管和空白管,然后按表 8-3 操作。

表 8-3　酶法尿素测定操作步骤

加入物	空白管	标准管	测定管
无氨去离子水/mL	0.015	—	—
尿素标准应用液/mL	—	0.015	—
血清/mL	—	—	0.015
酶试剂/mL	1.5	1.5	1.5

向表 8-3 中各管依次逐管加入已预热的酶试剂,混匀后立即在分光光度计波长 340 nm 处监测吸光度下降速率,自动计算出 $\Delta A/t$。

【计算】

$$\text{尿素浓度(mmol/L)}=\frac{\text{测定 }\Delta A/t-\text{空白 }\Delta A/t}{\text{标准 }\Delta A/t-\text{空白 }\Delta A/t}\times\text{尿素标准应用液浓度}$$

【参考区间】

健康成人血清尿素浓度:2.9～8.2 mmol/L。

【注意事项】

(1)在测定过程中,各种器材和蒸馏水应无铵离子污染,否则结果偏高。

(2)样本最好用血清。

(3)血氨升高时,尿素测定结果偏高,溶血标本对测定有干扰。

【临床意义】

血液尿素浓度受多种因素的影响,分为生理性因素和病理性因素两个方面。

(1)生理性因素:高蛋白饮食引起血清尿素浓度和尿液中尿素排出量显著升高。血清尿素浓度男性比女性平均高 0.3～0.5 mmol/L。成人的日间生理波动平均为 0.63 mmol/L。妊娠妇女由于血容量增加,尿素浓度比非孕妇低。

(2)病理性因素:有肾脏因素和非肾脏因素。血液尿素增加的原因可分为肾前性、肾性及肾后性三个方面。①肾前性:最重要的原因是失水,引起血液浓缩,使肾血流量减少,肾小球滤过率减低而使血液中尿素滞留。常见于剧烈呕吐、幽门梗阻、肠梗阻和长期腹泻等。②肾性:急性肾小球肾炎、肾病晚期、肾功能衰竭、慢性肾盂肾炎及中毒性肾炎都可出现血液中尿素含量增高。③肾后性:前列腺肿大、尿路结石、尿道狭窄、膀胱肿瘤致使尿道受压等都可能使尿路阻塞,引起血液中尿素含量增加。血液中尿素减少较为少见,常见于严重的肝病,如肝炎合并广泛性肝坏死。

【评价】

(1)本法批内 CV 为 0.78%,批间 CV 为 2.94%;回收率为 93.0%～105.3%,线性范围上限为 17.85 mmol/L。

(2)血红蛋白对测定有一定的干扰,应避免标本溶血。在自动分析仪中测定,因标本被大量稀释,故不受其他含氮化合物、胆红素、血红蛋白及高血脂的干扰。

【思考题】

(1)试述脲酶-谷氨酸脱氢酶偶联速率法测定血清尿素的优点。

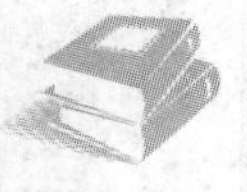

NOTE

(2)为什么血氨升高会使测定结果偏高?

实验五 脲酶-波氏比色法测定血清尿素

【实验目的】

掌握：脲酶-波氏比色法测定血清尿素的基本原理。

熟悉：脲酶-波氏比色法测定血清尿素的操作方法和方法学评价。

【实验原理】

脲酶水解尿素产生 2 分子氨和 1 分子二氧化碳，氨在碱性介质中与苯酚及次氯酸钠反应，生成蓝色的吲哚酚阴离子，此过程需用亚硝基铁氰化钠催化反应。蓝色吲哚酚的生成量与尿素含量成正比，在 630 nm 波长处有吸收峰。

【试剂】

1. 酚显色剂 苯酚 10 g，亚硝基铁氰化钠（含 2 分子水）0.05 g，溶于 1 L 无氨去离子水中，存放于 4 ℃可保存 2 个月。

2. 碱性次氯酸钠溶液 氢氧化钠 5 g 溶于无氨去离子水中，加"安替福明"8 mL（相当于次氯酸钠 0.42 g），再加无氨去离子水至 1 L，置于棕色瓶内，4 ℃可保存 2 个月。

3. 脲酶储备液 脲酶（比活性为 3000～4000 U/g）0.2 g 置于 20 mL 50%甘油中，4 ℃可保存 6 个月。

4. 脲酶应用液 脲酶储备液 1 mL，加 10 g/L EDTA-Na_2溶液（pH 6.5）至 100 mL，4 ℃保存可稳定 1 个月。

5. 尿素标准液（5.0 mmol/L） 目前该标准液均由试剂盒直接提供。

【操作步骤】

脲酶-波氏比色法测定血清尿素按表 8-4 操作。

表 8-4 脲酶-波氏比色法测定血清尿素操作步骤

加入物	测定管	标准管	空白管
脲酶应用液/mL	1.0	1.0	1.0
血清/mL	0.01	—	—
尿素标准液/mL	—	0.01	—
无氨去离子水/mL	—	—	0.01
混匀，37 ℃水浴 15 min			
酚显色剂/mL	5.0	5.0	5.0
碱性次氯酸钠/mL	5.0	5.0	5.0

混匀，置于 37 ℃水浴 20 min。波长 630 nm 处，用空白管调零，读取吸光度。

【计算】

$$尿素(mmol/L)=\frac{A_{测定}}{A_{标准}}\times 5$$

【参考区间】

健康成人血清尿素浓度：2.9～8.2 mmol/L。

【注意事项】

（1）本法亦能测定尿液中尿素，但尿中的氨比血清中的氨多 1000 多倍，因而测定尿氨时，氨必须经过校正，可测定用脲酶处理前尿标本中的氨以校正内源性氨。

（2）空气中氨气对试剂或玻璃器皿的污染或使用铵盐抗凝剂可使结果偏高。高浓度氟化物可抑制尿素酶，引起结果假性偏低。

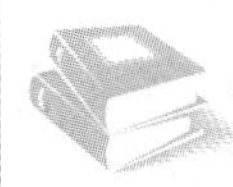
NOTE

【临床意义】

同本章实验四。

【评价】

(1)呈色稳定性:在 1 h 内吸光度的波动仅为 0.005,12 h 后较最初吸光度读数也仅增高 0.01～0.02。

(2)本法批内 CV<1.8%,批间 CV<2.7%;回收率为 96.71%～103.35%;与酶偶联法对照测定患者标本 37 例,相关系数(r)为 0.972;线性范围较宽,达 0～17.58 mmol/L。

(3)大气及试剂用水中的氨可明显干扰尿素的测定,使结果假性增高。酶工作液接触大气 8 天后,测量值上升 1.07 mmol/L;去离子水明显吸收氨,使测量值明显升高。胆红素在 34.2 μmol/L 以上时尿素测量值有不同程度的降低,在 25.65～68.4 μmol/L 时,平均降低 0.47 mmol/L,但与胆红素含量不成正比。

【思考题】

本法测定血清尿素浓度的影响因素有哪些?

实验六　内生肌酐清除率的测定

【实验目的】

掌握:内生肌酐清除率测定的基本原理和方法。

熟悉:内生肌酐清除率的临床意义。

【背景】

血液中许多物质的排泄都是通过肾小球滤过的形式清除,肾小球滤过率(glomerular filtration rate,GFR)可作为衡量肾小球滤过功能的重要标志。实际上,GFR 是无法直接进行测定的,但可以通过测定某物质清除率的方法间接求出。用于 GFR 测定的物质主要有菊粉、肌酐、甘露醇、硫代硫酸钠等。在这些被用于 GFR 测定的物质中,菊粉全部由肾小球滤出,肾小管既不吸收也不分泌,能完全反映肾小球滤过率,是 GFR 测定最理想的物质。但由于该法繁杂,故临床已极少使用。目前最常用的是内生肌酐清除率测定。肌酐是人体肌肉中磷酸肌酸的代谢产物,以约 1 mg/min 的恒定速度产生并排入血液中,通过肾小球滤过,仅少量由近端小管排泄,不被肾小管重吸收。

【实验原理】

通过测定血和尿中肌酐含量来计算每分钟或 24 h 有多少毫升血浆中的肌酐通过肾脏被清除,此值称为内生肌酐清除率。内生肌酐清除率与个体的大小有关,可用体表面积来校正。

【操作步骤】

实验前 3 天,嘱受检者禁食肉类,避免饮用咖啡或茶,停用利尿剂,避免剧烈运动。适量饮水,使尿量不少于 1 mL/min。收集 24 h 尿样的同时,抽静脉血 3 mL,同时测定血、尿肌酐含量。

【计算】

$$\text{内生肌酐清除率(L/24 h)}=\frac{\text{尿中肌酐}(\mu\text{mol/L})}{\text{血中肌酐}(\mu\text{mol/L})}\times 24\ \text{h 尿量}$$

$$\text{内生肌酐清除率(mL/min)}=\text{L/24 h}\times\frac{1000}{1440}$$

$$\text{校正后内生肌酐清除率(mL/min)}=\text{内生肌酐清除率}\times\frac{1.73}{\text{体表面积}(\text{m}^2)}$$

体表面积可查阅人体体表面积计算图。

【参考区间】

男:(105±20) mL/min。女:(95±20) mL/min。

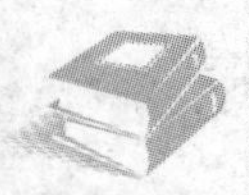

NOTE

【注意事项】

(1)最常见误差来源是尿液收集时间记录不准,或部分尿液丢失,因此要准确收集尿液。要避免尿液在膀胱内潴留造成负误差，即要排空膀胱。

(2)收集尿液期间避免做剧烈运动。

(3)不同体表面积对结果影响很大，每个个体都应查体表面积计算图得出此值。

【临床意义】

血浆肌酐(Scr)浓度反映肾小球滤过功能，与内生肌酐清除率(Ccr)共同用于慢性肾功能不全的分期：

第一期(肾功能不全代偿期)：Scr 133～177 μmol/L；Ccr 50～80 mL/min。

第二期(肾功能不全失代偿期)：Scr 178～442 μmol/L；Ccr 50～20 mL/min。

第三期(肾功能衰竭期)：Scr 443～707 μmol/L；Ccr 20～10 mL/min。

第四期(尿毒症末期)：Scr≥707 μmol/L；Ccr＜10 mL/min。

【思考题】

(1)内生肌酐清除率为何需要用体表面积校正？

(2)血清肌酐明显增高时对内生肌酐清除率测定有何影响？

实验七　免疫透射比浊法测定血清胱抑素 C

【实验目的】

熟悉：免疫透射比浊法测定血清胱抑素 C 的基本原理和仪器参数设置。

了解：血清胱抑素 C 测定的临床意义。

【背景】

胱抑素 C(cystatin C，简称 Cys-C)亦称半胱氨酸蛋白酶抑制剂 C，是一种由 120 个氨基酸组成，分子质量为 13 kDa 的碱性非糖化蛋白质，由机体所有有核细胞产生，产生率恒定。循环血液中 Cys-C 几乎仅经肾小球过滤而被清除，是反映肾小球滤过率变化的理想的内源性标志物。作为肾小球滤过率(GFR)的标志物，Cys-C 的敏感性和特异性均优于血清肌酐。

【实验原理】

血清中胱抑素 C 与超敏化的抗体胶乳颗粒反应，产生凝集，使反应溶液浊度增加。其浊度的增加值与血清中胱抑素 C 的浓度成正比，可在波长 570 nm 处监测吸光度的增加速率，并与标准品对照，计算出胱抑素 C 的浓度。

【试剂与器材】

1. 试剂

(1)试剂 1：Tris 缓冲液。

(2)试剂 2：抗人胱抑素 C 单克隆抗体乳胶颗粒悬浊液。

(3)胱抑素 C：标准品。

2. 器材　全自动生化或免疫比浊分析仪。

【操作步骤】

(1)设定主要参数：透射比浊法，反应温度 37 ℃，主波长 570 nm，次波长 800 nm，详细参数设定应根据自动生化分析仪和试剂盒说明书操作。

(2)取试剂盒配套的高、中、低浓度的标准品，稀释成系列浓度，按照操作方法进行测定，读取各浓度标准管的 $\Delta A/t$ 与相应的胱抑素 C 浓度绘制标准曲线。

(3)将 3 μL 血清加入 125 μL 试剂 1 中，混匀，孵育 5 min，再加 125 μL 试剂 2，混匀，延迟时间 60 s，检测时间 90 s，记录吸光度增高速率($\Delta A/t$)。

【计算】

根据血清样品的 $\Delta A/t$，可从标准曲线上查出血清胱抑素 C 的浓度(mg/L)。

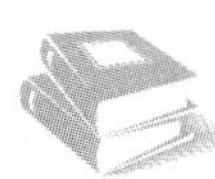

NOTE

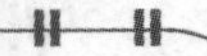

【参考区间】

健康成人血清/血浆胱抑素 C 浓度为 0.59～1.03 mg/L。建议各实验室建立自己的参考区间。

【注意事项】

(1)血红蛋白＜460 mg/dL,抗坏血酸＜2.8 mmol/L(50 mg/dL),二酰甘油＜10 mmol/L,类风湿因子(RF)＜240 U/mL 时,对本测定不产生干扰。

(2)不同来源的标准品,参考区间会有一定的差异。

【临床意义】

1. 评价肾小球滤过功能　能较灵敏地反映早期肾脏损伤,是优于肌酐的内源性指标。

2. 糖尿病肾脏早期损伤的评价　在患糖尿病而无证据证明有肾脏损伤时,定期检测肾脏功能以及时发现肾脏早期并发症。在患糖尿病且发现肾脏损伤后,监测病情进展情况,及时调整治疗方案。

3. 在高血压患者中的应用　40%以上高血压患者在病程中、晚期可出现高血压肾脏并发症。高血压肾病发病率高,早期无明显自觉症状,早期发现十分有意义。

4. 在化疗和免疫性疾病中的应用　肿瘤及免疫性疾病的治疗药物都对肾小球有一定的损伤,对这类患者应及时关注其肾功能状况,以适当调整治疗方案。

5. 在肝硬化患者中的应用　肝硬化伴肾功能损伤时血浆体积明显降低,因此早期发现患者肾功能受累极其重要,可防止肝肾综合征的发生。

【评价】

(1)本法线性范围可达 0～8 mg/L。如标本浓度超过线性范围上限时,血清需用生理盐水稀释后重新测定,结果乘以稀释倍数。

(2)本法检测灵敏度为 0.05 mg/L,当样品浓度在 0.53～2.02 mg/L 时,批内 CV 为 1.09%～1.41%,批间 CV 为 1.38%～2.10%。

【思考题】

血液 Cys-C 浓度受肾小管功能影响吗？为什么？

实验八　免疫比浊法测定血(尿)β_2-微球蛋白

【实验目的】

熟悉:免疫比浊法测定血(尿)β_2-微球蛋白的基本原理和仪器参数设置。

了解:血(尿)β_2-微球蛋白测定的临床意义。

【背景】

β_2-微球蛋白(β_2-MG)是由淋巴细胞、血小板、多形核白细胞产生的一种小分子球蛋白,相对分子质量为 11800,它是细胞表面人类白细胞抗原(HLA)的 β 链(轻链)部分,分子内含一对二硫键,不含糖,广泛存在于血浆、尿液、脑脊液、唾液以及初乳中。正常人 β_2-微球蛋白的合成率及从细胞膜上的释放量相当恒定,β_2-微球蛋白可以从肾小球自由滤过,99.9%在近曲小管重吸收并被降解,故正常情况下 β_2-微球蛋白的排出是很微量的,因此,血清 β_2-微球蛋白的升高可反映肾小球滤过功能受损或滤过负荷是否增加的情况;而尿液中排出 β_2-微球蛋白增高,则提示肾小管损害或滤过负荷增加。

【实验原理】

血(尿)标本中的 β_2-MG 与包被胶乳颗粒上的抗人 β_2-MG 形成免疫复合物,产生的浊度与样品中的 β_2-MG 含量成正比,用比浊法进行测定,可求得样品中 β_2-MG 含量。

【试剂与器材】

1. 试剂

(1)试剂 1:0.2 mmol/L 氯化铵溶液(含 0.9 g/L 叠氮钠)。

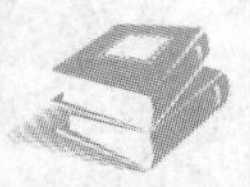

NOTE

(2)试剂2:抗人β_2-MG致敏乳胶微粒(含0.9 g/L叠氮钠)。

(3)β_2-MG校准品和质控品。

2.器材 全自动生化或免疫比浊分析仪。

【操作步骤】

主要参数:透射比浊法,反应温度37 ℃,主波长540 nm,次波长700 nm,详细参数设定应根据自动生化分析仪和试剂盒说明书操作。

【计算】

建立标准液吸光度(浊度)-浓度工作曲线。计算样品$\Delta A/t$,并在工作曲线上读取浓度值(mg/L)。

【参考区间】

随机尿:0.1～0.3 mg/L。24 h尿:0.03～0.37 mg。血清:1.0～3.0 mg/L。

【注意事项】

(1)本法的检测范围为0～18 mg/L。当样品测量值超过上限时,应将样品稀释,重新测定,结果乘以稀释倍数。

(2)在每一批标本中都应把非定值血清质控作为未知标本进行分析,以2S为质控警告限,3S为失控限,绘制质控图,判断是否在控。质控规则参见室内质控操作规程及SOP文件。

(3)内源性干扰物溶血为800 mg/mL、脂血1000 mg/mL、黄疸30 mg/mL、抗坏血酸300 mg/mL对测定结果无明显影响。

【临床意义】

在急慢性肾盂肾炎时,因肾脏受损,故尿β_2-微球蛋白升高,而膀胱炎患者β_2-微球蛋白正常;肾移植患者血、尿β_2-微球蛋白明显增高,提示机体发生排斥反应,因β_2-微球蛋白合成加速,虽肾清除增多,但血β_2-微球蛋白仍增高。一般在移植后2～3天血β_2-微球蛋白上升至高峰,随后逐渐下降。肾移植后连续测定的血、尿β_2-微球蛋白值可作为肾小球和肾小管病变的敏感指标。脑脊液中β_2-MG的检测对中枢神经系统白血病的诊断有特别的意义。

【评价】

线性范围:0.5～16 mg/L。检测结果的相对不准确度在±10%以内。批内CV<2.35%,批间CV<4.45%。

【思考题】

(1)临床检验中,血液β_2-MG的测定方法还有哪些?

(2)随机尿β_2-MG测定的影响因素有哪些?

实验九 免疫透射比浊法测定尿微量白蛋白

【实验目的】

熟悉:免疫透射比浊法测定尿微量白蛋白的基本原理、操作和注意事项。

了解:尿微量白蛋白测定的临床意义。

【背景】

测定尿微量白蛋白(mAlb)的方法主要有两类:一类是染料结合法,此类方法虽简单、快速,但灵敏度、特异性较低;另一类为免疫学方法,有散射比浊法和透射比浊法两种。前者需专门的设备,后者适用于手工和各型生化分析仪,且有试剂盒供应,简便快速,在临床已广泛应用。以下主要介绍临床常用的免疫透射比浊法。

【实验原理】

尿液中的白蛋白与抗人白蛋白特异性抗体作用生成抗原抗体复合物,产生浊度,浊度大小与尿液中白蛋白的含量成正比,用透射比浊法测定波长340 nm处吸光度,与同样方法处理的标准品制

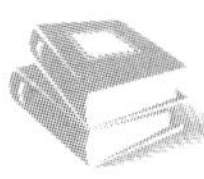
NOTE

备的校准曲线比较，得出尿液中白蛋白的含量。

【试剂与器材】

1. 试剂 尿微量白蛋白缓冲液（Tris）30 mL、尿微量白蛋白抗血清试剂（猪抗人白蛋白）0.5 mL、定标液（人血清白蛋白）2.0 mL。

2. 器材 全自动生化或免疫比浊分析仪。

【操作步骤】

主要参数：透射比浊法，反应温度 37 ℃，波长 340 nm。详细参数设定应根据自动生化分析仪和试剂盒说明书操作。

【计算】

建立标准液吸光度（浊度）-浓度工作曲线。计算样品 $\Delta A/t$，并在工作曲线上读取浓度值（mg/L）。

【参考区间】

成人 24 h 尿：＜30 mg。随机尿微量白蛋白（mAlb）/肌酐（Cr）：＜30 mg/g。

【注意事项】

(1)尿培养标本严格遵守无菌操作原则，并要及时送检。

(2)试剂避免反复冻融，以免失效或效率下降。

(3)随机尿 mAlb 测定易受尿液浓缩、稀释等因素影响，而尿 mAlb/Cr 测定（ACR）相对较为稳定，能更准确反映肾小球滤过功能。

【临床意义】

(1)肾脏疾病的早期诊断：肾小球肾炎、糖尿病肾病以及隐匿性肾炎患者，肾小球滤过膜损伤时，尿白蛋白含量升高，并出现在尿常规蛋白定性阳性之前，是早期肾小球损伤的敏感指标之一。

(2)监测糖尿病和高血压患者的肾功能状态：定期对糖尿病、原发性高血压患者 mAlb 进行监测，可了解肾脏是否有早期损伤。

(3)肾小球和肾小管损伤的鉴别诊断：同时监测尿液 mAlb、β_2-MG，可以对肾小球和肾小管损伤做出初步鉴别诊断。尿 mAlb 升高多见于肾小球损伤，且升高程度与肾小球损伤程度相关；肾小管损伤时则以尿 β_2-MG 升高为主。

(4)mAlb 升高亦见于肾外恶性肿瘤、急性胰腺炎、外伤、大手术后等。

【评价】

(1)本法线性范围在 4～200 mg/L。尿白蛋白浓度若超过 500 mg/L，结果可呈假性降低。因此疑似高浓度标本时，分析前应以生理盐水稀释至 4～200 mg/L。

(2)在医学决定水平浓度下（30 mg/L），试剂与样本反应产生的吸光度≥0.01。准确度：相对偏差在±15%以内。精密度：批内 CV≤10%；批间 CV≤15%。

【思考题】

(1)临床检验中，尿 mAlb 的测定方法还有哪些？

(2)尿 mAlb 测定的主要临床意义有哪些？

（董青生）

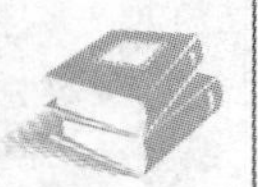

NOTE

第九章　心血管疾病的生物化学检验实验

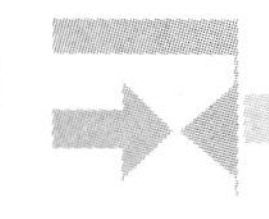

广义的心血管系统疾病又称为循环系统疾病，是心脏血管疾病、脑血管疾病和外周血管疾病的总称。本章心血管系统疾病是指以心脏和血管异常为主的循环系统疾病，包括冠心病、心肌病、高血压及各种原因导致的心功能不全等。心血管疾病一直以来在世界范围内保持着高发病率和死亡率。心血管疾病的临床生物化学检验以心血管疾病发生的生物化学机制和生物化学改变为基础，提供相关疾病的生物化学指标，在该类疾病的预防、诊断、发生风险和病情评估、治疗决策、疗效观察及预后判断中起重要的作用。

实验一　酶偶联紫外连续监测法测定血清肌酸激酶

【实验目的】

掌握：酶偶联连续监测法测定血清肌酸激酶的操作方法。

熟悉：酶偶联连续监测法测定血清肌酸激酶的基本原理。

了解：血清肌酸激酶测定的影响因素和临床意义。

【背景】

肌酸激酶(CK)是与细胞能量转运、肌肉收缩、ATP 再生有直接关系的重要激酶，可逆催化肌酸与 ATP 之间的转磷酰基反应。CK 主要分布于骨骼肌、心肌和脑，是心肌中重要的能量调节酶。心肌损伤时，CK 从受损细胞释放入血，使血清 CK 升高，是当今应用最广的心肌损伤标志物。CK 测定有比色法、荧光光度法和酶偶联法等。比色法应用磷酸肌酸或肌酸为底物进行测定，无机磷酸法、肌酸显色法是比较常用的方法，前者底物和试剂易得，反应过程稳定；后者反应速度较快，灵敏度高，不受血中无机磷的干扰。荧光法快速、敏感，巯基化合物不产生干扰，试剂易得，操作条件易于掌握，但需要荧光光度计。酶偶联连续监测法是 IFCC 推荐的 CK 常规测定方法。

【实验原理】

在肌酸激酶的催化下，磷酸肌酸与 ADP 反应生成肌酸和 ATP，生成的 ATP 在己糖激酶(HK)的催化下与葡萄糖反应，生成葡萄糖-6-磷酸和 ADP，葡萄糖-6-磷酸在葡萄糖-6-磷酸脱氢酶(G-6-PDH)作用下被氧化成 6-磷酸葡萄糖酸，同时 $NADP^+$ 被还原为 NADPH。NADPH 在 340 nm 波长处有较强吸收，底物过剩的情况下，NADPH 生成速率与 ATP 生成速率成正比，通过监测 NADPH 生成测定 CK 活性。

$$\text{磷酸肌酸}+\text{ADP}\xrightarrow{\text{CK}}\text{肌酸}+\text{ATP}$$

$$\text{ATP}+\text{葡萄糖}\xrightarrow{\text{HK}}\text{葡萄糖-6-磷酸}+\text{ADP}$$

$$\text{葡萄糖-6-磷酸}+\text{NADP}^+\xrightarrow{\text{G-6-PDH}}\text{6-磷酸葡萄糖酸}+\text{NADPH}+\text{H}^+$$

【试剂】

1. 试剂

(1)试剂 1：己糖激酶(HK)4000 U/L，葡萄糖-6-磷酸脱氢酶(G-6-PDH)2800 U/L，烟酰胺腺嘌呤二核苷酸磷酸氧化型(NADP)2 mmol/L，ADP 2 mmol/L，醋酸镁 10 mmol/L，AMP 5 mmol/L 二腺苷-5′五磷酸(Ap5′A)0.01 mmol/L，N-乙酰-L-半胱氨酸 20 mmol/L。

(2)试剂 2：磷酸肌酸 30 mmol/L，咪唑缓冲液 100 mmol/L，D-葡萄糖 20 mmol/L。

目前各商品试剂与上述试剂相似，具体成分及浓度存在一定差异，详见试剂说明书。

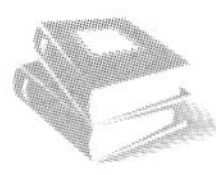

NOTE

2. 校准物　选用商品化试剂盒生产厂商提供的定值校准物，具体浓度详见厂商说明书。

【操作步骤】

(1)标本宜采用新鲜血清或肝素抗凝血浆样本。红细胞中含有的腺苷酸激酶(AK)可直接参与反应，标本应避免溶血。

(2)取试管 3 支，分别标明测定管、标准管和空白管，然后按表 9-1 操作。

表 9-1　酶偶联连续监测法测定血清肌酸激酶操作步骤

加　入　物	测定管(U)	标准管(S)	空白管(B)
试剂 1/mL	0.80	0.80	0.80
血清/mL	0.02	—	—
校准物/mL	—	0.02	—
蒸馏水/mL	—	—	0.02
充分混匀，在 37 ℃保温 3 min			
试剂 2/mL	0.20	0.20	0.20
充分混匀，延滞期 2 min			

以空白管调零，在 340 nm 波长处读取各管初始吸光度，并连续监测吸光度 2 min，准确测定平均每分钟吸光度变化值($\Delta A/t$)。

【结果计算】

$$\text{CK 活性单位(U/L)}=\frac{\Delta A_{U}}{\Delta A_{S}}\times\text{校准品活性单位}$$

【参考区间】

中国成年人群：男性为 50～310 U/L；女性为 40～200 U/L。

【注意事项】

(1)EDTA、柠檬酸、氟化物等抗凝剂抑制 CK 活性，此类血浆标本不宜用作 CK 测定。CK 因活性中心含易氧化的活性巯基，相对不稳定，标本采集后应在 24 h 内测定。如果不能及时测定，应将其血清(浆)分离后置于低温冻结保存。

(2)340 nm 波长处试剂空白吸光度应不高于 0.5，试剂空白吸光度变化率应不高于 0.002，试剂应置于 2～8 ℃密闭避光保存。

(3)肌内注射氯丙嗪(冬眠灵)和抗生素可引起 CK 增高。

(4)血清 CK 活性过高时，要用生理盐水或已知浓度的血清稀释后重测。

(5)CK 酶分子含有酶活性所必需的—SH，故在体外测定时为获得最佳酶活性，必须加入—SH 活化剂如 β-巯基乙醇、半胱氨酸、谷胱甘肽等。

【临床意义】

(1)血清 CK 测定主要用于骨骼肌和心肌损伤相关疾病的实验诊断。CK 是心肌梗死患者血清中出现较早的酶之一，急性心肌梗死(AMI)后 3～8 h 血清 CK 水平开始升高，10～24 h 达峰值。CK 半衰期为 10～12 h，若无再梗死或其他损伤，2～3 天恢复至正常水平，所以 CK 测定有利于 AMI 的早期诊断，尤其对心电图不易诊断的心内膜下心肌梗死和复发性心肌梗死较有价值。CK 增高的程度与心肌损伤的程度基本一致。

(2)血清 CK 极度升高可见于全身性肌肉疾病，各种类型的进行性肌萎缩时，血清 CK 明显增高。在病毒性心肌炎、进行性肌营养不良、多发性肌炎、严重肌肉创伤、脑血管意外、休克、破伤风、甲状腺功能减退症等疾病时，CK 也可升高。一些非疾病因素如剧烈运动、各种插管及手术、肌内注射氯丙嗪(冬眠灵)和抗生素等情况也可能引起 CK 活性增高。

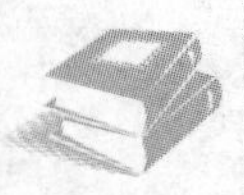

NOTE

(3)在少数肿瘤、脑梗死、甲状腺功能亢进症、系统性红斑狼疮、慢性关节炎、肺气肿、慢性支气管炎合并感染者、胆结石合并严重感染患者、糖尿病晚期患者血清中 CK 活性有不同程度的降低，应用类固醇制剂、避孕药及化疗也可使 CK 活性降低。

【评价】

(1)标本中胆红素<400 mg/L，血红蛋白<10 g/L，甘油三酯(脂肪乳剂溶液)<1.25 g/L，抗坏血酸<1 g/L 时，对测定结果没有明显干扰。

(2)线性范围为 24～1500 U/L，线性相关系数≥0.99。100～1500 U/L 范围内，相对偏差应不高于 10%；24～100 U/L 范围内，绝对偏差应不高于 10 U/L。

(3)精密度：批内 CV<3.75%，批间 CV<5%。

【思考题】

(1)试解释 CK 测定结果增高的常见原因。

(2)剧烈运动或抽静脉血时，挤压组织是否对测定结果有影响？为什么？

实验二　免疫抑制法测定血清肌酸激酶同工酶 CK-MB

【实验目的】

掌握：免疫抑制法测定血清肌酸激酶同工酶 CK-MB 操作方法。

熟悉：免疫抑制法测定血清肌酸激酶同工酶 CK-MB 的基本原理。

了解：血清肌酸激酶同工酶 CK-MB 测定的影响因素和临床意义。

【背景】

肌酸激酶是二聚体结构，由 M 和 B 两个亚单位组成同工酶形式，即 CK-MM、CK-MB 和 CK-BB，正常人血液中 CK 大部分是 CK-MM，CK 同工酶的测定主要是以评估心肌损伤为目的的 CK-MB 测定。CK-MB 测定方法有离子交换色谱法、电泳法、免疫抑制法和化学发光法等。离子交换色谱法和电泳法操作复杂，耗时较长。免疫抑制法操作简单、快速，灵敏度高，有成品试剂盒供应，可用于自动化分析做批量测定，为临床常用方法。

【实验原理】

CK-MB 由 CK-M 和 CK-B 亚单位组成。用抗人 CK-M 抗体与样品血清共孵育，抑制样品血清中 CK-MM 和 CK-MB 的 M 亚单位活性，用酶偶联法测定 CK-B 的活性，反应原理见本章实验一。正常情况下，由于血清中 CK-BB 含量甚微，可忽略不计，因此所得 CK-B 活性乘以 2 即可代表 CK-MB 的活性值。

【试剂】

(1)128 mmol/L 咪唑-醋酸盐缓冲储备液(pH 7.0)。

(2)试剂 1：取上述缓冲储备液 90 mL，加 ADP 98 mg、AMP 211 mg、二腺苷-5-磷酸锂盐(AP5A)1.1 mg、D-葡萄糖 414 mg、NADP 181 mg 及 N-乙酰半胱氨酸 375 mg，用 1 mol/L 醋酸调节 pH 至 6.7；再加入己糖激酶 260 U、葡萄糖-6-磷酸脱氢酶 175 U 和多克隆抗 CK-M 抗体(>200 U)，蒸馏水定容至 100 mL。此液制备后，在 340 nm 波长处的吸光度应小于 0.35，在 4 ℃可稳定 5 天，室温稳定 6 h，-20 ℃至少 1 周。

(3)试剂 2：取磷酸肌酸二钠盐 1.25 g，蒸馏水溶解并定容至 10 mL。此液制备后，在 340 nm 波长处的吸光度应低于 0.15，在 4 ℃可稳定 3 个月，-20 ℃至少稳定 1 年。

商品试剂具体成分及浓度详见试剂说明书。

【操作步骤】

(1)标本宜采用新鲜血清样本。

(2)取试管 2 支，分别标明测定管和空白管，然后按表 9-2 操作。

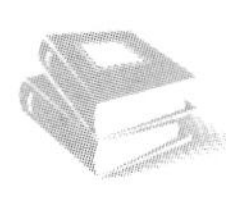
NOTE

表 9-2　免疫抑制法测定血清肌酸激酶同工酶 CK-MB 操作步骤

加入物	测定管	空白管
试剂 1/mL	2.00	2.00
血清/mL	0.10	—
蒸馏水/mL	—	0.10
充分混匀，在 37 ℃保温 5 min		
试剂 2/mL	0.50	0.50
充分混匀，延滞期 2 min		

以空白管调零，在 340 nm 波长处读取各管初始吸光度，并连续监测吸光度 3 min，准确测定平均每分钟吸光度变化值($\Delta A/t$)。

【结果计算】

$$\text{CK-MB 活性单位(U/L)}=(\Delta A/t)\times\frac{10^6}{6220}\times 26\times 2=(\Delta A/t)\times 8360$$

式中，6220 L/(mol·cm)为 NADPH 在 340 mm 波长处的摩尔吸光系数，26 为反应液总体积与血清用量的比值。

【参考区间】

血清 CK-MB≤25 U/L，数据引自制造商说明书，实验室应验证所引用的参考区间或建立本实验室的参考区间。

【注意事项】

(1)当总 CK 测量值>2000 U/L 时，宜用生理盐水稀释后再测定，测定结果乘以稀释倍数。混合血清 56 ℃孵育 2 h 后即不含 CK，可以用于稀释高浓度样本。

(2)溶血、黄疸和脂血对测定结果有干扰。EDTA、柠檬酸盐和氟化物影响测定结果，不能用上述抗凝剂抗凝的血浆样本。

(3)过量的 Mg^{2+}、Cl^-、$SO_4{}^{2-}$，重金属离子如 Zn^{2+}、Cu^{2+}、Mn^{2+}，过量的 ADP、L-甲状腺素、尿酸等物质会抑制样本中肌酸激酶的活性。

(4)颅脑损伤、中枢神经系统疾病等原因可引起血清中 CK-BB 含量升高，恶性肿瘤、肝硬化等疾病时可能存在巨 CK，用免疫抑制法测定 CK-MB 活性时，升高的 CK-BB 和巨 CK 均不被抗 M 亚单位抗体抑制，导致检测结果出现 CK-MB 活性假性升高，在诊断急性心肌梗死和解释结果时应谨慎。

(5)空白管吸光度应低于 0.600，空白管吸光度变化率应低于 0.005/min。

【临床意义】

(1)CK-MB 是早期诊断 AMI 的重要指标，与肌红蛋白、肌钙蛋白组成心肌损伤早期标志物，也可以用于估计梗死或再梗死范围大小。AMI 发生 4～6 h 时 CK-MB 即可升高，24 h 达峰值，48～72 h 恢复正常。如果梗死后 3～4 天，CK-MB 仍持续不降，表明心肌梗死仍在继续进行，如果已下降的 CK-MB 再次升高则提示原梗死部位病变扩展或有新的梗死病灶，如果胸痛患者在 48 h 内尚未出现 CK-MB 升高，或小于总活性的 2 倍，即可排除急性心肌梗死的诊断。临床上常以 CK-MB 超过 CK 总活性正常均值的 10 倍(免疫抑制法)作为急性心肌梗死的诊断依据。

(2)风湿性心脏病、心包积液、心肌炎、室上性心律不齐、充血性心力衰竭等，均可引起血清 CK-MB 升高。

(3)创伤和手术造成的骨骼肌损伤可导致 CK-MB 活性超过参考区间上限，临床可采用 CK-MB/CK 的值提高对心肌梗死患者的诊断特异性。

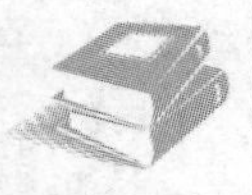

【评价】

(1)标本中胆红素<200 μmol/L，抗坏血酸<0.4 g/L 时，对测定结果没有明显干扰。线粒体

NOTE

肌酸激酶(CK-Mt)、肌酸激酶同工酶(CK-BB)、巨 CK 对测定结果有明显干扰。

(2)线性范围为 0～1000 U/L,线性相关系数≥0.99。100～1000 U/L 范围内,相对偏差应不高于 10%;0～100 U/L 范围内,绝对偏差应不高于 10 U/L。

(3)精密度:批内 CV≤4.7%,批间 CV≤5.9%。

(4)免疫抑制法测定 CK-MB 需制备抗体,测定成本相对较高。

【思考题】

(1)免疫抑制法测定 CK-MB 活性检测原理有何缺陷?

(2)CK-MB 测定结果正常可否排除 AMI 的发生?

实验三 酶循环法测定血清同型半胱氨酸

【实验目的】

掌握:酶循环法测定血清同型半胱氨酸的操作步骤。

熟悉:酶循环法测定血清同型半胱氨酸的反应原理。

了解:酶循环法测定血清同型半胱氨酸的影响因素和临床意义。

【背景】

近年来,同型半胱氨酸(homocysteine,HCY)是心脑血管疾病的独立危险因子已成为人们的共识,检测其在血中浓度用于心血管疾病的危险性评估越来越广泛。HCY 的检测方法有高效液相色谱法、荧光偏振免疫法、酶联免疫吸附法、化学发光微粒子免疫分析法、酶循环法等。高效液相色谱法设备要求高、技术操作复杂;荧光偏振免疫试剂价格昂贵;酶联免疫吸附法检测周期较长,不适合少量标本的检测。目前常用化学发光微粒子免疫分析法和酶循环法测定,而酶循环法因其操作便利、检测高效、成本较低已成为 HCY 临床检测的常规方法。

【实验原理】

(1)还原血清或血浆中同型半胱氨酸以 3 种形式存在:氧化型蛋白 HCY、二聚同型半胱氨酸、还原同型半胱氨酸(仅占 1%)。在三(2-羧乙基)膦盐酸盐(TCEP)存在的情况下被还原为游离的 HCY。

(2)游离的 HCY 在 HCY-甲基转移酶(HMT)催化下与 S-腺苷甲硫氨酸(SAM)反应生成甲硫氨酸和 S-腺苷同型半胱氨酸(SAH)。SAH 被 SAH-水解酶水解形成腺苷和 HCY。生成的 HCY 进入 HCY 甲基转移酶催化的转化反应,形成循环反应。循环反应明显放大了检测信号。

形成的腺苷立即脱氨转化为次黄苷和氨,氨进一步在谷氨酸脱氢酶(GLDH)催化下和 NADH 反应,将 NADH 转变为 NAD^+。在 340 nm 波长处检测,NADH 减少造成的吸光度下降值与样品中同型半胱氨酸的浓度在一定范围内成比例。

酶循环法测定 HCY 反应式如下:

$$\text{HCY}+\text{SAM}\xrightarrow{\text{HMT}}\text{甲硫氨酸}+\text{SAH}$$

$$\text{SAH}\xrightarrow{\text{SAH-水解酶}}\text{HCY}+\text{腺苷}$$

$$\text{腺苷}+H_2O\xrightarrow{\text{ADA}}\text{次黄苷}+NH_3$$

$$NH_3+\text{NADH}+\alpha\text{-酮戊二酸}\xrightarrow{\text{GLDH}}\text{L-谷氨酸}+NAD^+ + H_2O$$

【试剂】

1. 试剂

(1)试剂 1:三(2-羧乙基)膦盐酸盐(TCEP)0.5 mmol/L,NADH 0.3 mmol/L,S-腺苷甲硫氨酸(SAM)0.1 mmol/L。

(2)试剂 2:HCY-甲基转移酶≥5 kU/L,谷氨酸脱氢酶≥10 kU/L,SAH-水解酶≥3 kU/L,腺苷脱氨酶≥5 kU/L。

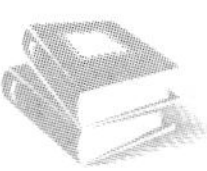

NOTE

2. 校准品 选用商品化试剂盒生产厂商提供的定值校准品，具体浓度详见厂商说明书。

【操作步骤】

(1)准备新鲜空腹血清或血浆(肝素锂或EDTA-K_2抗凝)样本。静脉血采集后尽快分离血清或血浆。血清或血浆在室温下可稳定4天，2～8 ℃密闭冷藏放置时可稳定近4周，－20 ℃冷冻可长期保存，避免反复冻融。融化样本测定时，如果出现颗粒物、红细胞或混浊时，应先离心，并待标本恢复至室温。

(2)取试管3支，分别标明测定管、标准管和空白管，然后按表9-3操作。

表9-3 酶循环法测定同型半胱氨酸操作步骤

加入物	测定管(U)	标准管(S)	空白管(B)
试剂1/μL	240	240	240
去离子水/μL	—	—	13
校准品/μL	—	13	—
血清/μL	13	—	—
充分混匀，在37 ℃保温5 min后加入试剂2			
试剂2/μL	65	65	65

混匀后37 ℃保温3 min，以空白管调零，在340 nm波长处读取0～2 min的吸光度，计算$\Delta A/t$。

【结果计算】

$$样本\ HCY\ 浓度(\mu mol/L)=\frac{\Delta A_U}{\Delta A_S}\times 校准品浓度$$

【参考区间】

成人血清≤15.0 μmol/L。

数据引自制造商说明书，健康人的血清中HCY浓度因年龄、性别、地理区域和遗传因素不同而呈现一定的差异性，建议各实验室建立自己的参考区间。

【注意事项】

(1)标本要求：血液离体后红细胞仍可不断释放同型半胱氨酸至细胞外液，样本采集后应立即分离血清或血浆，避免检测结果假性增高。明显溶血和脂血标本可能会影响检测结果。

(2)标本中胆红素≤200 μmol/L，血红蛋白≤5 g/L，乳糜≤0.3%，维生素C≤0.5 g/L，肝素钠≤100 IU/mL时，对检测结果无影响。但含有颗粒物(纤维蛋白、红细胞或其他物质)的标本以及明显混浊的标本不宜用于检测，可能导致不准确的结果。

(3)晚期肾病和患有严重代谢紊乱的患者，其胱硫酸水平会显著升高，重症病例可导致HCY测定结果假性升高20%以上。

(4)年龄和性别：女性水平低于男性，年龄越大其同型半胱氨酸水平越高。

(5)药物影响因素：接受S-腺苷甲硫氨酸治疗的患者，同型半胱氨酸水平会假性增高。某些抗肿瘤药物因抑制叶酸代谢可引起同型半胱氨酸水平升高。甲氨蝶呤、卡马西平、苯妥英钠、利尿剂、一氧化亚氮、口服避孕药等也会使同型半胱氨酸水平升高。

(6)食物影响因素：高动物蛋白饮食中蛋氨酸含量较高，摄入过多易引起同型半胱氨酸水平升高，检测前数日内应避免进食较多奶酪、鱼类、虾米、干贝等高蛋氨酸食物。

(7)谷氨酸脱氢酶法也有厂家在酶转化阶段采用S-腺苷同型半胱氨酸水解酶(SAHASE)和谷氨酸脱氢酶(GLDH)作为工具酶，提高了反应的特异性，但试剂成本有所上升。

(8)全自动生化分析仪上采用速率法测定HCY，应进行两点定标。对于超出线性范围上限的高浓度标本，应用校准液进行1∶3或1∶10稀释后再测。

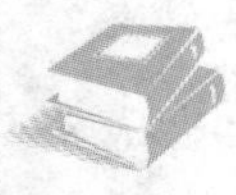

NOTE

【临床意义】

(1)HCY 水平与心血管疾病密切相关。HCY 是心血管疾病发病的一个重要危险因子。血液中增高的 HCY 因为刺激血管引起动脉血管的损伤,导致炎症和管壁斑块的形成,最终引起心脏血管血流受阻,目前临床检测同型半胱氨酸主要作为心血管疾病(尤其是冠状动脉粥样硬化和心肌梗死)的危险指标,它的浓度升高程度与疾病的危险性成正比。

(2)其他一些疾病如糖尿病、肾病、高血压、老年性痴呆等患者常伴有血同型半胱氨酸含量升高,HCY 升高还可引起神经管畸形及先天性畸形等出生缺陷类疾病。结合叶酸和维生素 B_{12}、维生素 B_6 辅助治疗可有效降低因营养缺乏所致的高水平 HCY,从而降低神经管畸形等出生缺陷类疾病。

【评价】

(1)干扰实验结果表明,标本中胆红素≤200 μmol/L,血红蛋白≤5 g/L,乳糜≤0.3%,维生素 C≤0.5 g/L,肝素钠≤100 IU/mL,对检测结果无影响。

(2)线性范围为 3～50 μmol/L。若超过此范围上限,以生理盐水稀释,结果乘以稀释倍数。

(3)精密度:批内 CV≤5%,批间 CV≤10%。

【思考题】

(1)酶循环法是如何放大化学效应的?

(2)目前临床也采用化学发光法测定同型半胱氨酸,与酶循环法相比有何优点?

实验四　免疫透射比浊法测定血清 C 反应蛋白

【实验目的】

掌握:免疫透射比浊法测定血清 C 反应蛋白的基本原理和操作方法。

熟悉:血清 C 反应蛋白测定的临床意义。

了解:免疫透射比浊法测定血清 C 反应蛋白的标准曲线制作。

【背景】

C 反应蛋白(CRP)能与肺炎球菌夹膜 C 多糖物质反应,是一种非特异性的急性时相反应蛋白,由 5 个相同的亚单位以共价键结合成环状五聚体。在感染免疫应答过程中,细胞因子如白介素-6 等所诱导,刺激肝脏合成 CRP 并释放入血。C 反应蛋白是系统炎症疾病的反应标志物,可以引发对侵入细胞的免疫调节和吞噬作用。CRP 检测方法主要有灵敏度较低的免疫扩散法、火箭电泳法、胶乳凝集实验;高灵敏度、高精密度的放射免疫、酶免疫、免疫比浊等定量实验;其他方法如免疫发光法和化学发光法,虽然灵敏度和精确度都较高,但其成本也较高。免疫比浊法具有试剂稳定、操作简便、重复性和精确性好的优势,适合 CRP 定量测定。常规 CRP 检测不能很好地反映低水平 CRP 浓度的变化,随着检验技术的发展,近年来在免疫比浊法基础上,采用胶乳增强试剂发展了超敏 C 反应蛋白(hsCRP)检测,最低检出限达 0.1 mg/L,可作为心血管疾病的独立危险因子,用于评估心脏疾病的潜在风险。

【实验原理】

试剂中的抗人 CRP 抗体与血清中 CRP 发生反应,形成抗原抗体复合物,反应完成后在 340 nm 波长处测定抗原抗体复合物的浊度,根据吸光度的变化即可得出血清中 CRP 的含量。

【试剂与器材】

1. 试剂

(1)试剂 1:100 mmol/L Tris 缓冲液(pH 7.5),聚乙烯醇(PEG),0.95 g/L 叠氮钠。

(2)试剂 2:100 mmol/L Tris 缓冲液(pH 8.0),胶乳包被羊抗人 CRP 抗血清 IgG,0.95 g/L 叠氮钠。

目前各商品试剂与上述试剂相似,具体成分及浓度存在一定差异,详见试剂说明书。

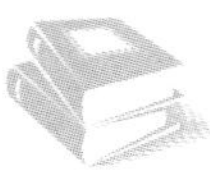

NOTE

2. 校准物 选用商品化试剂盒生产厂商提供的定值校准物，具体浓度详见厂商说明书。

3. 器材 自动生化分析仪或分光光度计。

【操作步骤】

(1)宜采用早晨空腹血清、EDTA 或肝素抗凝血浆样本。静脉血采集后尽快分离血清(浆)，并将获得的血清(浆)置于标本杯或其他清洁容器中。血清(浆)在室温存放不得超过 12 h，在2～8 ℃密闭冷藏放置时可稳定 5 天，－20 ℃冷冻保存可稳定 1 个月。

(2)取试管 2 支，分别标明测定管和空白管，然后按表 9-4 操作。

表 9-4 免疫透射比浊法测定血清 C 反应蛋白操作步骤

加 入 物	测定管(U)	空白管(B)
试剂 1/μL	250	250
血清/μL	15	—
生理盐水/μL	—	15
充分混匀，在 37 ℃保温 5 min，空白管调零，在波长 340 nm 处读取各管吸光度(A_{1B}，A_{1T})		
试剂 2/μL	50	50
充分混匀，在 37 ℃保温 5 min，空白管调零，在波长 340 nm 处读取各管吸光度(A_{2B}，A_{2T})		

【结果计算】

$$\Delta A_T=(A_{2T}-\frac{265}{315}A_{1T})-(A_{2B}-\frac{265}{315}A_{1B})$$

式中，265 为加入试剂 2 前反应总体积；315 为加入试剂 2 后反应总体积；265/315 为体积校正系数。

按照试剂配套校准品说明书要求，在自动生化分析仪上以生理盐水作为空白，用 5 种不同水平的校准液进行多点定标，采用非线性模式如 Logit-Log 拟合成校准曲线，用于结果计算。

【参考区间】

CRP 参考区间与年龄、生理状态有关。新生儿≤0.6 mg/L；出生后第 4 天至 1 个月的婴儿≤1.6 mg/L；妊娠期妇女≤47 mg/L；成人和儿童为 0.068～8.2 mg/L；hsCRP≤2 mg/L。

各实验室应验证引用的参考区间或建立本实验室的参考区间。

【注意事项】

(1)不同厂家，不同批号的试剂不能混用，不同厂家提供的试剂盒所含的促聚剂、缓冲剂和防腐剂等成分不同，CRP 参考区间请参照不同试剂盒的说明书。

(2)严重混浊样本须经离心处理稀释后测定。

(3)此方法分析范围为 2～250 mg/L，当样本测量值超过上限时，应将样本进行稀释后测定，测定结果乘以稀释倍数为最终结果。

(4)当样本中 CRP 浓度过高(＞2000 mg/L)时会发生后带现象，应对样本进行稀释调整抗原抗体比例。

(5)采血后应尽快分离血清，室温放置可稳定 12 h，2～8 ℃存放可稳定 5 天，－20 ℃存放可稳定 1 个月。

【临床意义】

CRP 是机体对炎性刺激或组织损伤发生的急性时相反应时出现的一种急性时相蛋白，广泛应用于临床疾病的早期筛查。

(1)各种细菌感染：急性化脓性炎症、肺炎、心内膜炎、尿路感染等，风湿热，传染性单核细胞性增多症等炎症性疾病，血清 CRP 升高。

(2)组织损伤：心肌梗死、外伤、烧伤等，恶性肿瘤，风湿性疾病，肉芽肿，何杰金氏病时，血清 CRP 升高。

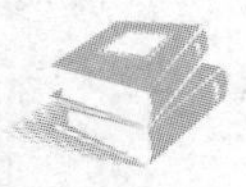

NOTE

(3)感染的鉴别诊断：CRP 测定在鉴别有明显的炎症或组织损伤的疾病与无炎症或炎症极轻

的疾病、鉴别细菌性或病毒性炎症时很有价值。CRP在感染发生6 h后即开始升高，24～48 h达高峰，高峰值可达正常水平数百倍，在感染消除后其含量骤降，一周内可恢复正常。而CRP在病毒感染时无显著升高。CRP>100 mg/L通常为细菌感染，病毒感染通常≤50 mg/L，革兰阴性菌感染可高达500 mg/L。

(4)病情监测：CRP升高标志病情发展，由升高变为下降，标志病情趋于稳定。急性炎症或组织坏死如急性感染、严重创伤、手术等时CRP常在几小时内急剧升高，且在血沉增快之前即升高，恢复期CRP先于血沉恢复正常；术后7～10天CRP浓度下降否则提示感染或并发血栓等。

(5)器官移植排异反应的监测：排异反应时血清CRP水平持续升高。

(6)hsCRP主要用于心血管疾病一级预防中冠心病发生的危险性评估。多次检测hsCRP>3 mg/L，提示存在动脉粥样硬化的危险。若hsCRP>10 mg/L，排除其他疾病，预示着高度心血管疾病风险，但hsCRP是非特异性的，应排除其他感染、组织损伤、恶性肿瘤等。

【评价】

(1)试剂中抗体特异结合人血清CRP，样本中抗坏血酸浓度≤1704 μmol/L、胆红素浓度≤400 μmol/L、血红蛋白浓度≤0.5 g/L、甘油三酯浓度≤22.6 mmol/L时无干扰。

(2)0.2～320 Umg/L范围内，线性相关系数≥0.99。0.2～200 mg/L范围内，绝对偏差应不高于2 mg/L。20～320 mg/L范围内，相对偏差应不高于10%。

(3)精密度：批内CV<5%，批间CV<10%。

(4)本试剂的检测限为2 mg/L，测定浓度为20 mg/L时，吸光度差值ΔA应不小于0.05。

【思考题】

(1)何为前带现象和后带现象，分别对免疫比浊法测定有何影响？

(2)CRP和hsCRP检测临床应用的注意事项。

实验五　电化学发光免疫分析法测定心肌肌钙蛋白T

【实验目的】

掌握：电化学发光免疫分析法测定心肌肌钙蛋白T的反应原理和操作程序。

熟悉：电化学发光免疫分析法测定心肌肌钙蛋白T的临床意义。

了解：电化学发光免疫分析法测定心肌肌钙蛋白T的注意事项。

【背景】

肌钙蛋白T(troponin T，cTnT)是存在于骨骼肌和心肌中的一组收缩蛋白，是调节心肌收缩有关的肌钙蛋白复合体组成之一，为心肌特有抗原。当心肌损伤或坏死时，可因心肌细胞通透性增加和cTnT从心肌纤维上降解下来而导致血清cTnT呈持续性升高，在血中出现时间早，诊断窗口时间长，因此血清cTnT浓度可反映心肌损伤的情况，是心肌损伤的特异性标志物。近年发现，对于急性心肌梗死、不稳定心绞痛患者，应用cTnT检测可以发现一些轻度和微小肌损伤。通常采用ELISA法、电化学发光免疫分析法测定，电化学发光免疫分析法相比ELISA法检测用时短，具有更高的灵敏度和特异性，因此被广泛应用。

【实验原理】

待测样本中的cTnT与钌标记的抗cTnT的单克隆抗体和生物素化的抗cTnT另一位点的单克隆抗体在反应体系中混匀，形成双抗体夹心抗原抗体复合物。加入链霉亲和素包被的磁性微粒与之结合，在磁场的作用下，捕获抗原抗体复合物的磁性微粒被吸附至电极上，各种游离成分被吸弃。电极加压后产生光信号，其强度与样本中一定范围内的cTnT含量成正比。

【试剂与器材】

1. 试剂

(1)M：链霉素亲和素包被的微粒，0.72 mg/mL。

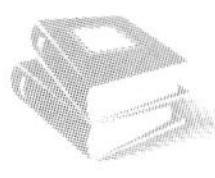

NOTE

(2)试剂 1:生物素化的抗 cTnT 单克隆抗体(小鼠),2.5 mg/L;磷酸盐缓冲液 100 mmol/L(pH 6.0)。

(3)试剂 2:钌复合物标记的抗 cTnT 单克隆抗体(小鼠),2.5 mg/L;磷酸盐缓冲液 100 mmol/L(pH 6.0)。

2. 校准品 试剂盒配套两个浓度校准品,具体浓度详见试剂说明书。

3. 样品 患者血清或质控血清。

4. 器材 化学发光仪。

【操作步骤】

(1)样本采集和制备:标本宜采用新鲜血清(标准试管或有分离胶的真空管收集)或血浆(EDTA,肝素抗凝)样本,血清和血浆样本不应当互换使用。血清(浆)2～8 ℃可稳定保存 24 h,−20 ℃可稳定保存 12 个月,避免反复冻融。有沉淀的样本检测前必须先进行离心处理,检测前确保样本平衡至 20～25 ℃。

(2)取试管 3 支,分别标明测定管、标准管 S1 和标准管 S2,然后按表 9-5 操作。

表 9-5 电化学发光免疫分析法测定心肌肌钙蛋白 T 操作步骤

加 入 物	测定管(U)	标准管(S1)	标准管(S2)
试剂 1/μL	60	60	60
试剂 2/μL	60	60	60
血清/μL	50	—	—
校准物/μL	—	50	50
第一次孵育,形成抗原-抗体夹心复合物,充分混匀,37 ℃孵育 9 min			
M/μL	28	28	28
第二次孵育,充分混匀,37 ℃孵育 9 min			

将反应混合液吸入测量池中,通过电磁作用将微粒吸附在电极表面。未与磁珠结合的物质通过系统缓冲液除去。给电极加以一定的电压,使复合物化学发光,并通过光电倍增器测量发光强度,该过程大约需要 42 s 即可检测出发光值。

【计算】

(1)cTnT 试剂盒会自带一条校准曲线,通过 S1、S2 两点的发光单位和校准品给定的浓度值对该条曲线进行校正,以 cTnT 标准品浓度为横坐标,对应的标准管的相对发光单位为纵坐标,可自动重新校正校准曲线。

(2)根据待测样品相对发光单位,查询校准曲线,即可得出 cTnT 的浓度。

【参考区间】

血清 cTnT＜0.014 μg/L。

数据引自试剂制造商说明书,实验室应验证所引用的参考区间或建立本实验室的参考区间。

【注意事项】

(1)不可使用叠氮化合物作为稳定剂的样本。

(2)检测前应确保样本、校准品和质控品平衡至 20～25 ℃,考虑到挥发效应,上机的样本、校准品和质控品应在 2 h 内测定。

(3)对于接受高剂量(即＞5 mg/d)生物素治疗的患者,会干扰检测,必须在末次生物素治疗后至少 8 h 采集样本。

(4)如果 cTnT 过高(超过测定范围),需用样本稀释液稀释样本,推荐 1∶10 稀释,经过稀释的样本浓度必须大于 1 μg/L,结果须乘以稀释倍数。

(5)少数病例中针对分析物特异性抗体、链霉亲和素或钌抗体的极高滴度抗体会影响检测结果,可能导致不准确的结果。

NOTE

【临床意义】

cTnT 检测主要用于急性冠状动脉综合征(ACS)的诊断，在判断微小心肌损伤方面有价值，有助于危险性分类，估计病情和指导治疗。

1. 急性心肌梗死　cTnT 是心肌损伤的敏感特异指标。AMI 发病后 3～6 h，血清 cTnT 即升高，10～24 h 达峰值，峰值可为参考值的 30～40 倍，恢复正常需 10～15 天。对无 Q 波型、亚急性心肌梗死或 CK-MB 无法诊断的患者更有价值，cTnT 常用于诊断急性心肌梗死范围的大小。

2. 微小心肌损伤　微小心肌损伤时 cTnT 可增高，不稳定型心绞痛患者常发生微小心肌损伤，对不典型心肌梗死如局灶性心肌坏死、无 Q 波型、S-T 段不抬高型等心肌梗死患者有重要的诊断价值。

3. 溶栓疗法评价　cTnT 是评估与观察冠状动脉经溶栓后是否复通的一项很好的标志物。溶栓成功的病例 cTnT 呈双峰，第一个峰高于第二个峰。

4. 心肌疾病　用于心肌炎、心肌病的诊断，cTnT 比 CK-MB 敏感得多，据临床报道，84%心肌炎患者 cTnT 增高，心肌病 cTnT 亦可升高，但 cTnT 阴性不能排除心肌炎、心肌病的可能，应结合临床进行诊断。

【评价】

(1)干扰实验结果表明，胆红素<428 μmol/L，血红蛋白<0.1 g/dL，脂肪乳剂<15000 mg/dL 和生物素<82 mmol/L 时，检测结果不受影响。

(2)血红蛋白>0.1 g/dL 会导致结果假性降低。

(3)类风湿因子浓度≤1500 IU/mL 时无明显干扰。

(4)cTnT 浓度≤100 μg/L 时无高剂量钩状效应。

(5)线性范围：0.003～10 μg/L。

(6)空白限：0.003 μg/L。检出限：0.005 μg/L。定量检出限：0.013 μg/L。

(7)精密度：批内 CV<7.5%，批间 CV<10%。

【思考题】

(1)cTnT 的临床意义是什么？为什么 cTnT 可作为心肌损伤的特异性标志物？

(2)简述电化学发光免疫分析法测定 cTnT 的反应原理。

实验六　ELISA 法测定 BNP

【实验目的】

掌握：ELISA 法测定 BNP 的反应原理和操作步骤。

了解：ELISA 法测定 BNP 的影响因素及临床意义。

【背景】

脑钠肽(brain natriuretic peptide，BNP)由心肌细胞分泌，含有 108 个氨基酸的前体(proBNP)，在分泌过程中或进入血液后可分解为具有生物活性的含 32 个氨基酸的 C 端片段(BNP)和含 76 个氨基酸的 N 端片段(NT-proBNP)。心肌细胞受牵拉和血管透壁压超负荷共同参与了 BNP 的合成和释放。BNP 是心室最主要的利钠肽，其生物半衰期约为 20 min。血中 BNP 代谢途径不受肾脏影响，浓度升高能反映心力衰竭时心室压力升高和容积增加。因此，BNP 与其他利钠肽及其前体相比是评价心室超负荷更敏感和特异的指标，可用于慢性心力衰竭(CHF)的诊治。

【实验原理】

采用竞争酶联免疫分析法测定，在微量反应板上预先包被二抗，它能特异性地结合抗 BNP 抗体(一抗)的 Fc 片段，样品或标准孔中的 BNP 与试剂中的生物素标记的 BNP 竞争结合一抗的 Fab 片段。结合有生物素的复合物再与辣根过氧化物酶标记的链霉亲和素结合，通过洗涤除去游离的生物素标记的脑钠肽及游离的链霉亲和素-辣根过氧化物酶结合物。酶催化 TMB 底物显色，颜色

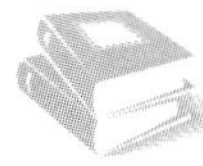

NOTE

深浅与标本中的脑钠肽(BNP)含量呈负相关。根据校准曲线,求得样品中 BNP 的浓度。

【试剂】

目前已有成套试剂盒供应。

(1)20 倍浓缩缓冲液(50 mL)。

(2)包被有二抗的微量反应板(96 孔)。

(3)封板胶(3 张)。

(4)一抗(兔抗人 BNP IgG)。

(5)BNP 标准液(1 μg)。

(6)生物素标记人 BNP 肽段。

(7)链霉亲和素-辣根过氧化物酶结合物(SA-HRP 30 μL)。

(8)底物液(四甲基联苯胺 TMB 12 mL)。

(9)终止液(2 mol/L HCl 溶液 15 mL)。

【操作步骤】

1. 试剂准备

(1)稀释缓冲液:用 950 mL 蒸馏水稀释 50 mL 的浓缩缓冲液。本实验中所有的稀释、溶解、洗涤等皆用此稀释液。

(2)将脑钠肽标准品用 1 mL 稀释缓冲液溶解,其 BNP 浓度为 1000 ng/mL。用稀释缓冲液稀释成下列浓度:0.01 ng/mL、0.1 ng/mL、1 ng/mL、10 ng/mL 和 100 ng/mL。

(3)分别用 5 mL 稀释缓冲液溶解一抗、生物素标记人 BNP 肽段,摇匀。

(4)取链霉亲和素-辣根过氧化物酶结合物(SA-HRP)12 μL,加入 12 mL 稀释缓冲液中,摇匀(用前稀释)。

2. 操作 在 96 孔微量反应板上,设 A1 为空白对照,B1 为总结合孔,C1 到 G1 加系列标准品,其余孔加待测定血清样品。按表 9-6 进行操作。

表 9-6 ELISA 法测定 BNP 操作步骤

加入物	空白孔	标准孔	样品孔
稀释缓冲液/μL	200	—	—
标准品/μL	—	50	—
待测样品/μL	—	—	50
一抗/μL	—	25	25
生物素标记人 BNP/μL	—	25	25
封板,室温孵育 2 h 后,洗板 6 次			
SA-HRP/μL	—	100	100
封板,室温孵育 2 h 后,洗板 6 次			
底物液/μL	100	100	100
封板,室温下孵育 1 h			
终止液/μL	100	100	100

混匀,用酶标仪在 450 nm 波长处比色,用空白对照孔调零,测定各孔吸光度。

【结果计算】

在半对数坐标纸上,以标准品浓度的对数值为横坐标,各标准品相应的吸光度为纵坐标,绘制半对数坐标校准曲线。由校准曲线求得样品的浓度(ng/L)。

【参考区间】

BNP<80 ng/L。

数据引自试剂制造商说明书,实验室应验证所引用的参考区间或建立本实验室的参考区间。BNP 参考区间在不同人群中有一定差别。正常人群女性高于男性,年龄大的高于年龄小的。

NOTE

【注意事项】

(1)标本溶血会影响最后检测结果,因此溶血标本不宜进行此项检测。

(2)试剂应按标签说明书储存,使用前恢复到室温。稀释过后的标准品应丢弃,不可保存。

(3)实验中不用的板条应立即放回包装袋中,密封保存,以免变质。不用的其他试剂应包装好或盖好。不同批号的试剂不要混用。

(4)一次加样时间最好控制在 5 min 内,如标本数量多,推荐使用排枪加样,加入试剂的顺序应一致,以保证所有反应板孔孵育的时间一样。

(5)操作时尽量不要接触反应板底部,否则会影响吸光度。

(6)在加入终止液后 20 min 内完成比色。

(7)封板膜只限一次性使用,以避免交叉污染。

(8)使用一次性的吸头以免交叉污染,吸取终止液和底物液时,避免使用带金属部分的加样器。

(9)洗涤过程非常重要,不充分的洗涤易造成假阳性。洗涤酶标板时应充分拍干,不要将吸水纸直接放入酶标反应孔中吸水。

(10)底物应避光保存。

【临床意义】

(1)心力衰竭、高血压、肺动脉高压等引起的心室心肌肥厚或劳损,肾功能衰竭、肝硬化腹水、原发性醛固酮增多症导致体内循环负荷增加等情况都可使 BNP 水平增加。甲状腺疾病、循环中糖皮质激素过多和缺氧等刺激 BNP 分泌增加,或肾功能不全使肾脏清除尿钠肽的能力下降,血液中 BNP 的浓度一般会升高。

(2)用于心力衰竭的诊断和鉴别诊断如 BNP<100 ng/L 或 NT-proBNP<400 ng/L,心力衰竭可能性很小,其阴性预测值为 90%;如 BNP>400 ng/L 或 NT-proBNP>1500 ng/L,心力衰竭可能性很大,其阳性预测值为 90%。急诊就医的明显气急患者,如 BNP、NT-proBNP 水平正常或偏低,几乎可以排除急性心力衰竭。

(3)BNP 在心肌梗死中的应用对心肌梗死后 BNP 和 CK 峰浓度研究后发现,两者呈正相关,提示心肌梗死后 BNP 的浓度与梗死的面积有关。对于预测心肌梗死后左心室重构的进程来说,血浆 BNP 测定是一种简便、准确、有用的生化指标。

(4)用于鉴别心源性呼吸困难,检测 BNP 有助于鉴别诊断原发性肺病导致的急性呼吸困难与心力衰竭导致的急性呼吸困难。原发性肺病导致的急性呼吸困难患者 BNP 浓度正常,而心力衰竭导致的急性呼吸困难患者 BNP 浓度明显高于正常。

【评价】

(1)测定血浆 BNP 浓度常用的方法主要有放射免疫(IRA)法、免疫放射测量(IRMA)法、电化学发光(ECLA)法。IRA 法费时较长,所需样本量大(超过 1 mL),试剂盒保存时间较短,有放射性污染,但不需特殊仪器设备,成本较低,仍是基层单位常用的方法之一;IRMA 法不经提取血浆 BNP 直接测量,使用 Shionoria BNP 放免试剂盒测定,此测定系统采用两种抗人 BNP 单克隆抗体,一种识别 BNP 的 C 端序列,一种识别其环状结构,即应用夹心法测定血浆 BNP 浓度,此法较为敏感、准确、易于操作;而 ECLA 法则更为敏感、准确,但成本高昂。用于床边实验(POCT)的 BNP 快速检验和酶联免疫吸附试验(ELISA)法已用于临床,具有快速、简便、价廉等优点,ELISA 法批间及批内 CV 分别小于 14%和 5%,简便易行,测定时间较短,灵敏度和特异性较高,不需大型仪器;而有条件的实验室可选用化学发光法或电化学发光法测定。

(2)由于 BNP 与 NT-proBNP 以 1∶1 的比例存在,故两者都可作为检测标志物。前者半衰期较短(为 20 min),对当前病情的预测较有价值;后者在血液中浓度较稳定,含量相对较高,检测则相对较容易,是较理想的病情变化观察指标,NT-proBNP 相对稳定,较适宜自动化检测。

【思考题】

(1)简述 ELISA 法测定 BNP 的基本原理和临床意义。

NOTE

(2)ELISA 法操作过程中有何注意事项?

(3)ELISA 法中洗板时应注意什么?何时才算洗好?

实验七　琼脂糖凝胶电泳法测定乳酸脱氢酶同工酶

【实验目的】

掌握:琼脂糖凝胶电泳法测定乳酸脱氢酶同工酶的检测原理和操作程序。

熟悉:琼脂糖凝胶电泳法测定乳酸脱氢酶同工酶的临床意义。

了解:琼脂糖凝胶电泳法测定乳酸脱氢酶同工酶的注意事项。

【背景】

乳酸脱氢酶(LDH)由两种亚基(H 和 M)组成,为四聚体结构,有五种亚基组合,构成五种 LDH 同工酶,按电泳中向正极移动速度的快慢依次命名为 LDH_1、LDH_2、LDH_3、LDH_4、LDH_5,其亚基组成分别为 H_4、H_3M、H_2M_2、HM_3和 M_4。LDH 广泛分布于人体各种组织,不同组织的 LDH 同工酶分布不同,存在一定组织特异性,因此 LDH 同工酶测定有时可协助判断疾病性质或部位。LDH 同工酶测定有电泳法、离子交换层析法、免疫学法、抑制法和酶水解法等多种,目前电泳法应用居多。电泳法分离 LDH 同工酶使用的介质包括琼脂糖凝胶和醋酸纤维素薄膜、聚丙烯酰胺凝胶等。琼脂糖凝胶电泳法灵敏度高,易于定量分析,电泳结束后可用光密度计扫描、比色法和荧光法测定每种同工酶的相对含量。

【实验原理】

根据不同 LDH 同工酶一级结构和等电点的不同,在一定的电泳条件下,使其在支持介质上分离。利用酶的催化反应进行显色,以乳酸钠作为底物,LDH 催化乳酸脱氢酶生成丙酮酸,同时使 NAD^+ 还原为 NADH。吩嗪二甲酯硫酸盐(PMS)将 NADH 的氢传递给碘硝基氯化四氮唑蓝(INT),使其还原为紫红色甲瓒化合物。有 LDH 活性的条带显紫红色,且颜色深浅与酶活性成正比,用光密度计扫描,确定各种同工酶的相对含量。

【试剂与器材】

1. 试剂

(1)巴比妥缓冲液(pH 8.6,离子强度为 0.075):称取巴比妥钠 15.458 g,巴比妥 2.768 g 溶解于蒸馏水中,加热助溶,冷却后定容至 1 L。供电泳用。

(2)0.082 mol/L 巴比妥-盐酸缓冲液(pH 8.2):称取巴比妥钠 17.0 g,溶解于蒸馏水中,加 1 mol/L 盐酸 24.6 mL,蒸馏水定容至 1 L。用于凝胶配制。

(3)10 mmol/L 乙二胺四乙酸二钠:称取 EDTA-Na_2 372 mg,溶解于蒸馏水中,并定容至 100 mL。

(4)5 g/L 缓冲琼脂糖凝胶:称取琼脂糖 0.5 g,加入 50 mL pH 8.2 的巴比妥-盐酸缓冲液中,再加入 EDTA-Na_2溶液 1.2 mL,蒸馏水 48.8 mL,隔水煮沸溶解,不时摇匀,趁热分装到大试剂管中,冷却后用塑料膜密封管口置于冰箱备用。

(5)8 g/L 缓冲琼脂糖凝胶:称取琼脂糖 0.8 g,加入 50 mL pH 8.2 的巴比妥-盐酸缓冲液中,再加入 EDTA-Na_2溶液 2 mL,蒸馏水 48 mL,配制方法同上。

(6)底物-显色试剂。

①D-L-乳酸溶液:取 85%乳酸(AR) 2 mL,用 1 mol/L NaOH 溶液调 pH 至中性(约用 23.6 mL)。

②1 g/L 吩嗪二甲酯硫酸盐(PMS):称取 50 mg PMS,加蒸馏水 50 mL 溶解。

③10 g/L NAD^+:称取 100 mg NAD^+ 溶解于 10 mL 新鲜蒸馏水中。

④1 g/L 碘硝基氯化四氮唑蓝(INT):称取 30 mg INT,溶解于 30 mL 蒸馏水中。

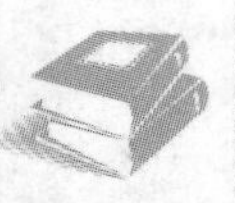

NOTE

上述试剂需要储存于棕色瓶中,置于 4 ℃保存。除 10 g/L NAD^+ 外,其余均可保存 3 个月以上。

⑤底物-显色液(临用前配制):取上述各试剂按下列比例混合而成。

取①液 4.5 mL、②液 1.2 mL、③液 4.5 mL(或 NAD^+ 45 mg 溶解于 4.5 mL 蒸馏水中)、④液 12.0 mL,将上述四液混匀,共 22.2 mL。

(7)固定漂洗液:按乙醇∶水∶冰醋酸=14∶5∶1 的比例混合,或按 95%乙醇∶冰醋酸=98∶2的比例配制。

2. 器材

(1)7.5 cm×2.5 cm 玻片、开槽器、微量加样器。

(2)电泳仪和电泳槽。

(3)光密度扫描仪或分光光度计。

【操作步骤】

1. 制备琼脂糖凝胶玻片 取冰箱中保存的 5 g/L 缓冲琼脂凝胶一管,置于沸水浴中加热融化。用吸管吸取已融化的凝胶液约 1.2 mL 均匀铺在干净的 7.5 cm×2.5 cm 玻片上,冷却凝固后,于凝胶板阴极端约 1~1.5 cm 处挖槽,用滤纸吸干槽内水分。

2. 加样 用微量加样器加约 40 μL 血清于槽内。

3. 电泳 样品置于阴极端,电压为 75~100 V,电流为每片 8~10 mA,电泳 30~40 min,待血清白蛋白部分泳动 3~4 cm 即可。

4. 显色 在电泳结束前 5~10 min,将底物显色液与沸水浴融化的 8 g/L 缓冲琼脂糖凝胶按 4∶5的比例混合,制成显色凝胶液,置于 50 ℃热水中备用,注意避光。终止电泳后,取下凝胶玻片,置于铝盒内,立即用滴管吸取显色凝胶约 1.2 mL,迅速滴加在凝胶玻片上,使其自然展开覆盖全片,待显色凝胶凝固后,加盖避光,铝盒在 37 ℃水浴中浮于水面保温 1 h。

5. 固定和漂洗 取出显色的凝胶玻片,浸入固定漂洗液中 20~40 min,至背景无黄色为止,再于蒸馏水中漂洗多次,每次 10~15 min。

【计算】

(1)目视观察:根据在碱性介质中 LDH 同工酶由负极向正极泳动速率递减的顺序,电泳条带由正极到负极依次为 LD_1H_4、LD_2H_3M、$LD_3H_2M_2$、LD_4HM_3和 LD_5M_4。

按各条带呈色的深浅,比较 LDH 各同工酶条带呈色强度关系。正常人 LDH 同工酶电泳图像上呈色深浅关系为 $LDH_2>LDH_1>LDH_3>LDH_4>LDH_5$。$LDH_5$颜色很浅。

(2)光密度计扫描求相对百分率:用光密度计在 570 nm 波长下扫描,求出各同工酶条带吸光度所占百分比。

(3)在不具备光密度计条件下,如需进行定量,可将各条带切开,分别装入试管中,加入 400 g/L 尿素 4 mL,于沸水浴中加热 5~10 min,取出冷却后于 570 nm 波长处比色。空白管取大小相同但无同工酶条带的凝胶,用上述相同的方法处理。比色后根据各管吸光度计算各同工酶的百分率。

$$\text{各 LDH 同工酶}(\%)=\frac{A_X}{A_{总}}\times 100\%$$

式中:A_X——各 LDH(A_1~A_5)同工酶条带的吸光度;

$A_{总}$——各同工酶条带的吸光度总和。

【参考区间】

成人血清 LDH 同工酶有如下规律:$LDH_2>LDH_1>LDH_3>LDH_4>LDH_5$。琼脂糖凝胶电泳检测所得各同工酶相对含量大致为 LDH_1 14%~26%;LDH_2 29%~39%,LDH_3 20%~26%,LDH_4 8%~16%,LDH_5 6%~16%。

数据引自《全国临床检验操作规程(第四版)》。

【注意事项】

(1)红细胞中 LDH_1、LDH_2活性很高,因此标本严禁溶血。

(2)LDH_4与 LDH_5(尤其是 LDH_5)对热敏感,因此底物-显色液的温度不能超过 50 ℃,否则易

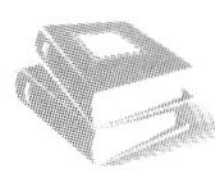

NOTE

变性失活；LDH_4与LDH_5对冷不稳定，容易失活，应采用新鲜标本测定。如果需要，血清应置于25 ℃条件下保存，一般可保存2～3天。

(3)PMS对光敏感，故底物-显色液需避光，否则显色后凝胶板背景颜色较深。

(4)由于乳酸锂化学性质稳定，易称重，还可避免乳酸钠长期放置后产生的酮类物质对酶促反应造成的抑制作用，因此可用0.5～1.0 mmol/L的乳酸锂溶液(pH 7.0)代替上述乳酸钠溶液。

【临床意义】

按照LDH同工酶的分布可将组织分为三类：以LDH_1为主，主要分布在心肌，可占总LDH活性的一半以上，肾、胰、膈肌、红细胞次之；以LDH_3为主，以肺、脾为代表，脑、肠、淋巴液、内分泌腺次之；以LDH_5为主，以肝脏为代表，占组织LDH总活性50%以上，皮肤、骨髓、关节滑液、白细胞、血小板、胆汁次之。

(1)心肌梗死和心肌炎时，以LDH_1和LDH_2升高为主，且大多数AMI患者血清中LDH同工酶都出现$LDH_1/LDH_2>1$，即所谓"反转比例"现象，且持续时间长。

(2)骨骼肌和肝细胞损伤时常出现$LDH_5>LDH_4$。

(3)急性肝炎时LDH_1和LDH_2相对下降，LDH_5升高；肝硬化时仅表现LDH_2下降和LDH_5升高；肝癌时LDH_5升高。

(4)当心肌梗死并发充血性心力衰竭、心源性休克时LDH_5也可升高。

(5)肺、胰、脾、淋巴结坏死和炎症及各种恶性疾病时LDH_2、LDH_3、LDH_4升高；溶血性疾病、镰状细胞贫血、地中海贫血、体外循环术后引起溶血、阵发性睡眠性血红蛋白尿时均有LDH_1和LDH_2升高，但仍为$LDH_2>LDH_1$。

(6)恶性肿瘤如转移到肝脏疾病时往往伴有LDH_4和LDH_5升高。

【评价】

琼脂糖凝胶电泳是目前进行LDH同工酶分离的常用方法，操作简便，电泳分离时间段、条带分离清晰，便于扫描，重复性好，标本用量少，适用于临床实验室，但是明显溶血会导致假阳性。

【思考题】

(1)简述琼脂糖凝胶电泳法测定LDH同工酶的检测原理及注意事项。

(2)简述LDH同工酶对于疾病诊断的意义。

(纪昕)

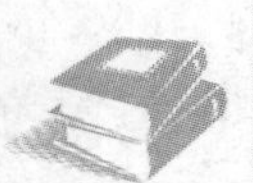

NOTE

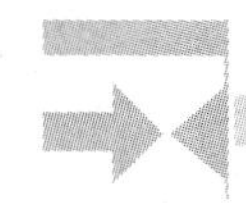

第十章　内分泌疾病的生物化学检验实验

机体内分泌系统是由内分泌腺和存在于全身不同器官和组织的内分泌细胞所组成的复杂系统。而激素(hormone)是一类由机体内分泌系统合成和分泌的具有生物活性的化学物质。激素经血液循环运送到全身,对特定靶器官、靶细胞产生生物学效应。机体通过精细的调节机制使各部位的激素分子维持在适当的浓度水平,以保证各器官系统的正常生理功能和维持机体内环境的稳定。机体激素的浓度水平和变化趋势,是临床内分泌相关疾病的诊疗、预后评估等的重要参考依据。

实验一　时间分辨荧光免疫分析法测定血清生长激素

【目的】

掌握:时间分辨荧光免疫分析法的反应原理。

熟悉:时间分辨荧光免疫分析法测定血清生长激素的操作步骤。

了解:血清生长激素测定的生理生化、临床意义和注意事项。

【背景】

生长激素(growth hormone,GH)是一种分子质量为 22 kDa 的单链多肽类激素。由机体垂体前叶(腺垂体)嗜酸细胞分泌,是腺垂体中含量最多的激素,约占腺垂体激素的 50%。GH 半衰期为半小时左右;皮下注射和肌内注射的半衰期分别为 1.75 h 和 3.4 h。

人体生长激素的分泌一天 24 h 内是不均衡的,睡眠时分泌量高于清醒时。晚 9 点至次日凌晨 1 点,特别是晚上 10 点前后,生长激素的分泌量达到最高,可以达到白天分泌量的 5～7 倍。分泌同时受睡眠质量影响,在入睡初期的深度睡眠时分泌最多,血液中生长激素的浓度可达到最高峰。另外,早上 6 点前后的 1～2 h,生长激素也有一个分泌小高峰。

生长激素检测方法常见的有化学发光免疫分析(CLIA)法或电化学发光免疫分析(ECLIA)法和时间分辨荧光免疫分析(time-resolved fluoroimmunoassay,TRFIA)法等。

【原理】

时间分辨荧光免疫分析法(TRFIA)是一种非同位素免疫分析技术,它用镧系元素标记抗原或抗体,根据镧系元素螯合物的发光特点,用时间分辨技术测量荧光,同时检测波长和时间两个参数进行信号分辨,可有效地排除非特异荧光的干扰,极大地提高了分析灵敏度。铕(europium,Eu)、铽(terbium,Tb)、钐(samarium,Sm)、钕(neodymium,Nd)、镝(dysprosium,Dy)5 种稀土元素常被用作 TRFIA 示踪剂,以 Eu^{3+} 为主。时间分辨荧光免疫分析法检测过程如下:抗原包被、封闭→加入一抗/检测样品→加入 Eu^{3+} 标记的二抗→加入增强液→信号检测→计算结果。时间分辨荧光免疫分析法检测过程见图 10-1。

【试剂与器材】

1. 试剂

包被反应板:一块,96 孔。

铕标记抗抗体:一瓶,冻干品,用时每瓶以 1 mL 去离子水溶解缓冲液。

参考标准品:共六瓶。

增强液:一瓶,50 mL。

浓缩洗液:一瓶,50 mL,使用前用去离子水做 1∶25 稀释。

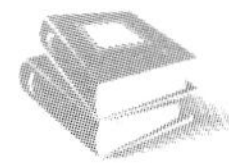

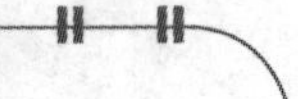

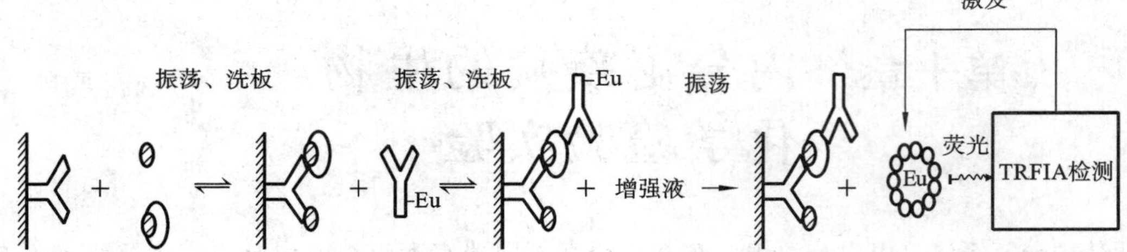

图 10-1　时间分辨荧光免疫分析法检测过程图

分析缓冲液：一瓶，50 mL。

2. 器材　离心机、洗板机、孵育箱、酶标仪等。

【操作步骤】

(1)试剂的准备。

①生长激素参考标准品：使用前 1 h 将每瓶生长激素参考标准品用 1 mL 去离子水溶解。

②洗涤液：将 50 mL 浓缩洗液和 1200 mL 去离子水混合，作为工作洗涤液。

③铕标抗体工作液：使用前 1 h 将每瓶铕标记抗生长激素抗体用 1 mL 去离子水溶解，用分析缓冲液进行 1∶50 倍稀释作为铕标抗体工作液。

(2)将所需数量的包被反应条置于室温平衡。

(3)吸取 50 μL 参考标准品或待测样品，按顺序加入微孔反应条小孔中，然后各加 100 μL 铕标记生长激素工作液和 100 μL 抗生长激素抗体工作液。

(4)剪一张与加样条大小相似的封口膜平稳封上加板条，标上标记后放室温振动孵育 1.5 h。

(5)用洗涤液冲洗 6 次，拍干。每孔加增强液 200 μL，振荡孵育 5 min。

(6)测定：竞争抑制法，浓度与荧光值成反比。

【结果计算】

结果判断时，首先核对不同厂家的试剂盒的标准品浓度和正常参考值范围。因为不同厂家选择的抗体不同，正常参考值范围会有所不同。如对实验结果有疑问，应重复实验。

以下为结果判断时的注意事项。

(1)当样本浓度超过试剂盒的最高检测范围，应该将血样稀释到试剂盒线性范围后重新测定，以保证结果的准确度。

(2)当试剂盒的反应模式采用双抗体夹心一步法时，钩状效应的存在会导致实际浓度很高的血样测量值偏低，甚至阴性，与临床诊断不符。此种情况应该稀释血样后重新测定。

【参考区间】

正常成人空腹安静状态：<5 μg/L。

新生儿：<30 μg/L。

2 岁：<8 μg/L。

2～4 岁：<4 μg/L。

4 岁以后接近成人水平。

【注意事项】

(1)TRFIA 测定的样本一般为血清。不能使用含 EDTA 或柠檬酸作为抗凝剂的样本，因为二者可以螯合铕，使测量值降低。血清样本可按常规方法采集，避免溶血和脂血。

(2)样品在 2～8 ℃可以保存 3～5 天，如果需要长期保存，请于－20 ℃保存，避免反复冻融。冻

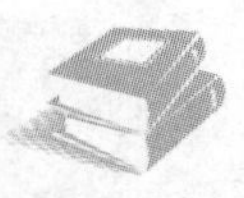

NOTE

结血清融化后，蛋白质局部浓缩，分布不均，宜轻缓充分混匀，避免气泡，可上下颠倒混合。不要把样本保存在室温，室温放置 48 h 可能会导致结果不稳定。

(3)试剂盒中的标准品或铕标试剂若是冻干的状态，须在加去离子水溶解标准品或铕标后，静置 10 min 左右待其溶解完全后再开始实验。

(4)TRFIA 受反应温度的不恒定、操作误差以及铕标记物的稳定性等因素的影响，不同日期的荧光值会有所波动，因此在定量测定中，每批测试均须用一系列不同浓度的参考标准品在相同的条件下制作标准曲线。

(5)孵育的温度和时间应严格遵照说明书规定。孵育过程一般在振荡器上完成，注意控制振荡的幅度不要过大，频率不要过快。

(6)增强液的加样应严格按说明书的要求，精确加样。加完后增强液不能溢出，一旦溢出，则实验无效，需要重做。

【临床意义】

(1)儿童和青少年生长激素缺乏(包括原发性和继发性)会使纵向生长相比骨龄较为迟缓而导致躯体生长受阻，骨骼发育不全，性器官及第二性征发育受阻。若未伴有甲状腺功能减退症，智力大多正常，有别于呆小症。

(2)成人严重缺乏生长激素者会出现肌力减退、骨量减少、胰岛素灵敏度下降、腹部肥胖和心血管危险因素升高的情况。

(3)生长激素的过度分泌会导致巨人症和肢端肥大症，常见 GH>25 μg/L。

【评价】

(1)以下情况检测结果不受干扰：黄疸(胆红素<171 μmol/L 或<10 mg/dL)，溶血(血红蛋白<1 g/dL)，血脂(甘油三酯<1800 mg/dL)。

(2)总不精密度：CV<12%。

(3)回收率为 90%～110%，平均回收率为 108%。

【思考题】

(1)时间分辨荧光免疫分析技术具有较高的分析灵敏度的原因有哪些?

(2)检测血清生长激素采集样本应注意哪些方面的问题?

实验二 电化学发光法测定血清催乳素

【实验目的】

掌握：电化学发光法测定血清泌乳素的反应原理。

熟悉：电化学发光法测定血清泌乳素的操作。

了解：血清泌乳素测定的影响因素和临床意义。

【背景】

泌乳素(prolactin ，PRL)由垂体前叶合成并间歇性分泌。此激素由 198 个氨基酸组成，分子质量为 22～23 kDa。血清中的泌乳素存在三种形式，其中以具有生物活性和免疫原性的单体形式最多(约 80%)，5%～20%为无生物活性的二聚体形式存在，另 0.5%～5%为低生物活性的四聚体形式存在。泌乳素的靶器官是乳腺，能促进乳腺组织生长发育和分化。高浓度的泌乳素会抑制卵巢类固醇激素的合成和垂体促性腺激素的合成和分泌。

在妊娠期间，受雌激素和黄体酮合成增加的影响，泌乳素浓度会升高。泌乳素刺激乳腺组织在产后分泌乳汁并进入泌乳期。高泌乳素血症(男性和女性)是导致生殖障碍性疾病的主要原因。检测泌乳素浓度可用于诊断经期不排卵、泌乳素性闭经和乳漏、男子乳腺过度发育以及精子缺乏。临床怀疑乳腺癌和垂体肿瘤的患者，测定泌乳素可辅助诊断。

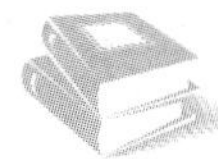

PRL 一般采用化学发光免疫分析(chemiluminescence immunoassay，CLIA)法或电化学发光免疫分析(electro chemiluminescence immunoassay，ECLIA)法，在自动化化学发光分析平台上测定，本节主要介绍电化学发光免疫分析(ECLIA)法。

【实验原理】

电化学发光免疫分析法采用双抗体夹心法原理测定。将待测样本、生物素抗 PRL 特异性单克隆抗体一起孵育，形成复合物。添加钌复合体标记的 PRL 特异性单克隆抗体和链霉亲和素包被的磁性微粒后，反应生成“三明治”样抗原抗体复合物，并在生物素和链霉亲和素的作用下形成固相。将反应液吸入测量池中，通过电磁作用将磁性微粒吸附在电极表面，将未与磁性微粒结合的游离物质除去。电极加压后使复合物产生光信号，通过光电倍增器测定发光强度，由分析仪的标准曲线得到 PRL 的测定结果。

【试剂与校准物】

1. 试剂

(1)M：包被链霉素的磁珠微粒，1 瓶，6.5 mL；包被链霉素的磁珠微粒 0.72 mg/mL；防腐剂。

(2)试剂 1：生物素化泌乳素特异性抗体，1 瓶，10 mL；生物素化单克隆抗泌乳素抗体(鼠)0.7 mg/L；磷酸盐缓冲液 50 mmol/L，pH 7.0；防腐剂。

(3)试剂 2：钌复合物标记的泌乳素特异性抗体，1 瓶，10 mL；钌复合物标记抗泌乳素单克隆抗体(鼠)0.35 mg/L；磷酸盐缓冲液 50 mmol/L，pH 7.0；防腐剂。

2. 校准物 选用商品化试剂盒生产厂商提供的配套定值校准物，具体浓度详见厂商说明书。

【操作步骤】

(1)按仪器和试剂说明书要求进行参数设定，然后使用配套的定标液进行校准，并确保配套或第三方质控品检测结果在控后，确认检测系统稳定备用。

(2)血清样本须用标准试管或含有分离胶的真空管收集(含肝素锂或 EDTA-K_2 抗凝剂的试管亦可)。血清(浆)2～8 ℃可保存 14 天；−20 ℃可保存 6 个月；仅能冻融一次。融化标本测定时，如果出现颗粒物、红细胞或混浊，应先离心，并待标本恢复至室温后再测定。

(3)按照相应的检测系统 SOP 进行操作。

【结果计算】

仪器会自动计算各样本分析物浓度，单位：μIU/mL、ng/mL 或 mIU/L。

转换系数：μIU/mL (mIU/L)×0.047＝ng/mL

ng/mL×21.2＝μIU/mL (mIU/L)

【参考区间】

女性(未怀孕)：4.79～23.3 μg/L。

男性：4.04～15.2 μg/L。

建议各实验室建立自己的参考区间。

【注意事项】

(1)需注意样本采集时间，因为泌乳素经垂体分泌，不同时间段分泌的量不同。

(2)冷藏的试剂和样本在室温中平衡至 20～25 ℃再上机测定，避免过度振荡产生泡沫影响测定。

(3)批号不同的试剂必须进行定标，每批试剂应分别制作标准曲线。同一批号试剂如超过定标稳定时间，应重新定标。

(4)高值标本稀释：若样本中泌乳素浓度超过测定范围，可用通用稀释剂稀释样本。推荐稀释比例是 1∶10，经稀释的样本浓度必须大于 2.4 μg/L。

【临床意义】

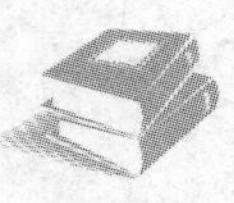

(1)产后妇女和新生儿的 PRL 水平升高，但是异常的高水平在女性中常伴有闭经泌乳、性功能下降、月经不调等症状。患 PRL 瘤的男性绝大多数性功能低下。因此，对于无生育能力的妇女、闭

NOTE

经泌乳的妇女和男性性功能低下者都应测定 PRL。高 PRL 血症还与卵巢类固醇激素分泌的抑制、卵泡成熟、促黄体激素和促卵泡激素的分泌有关。

(2)高 PRL 血症的病理因素：下丘脑功能和器官疾病、甲状腺功能减退症和肾功能衰竭等。促甲状腺激素释放激素(TRH)分泌增多，刺激释放出 PRL 的同时，血清 T_4 水平降低，促甲状腺素浓度升高，导致原发性甲状腺功能减退症、血清 PRL 水平升高。

(3)正常个体出现泌乳素缺乏的现象很罕见。

【评价】

(1)以下情况检测结果不受干扰：黄疸(胆红素<513 μmol/L 或<30 mg/dL)，溶血(血红蛋白<0.932 mmol/L 或<1.5 g/dL)，血脂(甘油三酯<1500 mg/dL)和生物素<164 nmol/L 或<40 ng/mL。

(2)线性范围：0.0470～470 ng/mL。高于检测范围的样本可用通用稀释液(Elecsys Diluent Universal)稀释。建议 1∶10 稀释。

(3)精密度：批内 CV<4%，批间 CV<5%。

(4)回收率为 90%～110%。

【思考题】

(1)ECLIA 法测定血清泌乳素影响因素有哪些?

(2)超出检测线性范围的临床标本如何处理? 怎样评估结果的可靠性?

实验三　ELISA 法测定血清促甲状腺激素

【实验目的】

掌握：ELISA 法测定血清促甲状腺激素的反应原理。

熟悉：ELISA 法测定血清促甲状腺激素的操作。

了解：血清促甲状腺激素测定的影响因素和临床意义。

【背景】

促甲状腺激素(thyroid stimulating hormone，TSH)是腺垂体分泌的一种激素，其作用是促进甲状腺的生长和功能。人类的 TSH 是一种糖蛋白，整个分子由两条肽链——α 链和 β 链组成。TSH 全面促进甲状腺的功能，能促进甲状腺激素的释放和促进 T_4、T_3 的合成，加强碘泵活性，增强过氧化物酶活性，促进甲状腺球蛋白合成及酪氨酸碘化等各个环节。人血清中 TSH 含量是诊断甲状腺功能和研究下丘脑-垂体-甲状腺轴的重要指标之一，尤其对先天性甲状腺功能减退症有重要意义，在甲状腺功能评估中，可鉴别原发性和继发性(垂体和下丘脑性)甲状腺功能减退症，并可作为对甲状腺功能减退症疗效观察指标。此外，可观察垂体 TSH 的储备功能，进一步区别下丘脑和垂体的病变。

TSH 检测采用化学发光免疫分析(CLIA)法或电化学发光免疫分析(ECLIA)法和酶联免疫吸附试验(enzyme-linked immunoadsordent assay，ELISA)法。本节主要介绍 ELISA 法检测 TSH。

【原理】

ELISA 法是一种非均相的酶免疫技术。该检测技术要点是采用两株单克隆抗体，一株用于固相包被制备固相抗体，另一株用于辣根过氧化物酶(HRP)的标记制备 HRP-抗体。在包被抗体的微孔中加入 TSH(标准或待测样品)及 HRP-抗体，平衡后形成“固相抗体-抗原-HRP-抗体”的复合物。过量(未结合的)抗体通过洗涤去除，随后加入酶反应底物。酶标记物发挥酶底物催化作用形成产物，产物数量和样本抗原数量成正比。亦即随着 TSH 浓度的升高，吸光度逐渐变大。

【试剂与器材】

1. 试剂　常见的商品化试剂盒主要组成成分见表 10-1。

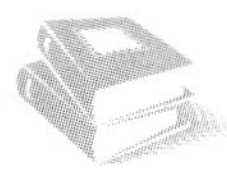
NOTE

表 10-1　试剂盒主要组成成分

组　分	数　量	体　积	制品状态	主要成分
TSH 校准品（$S_1 \sim S_6$）	6 瓶	0.5 mL	液体	TSH(0.3 mIU/L、0.6 mIU/L、1.5 mIU/L、3.0 mIU/L、6.0 mIU/L、12.0 mIU/L)，0.02 mol/L磷酸盐缓冲液，2%牛血清白蛋白(BSA)，0.1% Proclin-300
酶标抗体	1 瓶	6 mL	液体	酶标-抗-TSH(单抗)，0.02 mol/L 磷酸盐缓冲液，20%胎牛血清，0.1% Proclin-300，0.01%食品红
质控品(水平 2)	各一支	1 mL	液体	TSH，100%正常人血清，0.1% Proclin-300
显色剂 A	1 瓶	7 mL	液体	11 mmol/L 过氧化尿素
显色剂 B	1 瓶	7 mL	液体	2 mmol/L 3,3′,5,5′-四甲基联苯胺
终止液	1 瓶	7 mL	液体	2 mol/L 硫酸
浓缩洗涤液(20×)	1 瓶	15 mL	液体	0.2 mol/L 磷酸盐缓冲液，含 0.5%的 Tween-20
预包被板	1 块	96 孔	/	抗-TSH 单克隆抗体，聚苯乙烯微孔板
封板膜	2 张			/
封口袋	1 个			/

2. 器材　离心机、洗板机、孵育箱、酶标仪等。

【操作步骤】

(1)将各种试剂移至室温平衡半小时，取浓缩洗涤液，根据当批检测数量，用蒸馏水 1∶20 稀释，混匀后备用。

(2)将预包被板从密封袋中取出，设一个空白对照孔，不加任何液体；每个校准点各设两孔，每孔加入相应校准品 100 μL；其余每个检测孔直接加质控品或待测血清 100 μL。然后各孔加入酶标抗体 50 μL，充分混匀，贴上封板膜，置于 37 ℃孵育 2 h。

(3)手工洗板：弃去孔内液体，洗涤液注满各孔，静置 10 s 甩干，重复 3 次后拍干。洗板机洗板：选择洗涤 3 次程序洗板后拍干。

(4)每孔加显色剂 A 液 50 μL，显色剂 B 液 50 μL，振荡混匀后，置于 37 ℃避光显色 15 min，每孔加终止液 50 μL。

(5)用酶标仪读数，单波长酶标仪需先用空白对照孔调零点，然后测定各孔吸光度。

【结果计算】

(1)双波长酶标仪可以不设空白对照孔，也无须调零点。单波长酶标仪必须设空白对照孔，先用空白对照孔调零，然后测量。

(2)作图法：以校准品 $S_1 \sim S_6$ 的吸光度为纵轴(log 对数坐标)，相应浓度为横轴(log 对数坐标)，在对数坐标纸上绘制校准品曲线，在校准品曲线上查出待测标本的含量。

【参考区间】

正常参考区间：0.5～5.0 mIU/L。

由于人的个体差异及地域、年龄和性别的不同，所确定的参考区间存在一定差异，因此各实验室应根据各自地区的正常人群建立自己的参考区间。

【注意事项】

(1)严重溶血、乳糜血可能影响检测结果。

(2)抗原抗体反应须注意钩状效应。

NOTE

(3)批号不同的试剂必须进行定标,每批试剂应分别制作标准曲线。

(4)高值标本稀释:若样本中 TSH 浓度超过测定范围,可用通用稀释剂稀释样本。推荐稀释比例是 1∶10,经稀释的样本浓度必须大于 10 mIU/L。

(5)孵育反应过程中必须贴封板膜。

【临床意义】

(1)对于原发性甲状腺功能减退症患者,TSH 测定是最灵敏的指标。此时由于甲状腺激素分泌减少,对垂体的抑制减弱,TSH 分泌则增多;甲状腺功能亢进症接受^{131}I 治疗后以及某些严重缺碘或地方性甲状腺肿流行地区的居民中,也可伴有 TSH 升高。

(2)原发性甲状腺功能减退症患者接受 T_4 替代疗法可测定 TSH 作为调节用量的参考。

(3)继发性甲状腺功能减退症或亢进患者根据其原发病变部位不同,TSH 水平亦有变化。

(4)超敏 TSH 测定越来越多地用于确定亚临床或潜在性甲状腺功能减退症或甲状腺功能亢进症。

【评价】

1. 准确度　试剂盒内校准品与相应浓度的国家标准品同时进行分析测定,用双对数(log-log)数学模型拟合,要求两条剂量-反应曲线不显著偏离平行(*t* 检验);以 TSH 国家标准品为对照品,试剂盒内校准品的实测效价与标示值效价的比应在 0.900～1.100 之间。

2. 剂量-反应曲线的线性　用 log-log 数学模型拟合,在 0.3～50 mIU/L 范围内,剂量-反应曲线相关系数(*r*)的绝对值应不低于 0.9900。

3. 精密度

(1)分析内精密度:试剂盒质控品测定结果的变异系数(CV)应不高于 15.0%。

(2)分析间精密度:在多次独立分析之间,质控品测定结果的变异系数(CV)应不高于 20.0%。

(3)批间精密度:在多个不同批次产品之间,质控品测定结果的变异系数(CV)应不高于 20.0%。

4. 最低检出限　最低检出限应小于 0.10 mIU/L。

【思考题】

(1)ELISA 根据检测原理和目的不同可以分为哪几类?

(2)ELISA 临床应用中有哪些局限性?

实验四　尿 17-酮类固醇、尿 17-羟皮质类固醇测定

【实验目的】

掌握:色谱-分光光度法测定尿 17-酮类固醇、尿 17-羟皮质类固醇的反应原理。

熟悉:色谱-分光光度法测定尿 17-酮类固醇、尿 17-羟皮质类固醇的操作步骤。

了解:尿 17-酮类固醇、尿 17-羟皮质类固醇测定的临床意义。

一、尿 17-酮类固醇测定

【背景】

17-酮类固醇(17-ketosteroid,17-KS)是在 17 号碳原子上有一个酮基的所有类固醇物质的统称。尿液中这类化合物主要为雄酮、脱氢异雄酮、原胆烷醇酮等,是肾上腺皮质激素及雄性激素的代谢产物。

17-酮类固醇经尿液排泌,可用于提示肾上腺和性腺皮质类固醇合成的速率。成年男性三分之二的皮质类固醇来自肾上腺,而成年女性的皮质类固醇则全部来自肾上腺。酮类固醇的大部分是雄激素,刺激男性第二性征的发育。因此,17-酮类固醇实验主要用于测定雄激素的产生,尤其是由肾上腺分泌的部分。

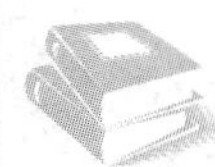
NOTE

17-酮类固醇测定常用的方法是 Zimmermann 反应，虽然此反应的特异性不高，每种酮类固醇的呈色反应不一，但是直至目前仍有许多实验室用这种方法检查肾上腺雄激素，这种方法仍然是临床用于评价雄激素状态的有效指标。

【实验原理】

样本经酸水解后通过中性树脂，尿 17-酮类固醇被吸附，水溶性及酚类干扰物被洗掉，再洗脱尿 17-酮类固醇，通过 Zimmermann 反应显色后，测其吸光度对其进行定量。

【试剂与器材】

1. 试剂 常见的商品化试剂盒主要组成成分见表 10-2。

表 10-2 试剂盒主要组成成分

类别	成分	备注
试剂①	0.7 mol/L 环六亚甲基四胺，0.5 g/L 叠氮钠	避免接触皮肤
试剂②	1 mol/L 氢氧化钾溶于 3.4 mol/L 乙醇	腐蚀性
试剂③	99%无水乙醇(分析纯)	高度易燃
微柱	含定量及缓冲处理过的中性树脂	
试剂 A	60 mmol/L *m*-二硝基苯粉末溶于乙醇(复溶后)	有毒，对环境有危险
试剂 B	9 mol/L 氢氧化钾	腐蚀性
试剂 C	99%二氯甲烷	有害物质
标准品 S	脱氢表雄酮(DHEA)	高度易燃

2. 器材 分光光度计带 520 nm(515～525 nm)波长滤光片、电热恒温水浴箱、沸水浴箱、台式离心机。

【操作步骤】

1. 样本水解 按表 10-3 将相应样本和试剂加至各试管中。

表 10-3 样本水解过程加样顺序和步骤

加入物	加入量
样本	5.0 mL
浓 HCl	1.0 mL
试剂①	1 滴
充分混匀，于沸水中孵育 10 min。然后用自来水冷却试管	

2. 色谱分离

(1)先将微柱的上帽揭开，然后移掉底塞，用玻璃棒的圆端将微柱上端的圆盘推至树脂表面，注意不要挤压树脂，然后彻底放干柱内液体。

(2)将试管内已水解的样本倒入上述微柱内，然后让其自然流过，至柱内无液体。

(3)按表 10-4 向柱内加入相应反应成分。

表 10-4 色谱分离过程向柱内加入反应物及步骤

加入物	体积	操作方法
蒸馏水	2.0 mL	使其自然流过，至柱内无液体
试剂②	10.0 mL	使其自然流过，至柱内无液体
蒸馏水	2.0 mL	使其自然流过，至柱内无液体
试剂②	4.0 mL	收集流出液
将流出液充分混匀		

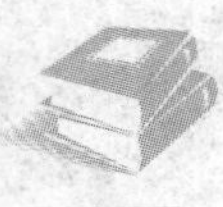

NOTE

3. 比色 按表10-5顺序加样及处理。

表10-5 比色加样及处理步骤

类别	空白	标准品	样本
流出液	—	—	1.0 mL
试剂③	1.0 mL	1.0 mL	—
DHEA标准	—	25 μL	—
试剂A	0.5 mL	0.5 mL	0.5 mL
试剂B	1.0 mL	1.0 mL	1.0 mL
充分混匀后，加盖，在25 ℃孵育25 min，或在2～8 ℃孵育60 min			
试剂C	2.5 mL	2.5 mL	2.5 mL
充分混匀后离心(3000 r/min，5 min)			
在520 nm波长处以空白对照，分别读取样本及标准品上清液的吸光度(A)			

【结果计算】

(1)使用下面的通用公式计算样本17-KS浓度：

$$C_{样本}=(A_{样本}/A_{标准})\times(V_E/V_S)\times(V_{STC}/V_{EC})\times C_{标准}\times(1/\mathrm{Rec})$$

注：上述公式中符号代表的含义如下，样本量(V_S)，流出液量(V_E)，比色的流出液量(V_{EC})，比色的标准品量(V_{STC})，标准品的浓度($C_{标准}$)，平均回收率(Rec)。

(2)24 h尿17-KS量使用下面的通用公式计算：

$$17\text{-KS}(\text{mg}/24\ \text{h})=17\text{-KS}(\text{mg/L})\times 24\ \text{h尿量(L)}$$

$$17\text{-KS}(\mu\text{mol}/24\ \text{h})=17\text{-KS}(\mu\text{mol/L})\times 24\ \text{h尿量(L)}$$

【参考区间】

(1)女性：6～14 mg/24 h或21～49 μmol/24 h。

(2)男性：10～25 mg/24 h或35～87 μmol/24 h。

以上范围仅供参考，各实验室须建立本实验室正常值。

【注意事项】

(1)如果水解样本有大量的沉淀物则需要离心。

(2)如果上清液混浊，移至另一管，加入少量无水硫酸钠混匀并离心。

(3)有些样本的最终提取物有时会出现深棕色，使数值假性升高。出现这种情况时，建议以Talbott校正公式校正样本的吸光度。

$$A_{校正}=(A_{520}-0.6\times A_{430})/0.73$$

【临床意义】

(1)17-酮类固醇数值降低通常见于男性原发性性腺功能减退(Klinefelter综合征)，继发性性腺功能减退(全垂体功能减退)，女性垂体性肾上腺功能低下(艾迪生病)。

(2)17-酮类固醇数值增加通常见于有睾丸肿瘤(间质细胞肿瘤，绒毛膜上皮癌)，肾上腺增生，肾上腺癌，库欣综合征以及有些女性的多毛症。

【评价】

(1)线性范围：2.85～173 mg/L。

(2)精密度：批内变异系数(CV)<7%；批间变异系数(CV)<10%。

二、尿17-羟皮质类固醇测定

【背景】

17-羟皮质类固醇(17-hydroxycorticosteroids，17-OHCS)为肾上腺皮质所分泌的激素，主要为

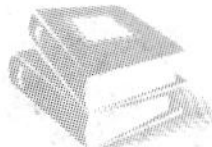

NOTE

皮质素和去氢皮质素。17-羟皮质类固醇的特征是在第 17 号碳原子上有一个羟基，它是皮质醇的一些主要代谢产物。测定尿液中 17-羟皮质类固醇的量可以间接反映皮质醇的分泌情况，提示从肾上腺皮质释放至血液中皮质醇的量。

【实验原理】

样本经高岭土处理后通过中性吸附树脂，17-羟皮质类固醇(17-OHCS)被吸附，干扰物质被洗掉，在酸性条件下，用正丁醇-氯仿提取尿液中结合型或游离型 17-羟皮质类固醇，在抽提液中加入盐酸苯肼和硫酸，17-羟 OHCS 与苯肼反应，生成能产生黄色腙的复合物。此反应即 Porter-Silber 呈色反应。用亦有呈色反应的氢化可的松作为标准液，用分光光度计在波长 410 nm 处测定其吸光度进行定量。

【试剂与器材】

1. 试剂　常见的商品化试剂盒中包含的内容见表 10-6。

表 10-6　试剂盒主要组成成分

类　别	成　分	备　注
试剂①	8 mol/L 硫酸	腐蚀性，避免接触皮肤
试剂②	1 mol/L 磷酸钠缓冲液(pH 6.6)，15 mmol/L 叠氮钠	
试剂③	活性高岭土(一次性试管)	有害
微柱	含定量及缓冲处理过的中性树脂	
试剂 A	15 mol/L 硫酸	腐蚀性，避免接触皮肤
试剂 B	6 mmol/L 苯肼粉(复溶后)	有毒
标准品 S	1000 mg/L 皮质醇溶于乙醇	高度易燃

2. 器材　分光光度计(带 370 nm、410 nm、450 nm 波长滤光片)、电热恒温水浴箱、沸水浴箱、台式离心机。

【操作步骤】

1. 样本准备　于一次性试管(试剂③)中按表 10-7 步骤加样。

表 10-7　样本准备步骤

类　别	加　入　量
样本	5.0 mL
试剂①	2 滴
至少摇匀 3 min，离心(4000 r/min)5 min，将上清液移到离心管，加入试剂②2.0 mL，混匀并离心(4000 r/min)5 min	

2. 色谱分离

(1)先将微柱的上帽揭开，然后移掉底塞，用玻璃棒的圆端将微柱上端的圆盘推至树脂表面，注意不要挤压树脂，然后彻底放干柱内液体。

(2)将离心后的上清液样本倒入上述微柱内，然后流干柱内液体。

(3)按表 10-8 步骤操作。

表 10-8　色谱分离过程向柱内加入的反应物及步骤

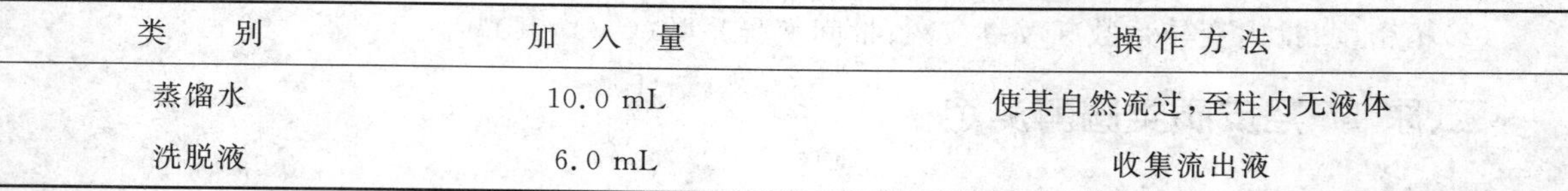

类　别	加　入　量	操　作　方　法
蒸馏水	10.0 mL	使其自然流过，至柱内无液体
洗脱液	6.0 mL	收集流出液

NOTE

3. 比色　将流出液充分混匀，按表 10-9 将液体加入带螺盖离心管内。

表 10-9 比色加样及处理步骤

类 别	空 白	标 准 品	样本空白	样 本
流出液/mL	—	—	1.0	1.0
工作标准品/mL	—	0.1	—	—
洗脱液/mL	1.0	0.9	—	—
将以上试管放入冰(水)浴中,然后小心加入				
试剂 A/mL	—	—	1.0	—
工作试剂/mL	1.0	1.0	—	1.0
小心摇动试管几次,然后放回冰(水)浴中避免过热				
将试管盖好,在 60 ℃孵育 15 min 或者 37 ℃孵育 90 min				
冷却至室温(15～30 ℃),在 370 nm、410 nm、450 nm 波长下分别读取样本(对照样本空白)和标准品(对照试剂空白)的吸光度(A)				

【结果计算】

(1)使用下面的通用公式计算样本 17-OHCS 浓度。

$$C_{样本}=(\Delta A_{样本}/\Delta A_{标准})\times(V_E/V_S)\times(V_{STC}/V_{EC})\times C_{标准}\times(1/\text{Rec})$$

注:上述公式中符号代表的含义如下,样本量(V_S),流出液量(V_E),比色的流出液量(V_{EC}),比色的标准品量(V_{STC}),标准品的浓度($C_{标准}$),平均回收率(Rec)。

$$\Delta A(\text{使用 A1ien 校正公式计算})=2\times A_{410}-(A_{370}+A_{450})$$

(2)使用下面的通用的公式计算 24 h 尿 17-OHCS 量。

17-OHCS(mg/24 h)=17-OHCS(mg/L)× 24 h 尿量(L)

17-OHCS(μmol /24 h)=17-OHCS(μmol /L)× 24 h 尿量(L)

【参考区间】

(1)女性:2～8 mg/24 h 或 5.5～22.2 μmol/24 h。

(2)男性:3～10 mg/24 h 或 8.3～27.7 μmol/24 h。

以上范围仅供参考,各实验室须建立本实验室正常值。

【注意事项】

(1)如果水解样本有大量的沉淀物则需要离心。

(2)以标准程序收集 24 h 尿液样本。于 2～8 ℃保存,24 h 内使用。如用浓盐酸(HCl)调整 pH 至 3～6,样本可在 2～8 ℃最多保存 7 天,在－20 ℃最多保存 1 个月,测试前需离心或者过滤。

【临床意义】

(1)17-OHCS 增高见于库欣综合征,可由肾上腺肿瘤、脑垂体肿瘤、异位肿瘤以及其他原因例如肥胖、高血压与妊娠等引起。

(2)17-OHCS 减少见于艾迪生病。

【评价】

(1)线性范围:1.3～72 mg/L。

(2)精密度:批内变异系数(CV)<10%;批间变异系数(CV)<12%。

【思考题】

(1)17-酮类固醇的检测样本需做什么前处理?为什么?

(2)17-羟皮质类固醇常见的检测方法是什么?其临床意义是什么?

实验五 化学发光法测定血清雌二醇

【实验目的】

掌握:化学发光法测定血清雌二醇的反应原理。

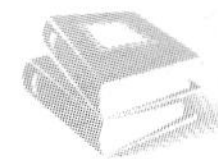

NOTE

熟悉:化学发光法测定血清雌二醇的操作步骤。

了解:该项目测定的影响因素和临床意义。

【背景】

雌二醇(estradiol,E_2)是相对分子质量为272.3的一种天然雌激素。循环中的雌二醇大部分与蛋白质结合在一起。非怀孕女性,雌二醇由卵巢和黄体分泌而来,肾上腺和男性的睾丸也被认为能分泌微量的雌二醇。雌二醇水平的监测常用于评估女性排卵的情况,同时在分析个体性发育状况、无月经查因、不孕查因等方面都很有价值。

雌二醇检测采用化学发光免疫分析(CLIA)法或电化学发光免疫分析(ECLIA)法等。本节主要介绍化学发光免疫分析(CLIA)法。

【实验原理】

化学发光免疫分析(chemiluminescence immunoassay,CLIA)法,是用化学发光剂直接标记抗原或抗体的免疫分析方法。常用于标记的化学发光物质有吖啶酯类化合物,该发光标记物用于免疫分析,其化学反应简单、快速、无须使用催化剂。检测小分子抗原采用竞争法,大分子抗原则采用夹心法。

将样本添加到含包被着山羊抗兔-兔抗人雌二醇单克隆抗体的顺磁性微粒和Tris缓冲蛋白质溶液的反应管中。20 min后,再添加雌二醇碱性磷酸酶结合物。样本中的雌二醇与雌二醇-碱性磷酸酶结合物争夺一定数量的特异性抗雌二醇抗体上的结合位点。产生的抗原抗体复合物被固相上的捕获抗体所结合。在反应管内孵育完成后,结合在固相上的物质将置于一个磁场内被吸住,而未结合的物质被冲洗除去。然后,将化学发光底物添加到反应管内,由光密度计对反应中所产生的光进行测量。所产生光的量与样本内雌二醇的浓度成反比。样本内分析物的量由所储存的多点校准曲线来确定。

【试剂与器材】

1. 试剂 常见的商品化试剂盒中包含以下组分:

试剂1a:顺磁性微粒包被着山羊抗兔-兔抗雌二醇单克隆抗体在Tris缓冲液中,含有牛血清白蛋白(BSA)、叠氮钠(<0.1%)。

试剂1b:Tris、氯化钠、蛋白质(牛,山羊)和叠氮钠(<0.1%)。

试剂1c:雌二醇-碱性磷酸酶结合物(牛)、蛋白质(BSA、兔)和叠氮钠(<0.1%)。

2. 器材 全自动化学发光分析仪及配套耗材。

【操作步骤】

(1)按仪器和试剂说明书要求进行参数设定,然后使用配套的定标液进行校准,并确保配套或第三方质控品检测结果在控后,确认检测系统稳定备用。

(2)按照相应的检测系统SOP进行操作。

【结果计算】

系统软件自动确定患者的测试结果。通过所保存的校准数据,所测得的发光量可确定样本内分析物的量。

【参考区间】

男性:7.63～42.6 ng/L。

绝经后女性:5.0～54.7 ng/L。

未孕女性:卵泡期,12.5～166 ng/L。

排卵期,85.8～498 ng/L。

黄体期,43.8～211 ng/L。

建议各实验室建立自己的参考区间。

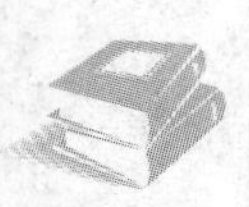

NOTE

【注意事项】

(1)推荐使用血清或肝素抗凝的血浆样本。

(2)在室温(15～30 ℃)下,将样本保存在带盖的试管内不得超过 8 h。若在 8 h 内无法完成测定,可将样本冷藏保存在 2～8 ℃环境下。若在 48 h 内无法完成测定,或样本需要运输,可将样本在－20 ℃或低于－20 ℃的环境下冷冻保存。样本仅可解冻一次。融化样本在测定时,如果出现颗粒物、红细胞或混浊,应先离心再测定。

(3)批号不同的试剂必须进行定标,每批试剂应分别制作标准曲线。同一批号试剂如超过定标稳定时间,应重新定标。

(4)本实验存在被患者样本内嗜异性抗体所干扰的可能性。经常与动物有接触的患者,或者接受过用免疫球蛋白或免疫球蛋白碎片的免疫治疗或诊断步骤的患者,会产生抗体,如:人抗小鼠抗体(HAMA),该抗体会干扰免疫分析。此外,其他的嗜异性抗体,如人抗山羊抗体,可能会存在于患者的样本内。此类干扰性的抗体可能会导致结果错误。需对被怀疑带有此类抗体的患者的结果进行仔细核查。

【临床意义】

(1)E_2浓度是反映机体下丘脑-垂体-性腺轴功能的指标之一。常用于青春期前内分泌疾病的鉴别诊断、闭经查因和评估卵巢功能。

(2)E_2浓度可反映卵泡成熟度,其测定有助于监测机体排卵的情况。常用于不孕不育的治疗和判定体外受精(IVF)的排卵时间。

(3)E_2浓度升高常见于以下情况:肾上腺皮质增生或肿瘤、睾丸肿瘤、卵巢肿瘤、男性乳房增生症、原发性或继发性性早熟、无排卵功能性子宫出血、多胎妊娠、肝硬化等。

(4)E_2浓度降低常见于以下情况:下丘脑病变、腺垂体功能减退、原发性或继发性卵巢功能不足、绝经期、皮质醇增多症、葡萄胎、无脑儿等。

(5)重症妊娠期高血压疾病患者血中 E_2 水平往往较低,若血中 E_2 水平特别低,则提示有胎儿宫内死亡的可能。

【评价】

(1)以下情况检测结果不受干扰:黄疸(胆红素<171 μmol/L 或<10 mg/dL),溶血(血红蛋白<1 g/dL),血脂(甘油三酯<1800 mg/dL)。

(2)线性范围:0.0470～470 ng/mL。高于检测范围上限的样本可用专用稀释液(Elecsys Diluent Universal)稀释。建议 1∶10 稀释。

(3)精密度:CV<12%。

(4)回收率为 90%～110%。平均回收率为 104%。

【思考题】

(1)简述化学发光法测定血清雌二醇的优点和缺点。

(2)化学发光法室内质量控制应注意哪些方面?

(冯品宁)

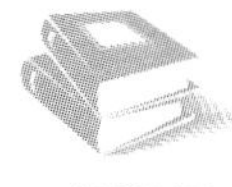

NOTE

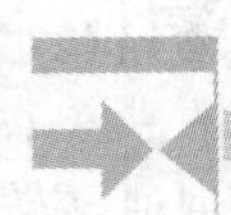

第十一章　消化系统疾病的生物化学检验实验

人体消化系统主要由消化道和消化腺两大部分组成，在食物的消化吸收、提供机体所需物质和能量中起重要作用。在外界各种致病因素及机体内在遗传特质的作用下，消化系统会发生病变，可根据相应的功能改变进行相关的生物化学检验，包括胃分泌功能测定、胰腺外分泌功能评价实验、胃肠激素分泌测定和小肠消化与吸收实验等。本章主要介绍反映胃和胰腺功能的常用生物化学检验实验项目。

实验一　连续监测法测定血清(浆)淀粉酶

【实验目的】

掌握：连续监测法测定血清(浆)淀粉酶的反应原理和操作。

熟悉：连续监测法测定血清(浆)淀粉酶的注意事项和临床意义。

了解：连续监测法测定血清(浆)淀粉酶的方法学评价。

【背景】

胰腺疾病时，胰液中的消化酶进入血液循环，导致血液中的酶活力增高，因此检测血液中的淀粉酶、脂肪酶活性可以了解胰腺的外分泌功能，对胰腺炎的诊断有重要作用。

淀粉酶测定方法除了以天然淀粉为底物的测定方法外，另一类是使用分子组成确定的小分子寡聚糖(含4～7个葡萄糖单位)或对-硝基苯酚糖苷等作为淀粉酶底物，与辅助酶、指示酶共同组成淀粉酶测定的连续监测系统。以分子结构明确的小分子寡聚糖为底物，酶水解反应相对简单、明确，可以改进酶反应的化学计量关系，能更好地控制和保证酶水解条件的一致性。目前这类采用限定性底物的方法是市售试剂盒淀粉酶测定的普遍方法，其中应用最多的方法是以经修饰的麦芽庚糖为底物的方法，国际临床化学联合会(IFCC)曾对此法进行优化，1998年提出AMY测定推荐方法，2006年在此推荐方法基础上提出测定AMY参考方法，用于血清AMY测定标准化。

【原理】

以4,6-亚乙基-对硝基苯-α-D-麦芽七糖苷(EPS-PNP-G_7)为底物，经α-淀粉酶(α-Amylase)催化水解成为寡糖及葡萄糖残基减少的对-硝基苯寡糖苷(4-NP-G(7－x))。对-硝基苯寡糖苷被α-葡萄糖苷酶(α-Glucosidase)催化，进一步水解成为葡萄糖和对-硝基酚(4-Nitrophenoxide,4-NP)。4-NP的生成速率在一定范围内与α-淀粉酶活性成正比，反应式如下。

$$\text{EPS-PNP-G}_7 \xrightarrow{\alpha\text{-淀粉酶}} \text{4NP-G}\ (7-x)$$

$$\text{4NP-G}\ (7-x) \xrightarrow{\alpha\text{-葡萄糖苷酶}} \text{4-NP}$$

【试剂】

(1)104 mmol/L磷酸盐缓冲液(pH 7.10)：称取24.967 g $NaHPO_4 \cdot 12H_2O$、4.668 g KH_2PO_4和3.039 g NaCl，以蒸馏水溶解并定容至1000 mL。

(2)34 kU/L α-葡萄糖苷酶溶液：根据酶制剂的活力单位浓度，用pH 7.10磷酸盐缓冲液稀释，25 ℃可稳定存在5天，4 ℃可保存2周。

(3)57.5 mmol/L底物溶液：称取对-硝基苯麦芽庚糖苷366 mg(M=1274.1)，以pH 7.10磷酸盐缓冲液溶解并定容至5 mL。

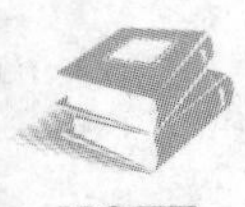

NOTE

【操作步骤】

(1)在自动化生化分析仪上,吸取 α-葡萄糖苷酶溶液 400 μL,样品 20 μL(或 α-葡萄糖苷酶溶液 10 μL,样品 4 μL),预热至测定温度,再吸入底物溶液 40 μL,启动监测。

(2)主要参数设置:温度 37 ℃,延滞时间 3 min,波长 405 nm,间隔时间 30 s,监测时间 3 min。

【结果计算】

(1)单位定义:在测定条件下,样品中淀粉酶催化水解 1 μmol 底物(EPS-PNP-G_7)为一个国际单位。

(2)淀粉酶(U/L)$=\dfrac{\Delta A/t(\text{min})}{E_{405}}\times\dfrac{V_T}{V_S}\times\dfrac{3}{L}\times10^6$

式中:V_T——反应液总体积(mL);

V_S——样品用量(mL);

L——比色杯光径(cm);

3——由产生 4-NP 的微摩尔数换算成被水解底物 EPS-PNP-G_7 的微摩尔数;

E_{405}——4-NP 的摩尔吸光系数(37 ℃时为 10600 L/(mol · cm),30 ℃时为 9500 L/(mol · cm),25 ℃时为 9000 L/(mol · cm))。

【参考区间】

成人(20～79 岁)血清 AMY:35～135 U/L(此数据引自《临床常用生化检验项目参考区间》)。

【注意事项】

(1)除肝素外,其余抗凝剂均对本法产生干扰,其中枸橼酸盐、草酸盐、氟化钠抗凝剂可络合淀粉酶所必需的钙离子,使淀粉酶活力下降。

(2)血红蛋白≤35 μmol/L、胆红素≤170 pmol/L、葡萄糖≤100 μmol/L、维生素 C≤1 mmol/L、脂血等对本法不产生干扰。

(3)Tris 缓冲液能抑制 α-葡萄糖苷酶活性。

(4)各种商品试剂盒的组分及方法不尽相同,需按说明书操作。

【临床意义】

(1)淀粉酶主要由唾液腺和胰腺分泌,可通过肾小球过滤。流行性腮腺炎,特别是急性胰腺炎时,血和尿中的 AMY 显著增高:发病后 8～12 h 血清 AMY 开始增高,12～24 h 达高峰,2～5 天下降至正常。AMY 达 350 U 时应怀疑此病,若超过 500 U 则意义更大。尿 AMY 于发病后 12～24 h 开始升高,下降比血清 AMY 慢,在急性胰腺炎后期测定尿 AMY 更有价值。急性阑尾炎、肠梗阻、胰腺癌、胆石症、溃疡病穿孔及吗啡注射后等均可见血清 AMY 增高,但常低于 500 U。

(2)正常人血清中 AMY 主要由肝脏生成,若血清与尿中 AMY 同时降低,提示肝炎、肝硬化、肝癌及急、慢性胆囊炎等。肾功能障碍时,血清 AMY 也可降低。

【评价】

本法线性范围为 0～2000 U/L,精密度高,操作简便快速,既适合自动化分析,也能用于手工测定,结果以国际单位表示,是目前血清淀粉酶测定的较理想的方法。

【思考题】

(1)血清淀粉酶测定的临床意义是什么?

(2)连续监测法测定血清淀粉酶的原理是什么?

实验二　比浊法测定血清脂肪酶

【实验目的】

掌握:比浊法测定血清脂肪酶的实验原理和操作。

熟悉:比浊法测定血清脂肪酶的注意事项和临床意义。

了解:比浊法测定血清脂肪酶的方法学评价。

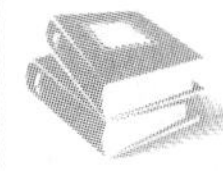

NOTE

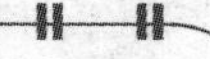

【背景】

脂肪酶(lipase,LPS)是水解脂肪的酶,催化脂肪水解为甘油和脂肪酸。胰腺是人体脂肪酶最主要的来源,急性胰腺炎时测定血清脂肪酶具有重要意义。

【实验原理】

甘油三酯与水制成的乳胶液,因其胶束对入射光的吸收及散射而具有乳浊性状。胶束中的甘油三酯在脂肪酶的作用下水解成单油酸甘油酯,使胶束分裂,在 340 nm 或 420 nm 波长下,浊度或光散射因而减低。测定反应前后降低的程度,可计算出脂肪酶的活力。

【试剂】

1. 纯化橄榄油 称取层析纯氧化铝(70～325 筛孔)10 g,置于 0.2 cm×15 cm 层析柱中,使其呈疏松及表面平整状态。缓缓加入 AR 级橄榄油 18 mL,用橡皮冲洗球加压,层析除去游离脂肪酸,得到无色透明橄榄油约 10 mL(氧化铝转成黄色)。

2. 橄榄油乙醇液 称取纯化橄榄油 2 g,溶于无水乙醇中,定容至 200 mL。

3. Tris 缓冲液(pH 8.8) 称取 Tris 碱 3 g,去氧胆酸钠 6 g,溶于蒸馏水中,稀释到 1 L,用浓盐酸调 pH 至 8.8。

4. 0.17 μmol/L 橄榄油乳剂 取 500 mL Tris 缓冲液放入烧杯内,在磁力搅拌器搅拌下,缓缓加入 7.5 mL 橄榄油乙醇液(吸管尖端应插入液面以下),使其呈均匀乳浊液,置于冰箱中保存。

【操作步骤】

(1)试管内加入 4 mL 橄榄油乳剂,37 ℃预热 5 min,加入 0.05 mL 血清,立即颠倒混合 5 次(切勿用力振摇),迅速用分光光度计比浊。以 Tris 缓冲液调零点,在 400 nm 波长处读取第一次吸光度(A_1)。

(2)将此管置于 37 ℃水浴保温 10 min,然后同上读取第二次吸光度(A_2)。

(3)如果酶活力很高,在保温期间,底物全部变清,则应将待测血清用 Tris 缓冲液做适当稀释后重新操作。

(4)标准曲线制作:取 4 支试管,分别加入橄榄油乳剂 1.0 mL、2.0 mL、3.0 mL 及 4.0 mL,然后用 Tris 缓冲液补充到 4.0 mL,相当于甘油三酯浓度分别为 0.17 μmol/L、0.34 μmol/L、0.51 μmol/L 及 0.68 μmol/L。同上比浊,绘制标准曲线。

【结果计算】

(1)脂肪酶活性单位定义:100 mL 血清在 37 ℃水浴中,作用于底物 10 min,能水解 1 μmol 底物为 1 个脂肪酶活性单位。

(2)根据 A_1-A_2 的值查标准曲线,即得酶水解底物的物质的量(μmol)。

$$脂肪酶单位=酶水解底物的物质的量(\mu mol)\times 100\div 0.05$$

若样品经过稀释则再乘以稀释倍数。

【参考区间】

(1)呈正偏态分布,最低为 0 U,单侧 95%上限为 7.9 U。

(2)建议各实验室建立自己的参考区间。

【注意事项】

(1)橄榄油乳剂的质量直接影响脂肪酶测定结果的准确度,乳剂乳化颗粒的大小、血清中脂肪酶是否能与乳化颗粒充分接触也是重要的因素,因此商品化橄榄油必须用氧化铝吸附处理以除去游离脂肪酸。使用未处理的橄榄油测出的脂肪酶活力只相当于处理过橄榄油测出结果的 65%左右。

(2)有 5%～7%的正常人血清与底物保温后的吸光度比保温前略有增加,因而为负值,这可能是由血清中某些异常蛋白质发生沉淀所致,例如含类风湿因子的标本常有此情况。此时可在血清中加入聚乙二醇 6000,使其终浓度达 55 g/L,预孵育 10 min,使干扰物(如 IgM)沉淀或解离,然后再用经此处理的标本进行测定。

NOTE

【临床意义】

急性胰腺炎时，血清淀粉酶升高的时间较短，而血清脂肪酶活性上升可持续 10～15 天。脂肪酶的灵敏度为 80%～90%，特异性为 84%～96%，两者均优于淀粉酶。腮腺炎未累及胰腺时，脂肪酶通常在正常范围内。此外，胆总管结石或癌、肠梗阻、十二指肠穿孔时脂肪酶亦可增高，但患腮腺炎和巨淀粉酶血症时不升高，与淀粉酶不同，可用于鉴别诊断。

脂肪酶可由肾小球滤过，并被肾小管全部重吸收，所以尿中检测不到脂肪酶活性。

【评价】

(1)用比浊法测定脂肪酶时制备稳定的底物液至为关键，浓度过高的底物液可引起起始吸光度过高而降低灵敏度。

(2)用底物减少量代表酶活力，其活力单位不能真正代表甘油三酯中酯键的水解数。

【思考题】

(1)比浊法测定脂肪酶的影响因素有哪些?

(2)脂肪酶测定的临床意义有哪些?

实验三 滴定法测定胃酸分泌

【实验目的】

掌握：滴定法测定胃酸分泌的实验原理和操作。

熟悉：滴定法测定胃酸分泌的注意事项和临床意义。

了解：滴定法测定胃酸分泌的方法学评价。

【背景】

胃液是胃腺分泌的消化液，胃病变时可引起胃液的量和质的改变，通过胃液分析可以了解胃的功能、协助胃疾病的诊断。

胃酸即壁细胞分泌的 HCl 溶液，其基础排出率约为最大排出率的 10%，即昼夜变化，入睡后几小时达高峰，晨起之前最低；空腹时为 20～100 mL 提示胃酸分泌增多，胃液中的胃酸有两种形式：游离酸和结合酸(与蛋白质结合的盐酸蛋白盐)，两者之和称为总酸。在纯胃液中，绝大部分胃酸是游离酸。胃酸分泌量测定是胃酸分泌功能的主要客观评价指标，在胃酸分泌量测定中以五肽胃泌素刺激法最佳。

【实验原理】

以酚红为指示剂，用 0.1 mol/L NaOH 溶液滴定胃液标本，根据 NaOH 用量，计算出胃液中酸的排出量。用基础胃液分析法测定胃分泌酸的能力，为基础胃酸分泌量(basal acid output，BAO)；五肽胃泌素刺激后 1 h 的胃液为样本，测定胃接受最强刺激时的最大胃酸分泌量(maximum acid output，MAO)和高峰胃酸分泌量(peak acid output，PAO)。

【试剂】

(1)0.1 mol/L NaOH 溶液。

(2)0.2 g/L 酚红指示剂：称取酚红 0.1 g，加入 0.1 mol/L NaOH 溶液 28.2 mL，溶解后加蒸馏水至 500 mL，棕色瓶储存。

【操作步骤】

吞管后先将残余胃液弃去，然后持续抽取 1 h 空腹胃液为基础胃液，并记录液量，从中取 5 mL，加入酚红指示剂 2 滴，出现黄色表示有胃酸存在，然后用 0.1 mol/L NaOH 溶液滴定至终点(粉红色)。根据消耗的 NaOH 溶液的体积(mL)，计算胃酸浓度和 BAO。

按 6 μg/kg 计算五肽胃泌素用量，肌内注射。每隔 15 min 抽取胃液一次，分别计量储存，共 4 次。将 4 份标本分别滴定后计算胃酸浓度，再根据每份容量计算 MAO 和 PAO。

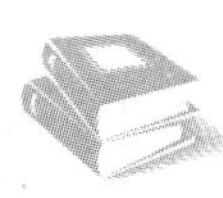
NOTE

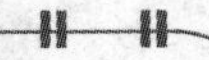

【结果计算】

(1)胃酸浓度(mmol/L)＝所耗 NaOH 溶液体积(mL)×0.1(mol/L)×1000÷5(mL)。

(2)BAO(mmol/h)＝注射胃泌素前 1 h 内抽取的胃液量(mL)×胃酸浓度(mmol/L)。

(3)MAO(mmol/h)注射五肽胃泌素后的 4 次标本，分别记录胃液量并测定胃酸浓度，计算胃酸分泌量之和为 MAO。

(4)PAO(mmol/h)：上述 4 份标本，取最高和次高两次分泌量之和乘以 2，即为 PAO。

【参考区间】

生理状态下BAO：(3.9±2.0) mmol/h，很少超过 5 mmol/h。

MAO：3～23 mmol/h，女性略低。

PAO：(20.6±8.4) mmol/h；BAO 与 MAO 的比值为 0.2。

建议各实验室建立自己的参考区间。

【注意事项】

(1)滴定用 NaOH 溶液需要新鲜配制，用前需要标定，最好标定和滴定在相同条件下进行。

(2)接近滴定终点时，NaOH 溶液的加入需小心，以免超过终点。

(3)由于酚红指示剂本身的碱性和氧化还原作用，因此指示剂用量不可过多，以 2 滴为宜。

【临床意义】

(1)胃酸分泌增加见于：①十二指肠溃疡，BAO 高于 5 mmol/h 对十二指肠溃疡有诊断意义；PAO＞40 mmol/h 高度提示十二指肠溃疡合并出血、穿孔等并发症。②卓-艾综合征，BAO 常高于 15 mmol/h，BAO/MAO 的值＞0.6。③幽门梗阻、慢性胆囊炎等。

(2)胃酸分泌减少常见于胃溃疡、胃癌、萎缩性胃炎及恶性贫血。

【评价】

(1)本法操作简单，不需要特殊仪器，但终点的观察具有主观性，分析误差可达 0.2%。

(2)因个别患者在刺激后 1 h 才出现最大分泌，所以在测定的胃酸分泌量中 PAO 比 MAO 更有价值。BAO 随生理节律变化，其全天分泌高峰在 14:00—23:00。

(3)多种因素可干扰胃酸的分泌，如性别、年龄、精神状态、食欲好坏、烟酒嗜好等，临床应用时应考虑这些干扰因素的影响。

(4)因为胃酸分泌量测定对诊断疾病的特异性较差，仅在十二指肠溃疡、胃泌素瘤、胃癌等诊断中有一定意义。

【思考题】

(1)滴定法测定胃酸分泌的过程中有哪些注意事项？

(2)简述 BAO、PAO、MAO 的临床意义及测定方法。

(雷燕)

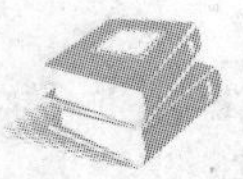

NOTE

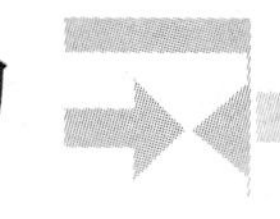

第十二章　治疗药物监测的生物化学检验实验

药物治疗是临床治疗疾病的最重要手段，但几乎所有药物都有一定的毒副作用。而且不同患者对药物治疗的反应有很大差异，即使同年龄同性别的人同时服用相同剂量的同种药物，因存在体重、机体代谢及耐受性等个体差异，其血液中的药物浓度也不一样。而药物浓度又直接影响疾病的治疗效果，当血药浓度低于治疗范围下限时，达不到有效的治疗目的；超过治疗范围上限时又会出现毒性作用，特别是某些药物安全血药浓度的上限与毒性水平接近时，血药浓度的监测就显得尤为重要。

为了保证药物在使用过程中的安全、科学和有效，20 世纪 70 年代，在临床药理学、药代动力学和临床化学的基础上，形成和发展了一门应用型学科：治疗药物监测（therapeutic drug monitoring，TDM）。TDM 是在药代动力学理论的指导下，通过测定血液或其他体液中的药物浓度获取药代动力学参数，以指导临床合理用药、制订和调整用药方案。当药物中毒时可以及时提供诊断和治疗的依据，提高药物在临床应用中的安全性、有效性。

在应用有效血药浓度范围指导临床调整给药方案时应注意：①应同时考虑到患者的病理生理特点、年龄、联合用药对药物的特殊敏感性以及临床等诸方面因素；②用于治疗多种疾病的药物随病种而改变；③患者个体差异。

实验一　化学发光酶免疫法测定血清地高辛

【实验目的】

掌握：化学发光酶免疫法测定血清地高辛的反应原理及反应步骤。

熟悉：化学发光酶免疫法测定血清地高辛的操作步骤。

了解：地高辛治疗过程中监测血药浓度的意义。

【背景】

强心苷类药物长期应用于心脏疾病的治疗，目前临床应用的主要有地高辛、洋地黄毒苷、毛花苷 C、毒毛花苷 K 等，其中最常用的是地高辛。测定地高辛的方法有放射免疫分析（RIA）法、荧光偏振免疫分析（FPIA）法、化学发光酶免疫分析（CLEIA）法、酶放大免疫测定技术（EMIT）及酶联免疫吸附试验（ELISA）。RIA 法成本低廉且灵敏度高，但存在放射性污染且批间 RSD 普遍偏大、检测时间长的缺点，难以适应临床检验工作。ELISA 法灵敏度高，但其底物大部分为有毒物或致癌物，且酶的稳定性易受温度和 pH 的影响。EMIT 法仅能检测小分子抗原或半抗原。FPIA 法简便快速、灵敏度高、稳定性好、结果准确，较适合临床检验，但其灵敏度不如 RIA 法，且有本底荧光干扰。CLEIA 法将化学发光反应与免疫反应结合，使其既有发光反应的高灵敏度和免疫反应的特异性，又有较高的准确度和重复性，线性范围较宽，更适用于定量分析。

【实验原理】

采用磁性微粒作固相载体，以碱性磷酸酶作发光剂，以竞争法等免疫测定方法为基础，即以外包被羊抗兔 IgG 的顺磁性铁固体颗粒与包被地高辛的单克隆抗体结合后，再与标本中地高辛或定量标记的牛碱性磷酸酶-地高辛 IgG 抗体竞争性形成免疫复合物，洗去未结合的标志物后，再加入碱性磷酸酶的发光底物（Lumi-phos* 530），底物去磷酸化发光，测定其放出的光量子，与标准比较即可进行定量。

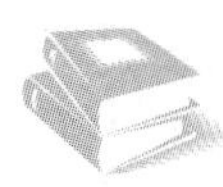

NOTE

【试剂与器材】

1. 试剂

(1)地高辛标准液。

(2)地高辛化学发光免疫分析试剂盒,包含以下试剂。

①顺磁性铁固体颗粒(直径 4 mm,外包被 1 mg/mL 羊抗兔 IgG)。

②2267 U/mL 牛碱性磷酸酶标记的地高辛 IgG 抗体。

③4.0 μg/L 包被地高辛的单克隆抗体。

④发光剂:Lumi-phos* 530 (0.14 g/L),化学名称为 4-甲氧基-4-(3-磷酸苯酯)-螺(1,2-二氧杂环丁烷-3,2′-三环癸烷)磷酸钠。

2. 器材 粒子全自动化学发光免疫分析仪:采用粒子化学发光技术对体内微量成分及药物浓度进行定量测定,由微电脑控制,可定量监测多个项目。其主要由六个部分组成:①传送舱;②主探针系统;③分析系统;④电子系统;⑤流体系统;⑥外周设备。

【操作步骤】

使用粒子全自动化学发光免疫分析仪及其配套的地高辛检测试剂盒,按照说明书操作,步骤如下。

1. 标本采集 患者口服地高辛,每天 2 次,连服 6 天以上,达到稳态血药浓度,即半个半衰期。在末次服药 6~8 h 后采血并及时分离血清,一般要求在 4 h 内完成测定。

2. 装载试剂 取出试剂,扫描试剂盒条形码,将试剂轻轻混匀,打开试剂转盘上盖,放入试剂,关闭上盖。

3. 校准曲线的绘制或定标 若新的试剂盒与前一试剂盒批号不一致,需要重新制作校准曲线或定标。用含地高辛浓度为 0 μg/L、0.5 μg/L、1.0 μg/L、2.0 μg/L、3.0 μg/L、4.0 μg/L、5.0 μg/L 的血清进行上机测定,得到地高辛的校准曲线。此校准曲线由仪器软件系统绘制。校准曲线一般可以稳定 28 天。

4. 上机测定 将样品血清放入上机专用的试管中,按顺序装入标本架中,每次测定血清量仅需 55 μL,按测定的项目数加入所需量。

【结果计算】

由仪器自动从校准曲线上查出检测结果(通常 20 min 后打印出第一份样品报告,以后每隔 20 s 打印一份报告)。

【参考区间】

个体差异较大,可能的有效血药浓度范围为 0.9~2.2 μg/L(老人与儿童的血药浓度较高);地高辛稳态血药浓度<0.8 μg/L 时,一般认为治疗无效,且无毒性反应;2.0~2.4 μg/L 为治疗及中毒血药浓度交叉范围;血药浓度>2.4 μg/L 时可视为中毒血药浓度。

【注意事项】

(1)重视全自动化学发光免疫分析仪的每日保养及每周保养程序,严格执行操作规程。

(2)在稳态标准时间内采血,测定结果准确度最好,此时血清中的药物水平可反映心脏地高辛的平均浓度。

【临床意义】

地高辛是一种作用于心脏的强心苷类药物,主要用于某些心律失常和充血性心力衰竭的治疗。因地高辛的治疗指数较低,安全范围窄,其有效治疗剂量接近中毒剂量,另外,由于地高辛药效学和药代动力学个体差异大等原因,常易发生中毒或剂量不足现象。故在应用地高辛治疗过程中,监测血药浓度对控制地高辛用药剂量及防止中毒方面具有极重要的意义。

【评价】

(1)由于交叉反应,结果易受到地高辛代谢产物、强心苷和一些合成类固醇药物的影响。

(2)由于患者地高辛浓度通常只有 0.9~2.2 μg/L,以及其理化特点,一般仪器分析法灵敏度

NOTE

很难达到测本品血药浓度要求，因此其测定均采用免疫法。

(3)CLEIA 法采用全自动恒温顺磁性铁微粒子混匀及单克隆抗体分离系统，底物发光剂发光时间可稳定 20 min，灵敏度高(皮克级水平)、无污染、样品用量少、所需时间短(整个测定时间为 20 min)，能快速服务临床。

(4)采用全自动化学发光免疫试剂盒，地高辛的校准曲线回归方程为 $Y=0.989\ X+0.015$，$r=0.9885$。检测限为 0.026 μg/L，回收率为 91.67%～97.56 %，批内 CV 为 2.58%，批间 CV 为 5.13%。

【思考题】

(1)测定地高辛血药浓度的方法为何常用免疫法？

(2)为什么校准曲线一般可以稳定 28 天？

实验二　高效液相色谱法同时测定血浆苯巴比妥、苯妥英及卡马西平

【实验目的】

掌握：高效液相色谱法测定血清苯巴比妥、苯妥英及卡马西平的基本原理。

熟悉：高效液相色谱法测定血清苯巴比妥、苯妥英及卡马西平的基本步骤。

了解：苯巴比妥、苯妥英及卡马西平血药浓度监测的临床意义。

【背景】

癫痫是一种慢性发作性的临床综合征，其发作具有突然性、短暂性及重复性三个特点。目前临床对癫痫的治疗以药物为主，使用抗癫痫药物可减少或预防发作。抗癫痫的药物包括苯巴比妥、苯妥英、卡马西平、丙戊酸、扑米酮、乙琥胺、氯硝西泮等，其中苯妥英最为常用。抗癫痫药物浓度监测工作在国内外早已开展，测定方法主要包括分光光度法(比色、紫外及荧光光度法)、色谱法(HPLC 法、GC 法、薄层层析和色谱-质谱联用法)及免疫测定法(均相酶免疫、放射免疫及其他免疫法)三类。

【实验原理】

当化学结构不同的物质通过色谱分析柱时，因其理化性质的差异在柱上的保留时间不同，极性强的物质在反相 C_{18} 柱上保留时间短，出峰快；极性弱的物质则相反。苯巴比妥(phenobarbital，PB)、苯妥英(phenytoin，PHT)及卡马西平(carbamazepine，CBZ)、莫沙必利(mosapride，MS)在短波长区均有紫外吸收，于波长 242 nm 处测定均能达到所需灵敏度，且均可将它们以大致相同的萃取回收率提取出来，并经色谱柱将它们依次分开，根据其各自峰高，可从校准曲线方程求出 PB、PHT 和 CBZ 的血药浓度。MS 一般不与 PB、PHT 和 CBZ 合用，用作内标不受合并用药影响。

【试剂与器材】

1. 试剂

(1)PB、PHT 和 CBZ 对照品。

(2)乙酸乙酯和甲醇(色谱纯)。

(3)缓冲液的配制。

① 0.01 mol/L NaH_2PO_4 溶液(pH 5.66)：称取 7.8 g $NaH_2PO_4 \cdot 2H_2O$，溶于 1000 mL 重蒸水中，用 H_3PO_4(pH 2.7)调 pH 至 5.66，即得 0.05 mol/L 溶液，用时稀释成 0.01 mol/L。

②2.0 mol/L 氯化铵-氨缓冲液(pH 8.5)：称取 53.49 g 氯化铵，溶于 500 mL 重蒸水中，用氨水调 pH 至 8.5。

(4)流动相的配制：按 0.02 mol/L 磷酸盐缓冲液(pH 3.3)：甲醇：乙腈体积比为 45：50.5：4.5 取液，混匀并抽滤脱气后置于 2～8 ℃冰箱中保存备用，可稳定 3 个月。

(5)储备液的配制。

①800 μmol/L 苯巴比妥(PB)储备液：准确称取 PB 对照品 9.3 mg，加 5 mL 甲醇溶解后，用重

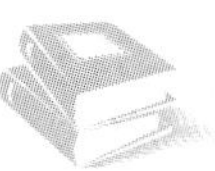

NOTE

蒸水定容至 50 mL,2～8 ℃保存可稳定 3 个月。

②500 μmol/L 苯妥英(PHT)储备液:准确称取 PHT 对照品 6.3 mg,加 1.0 mol/L 的氢氧化钠溶液 1.0 mL 溶解后,用重蒸水定容至 50 mL,室温 20～25 ℃保存可稳定 2 个月。

③800 μmol/L 卡马西平(CBZ)储备液:准确称取 CBZ 对照品 9.5 mg,加 5 mL 甲醇溶解后,用重蒸水定容至 50 mL,2～8 ℃保存可稳定 3 个月。

④100 mg/L 莫沙必利(MS):准确称取枸橼酸 MS 对照品 15.4 mg,用 70 mL 乙腈溶解后,加重蒸水定容至 100 mL,2～8 ℃冰箱中保存可稳定 6 个月。

(6)校准曲线工作液的配制:将 PB、PHT、CBZ 储备液分别用重蒸水按 1∶1、1∶1.5 及 1∶4 稀释得校准曲线 A 管工作液,其余各管均用重蒸水对倍稀释得 B、C、D 和 E 管工作液。

(7)PB、PHT 和 CBZ 内标工作液配制:将 MS 储备液用流动相按 1∶4 稀释。

2. 器材 高效液相色谱仪(包括自动进样器、高压泵、紫外检测器、色谱工作站等)。

【操作步骤】

(1)标本采集:服药后,按规定时间用肝素抗凝试管取静脉血 2～3 mL,立即分离血浆。

(2)校准曲线制作及样品测定:取 1 支样本管(S)和 5 支标准管(A、B、C、D、E),分别加入血浆 0.2 mL,在样本管中加 300 μL 纯水,5 支标准管中分别加入不同浓度的 PB、PHT、CBZ 工作液 100 μL,加入后其在血浆中的浓度见表 12-1。

表 12-1 校准曲线工作液在血浆中的浓度

校准曲线工作液	A	B	C	D	E
PB/(μmol/L)	200	100	50	25	12.5
PHT/(μmol/L)	100	50	25	12.5	6.25
CBZ/(μmol/L)	80	40	20	10	5

(3)在以上各管(S、A、B、C、D、E)中分别加入 MS 内标工作液 100 μL(内含 MS 2.0 μg)和 2.0 mol/L 氯化铵-氨缓冲液(pH 8.5)100 μL,混匀,用 1.5 mL 乙酸乙酯旋涡混合萃取 3 min,2500 r/min离心 5 min。

(4)吸取有机相 5 mL 于尖底试管内,于 50 ℃水浴下自然通风,以使有机相得以挥发,待挥发完全后,残渣加入 100 μL 流动相溶解,旋涡混合 2 min 后,经定量环定量进样 20 μL。

(5)色谱条件如下。

①Ultrasphere C_{18} 分析柱:150 mm×4.6 mm,5 μm。

②流动相:0.02 mol/L 磷酸盐缓冲液(pH 3.7)、甲醇、乙腈体积比为 45∶50.5∶4.5。

③流速:1.0 mL/min。

④检测波长:245 nm(若只测 CBZ,可用 306 nm)。

⑤灵敏度:0.01 AUFS。

【结果计算】

由校准曲线药物与内标的峰高比(Y)对浓度(X)计算得到线性回归方程 $Y=aX+b$,其合格标准为线性系数 $r>0.99$。质控和待测样品中药物和内标的峰高比由回归方程求得。

【参考区间】

PB、PHT 及 CBZ 有效血药浓度范围及中毒血药浓度见表 12-2。

表 12-2 PB、PHT 及 CBZ 有效血药浓度范围及中毒血药浓度

药 物 名 称	有效血药浓度范围/(mg/L)	中毒血药浓度/(mg/L)
PB	15～40	>50
PHT	10～20	>20
CBZ	4～10	>12

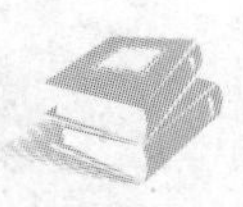

NOTE

【注意事项】

(1)样本要求：采血时间应在稳态后。苯妥英达到稳态时间(在有效血药浓度范围内)成人和儿童分别为5～14天和2～5天。全血于2～8 ℃可保存1天，血浆于−20 ℃可保存2个月。

(2)苯妥英为无臭白色粉末，置于空气中易潮解，并可吸收空气中的CO_2，故称量一定要快。

(3)实验环境应恒温(20～25 ℃)、恒湿、无尘。所用甲醇和乙酸乙酯具有较强挥发性及一定毒性，实验时应在通风橱内使用。

(4)检测器电压应准确设置，且检测器电极不能长时间暴露于有机溶剂环境中，每日使用前先用纯水冲洗色谱柱以排空甲醇再连检测器并冲水至少15 min方能换流动相。每日完成测定后需先用纯水冲洗整个流路至少30 min(1 mL/min)，再断开色谱柱和检测器的连接，并用甲醇冲洗至少30 min(1 mL/min)方能关机。

(5)需定期配制室内质控，−30 ℃可有效保存2个月。外质控由国家卫生健康委临床检验中心定期发放，于2～8 ℃保存，在规定日期前测定。本实验室内质控CV在±15%以内、室间质控CV在±25%以内视为合格，否则视为不合格。

【临床意义】

(1)PHT用于抗癫痫治疗的浓度范围窄，具有非线性药代动力学特征，在体内的消除率常数与剂量有依赖关系，其半衰期随剂量增加而延长，被认为是最需进行监测的药物，也是当前国内外监测最多又最卓有成效的药物。PB治疗癫痫起效快(服用后1～2 h起效)，安全、经济且对多种类型癫痫发作均有效。CBZ用于抗癫痫治疗效果良好，不良反应比PHT小。

(2)PB、PHT及CBZ都属于抗癫痫药物，而MS是作用于5-HT_4的促胃动力药。临床上有些癫痫患者只用一种药就可以达到满意效果，但有不少患者只用一种药不能控制病情，需应用两种或两种以上的药物，在合并用药时各种药物间可能发生相互作用。某一种抗癫痫药物的加减量、加用或停用都可引起另一种药血药浓度的变化，且其改变程度难以预测，故只能通过TDM来调整剂量，以有效地控制癫痫的发作。

【评价】

(1)分别测定苯妥英和卡马西平的方法有光谱法、HPLC法、FPIA法、EMIT法和RIA法。分光光度法以衍生化后紫外检测法较成熟，灵敏度、线性范围和重复性均可满足TDM要求，但无法完全排除代谢产物干扰。免疫化学法以酶免疫的试剂盒为多。HPLC法具有灵敏度高，特异性、重复性、准确度好的特点，被公认为首选方法。

(2)由于抗癫痫常合并用药，临床常与苯妥英合用的其他抗癫痫药物如苯巴比妥、卡马西平等不干扰测定。高效液相色谱法特有的长处是对合用的抗癫痫药可同时检测，加之样品预处理简单、快速，特别适用于临床。

【思考题】

HPLC进行抗癫痫药物血药浓度监测的优点有哪些？

实验三　双波长比色法测定血清茶碱

【实验目的】

掌握：双波长紫外分光光度法测定血清茶碱的原理。

熟悉：测定步骤及药代动力学参数计算。

了解：血清茶碱测定的其他常用方法及临床意义。

【背景】

茶碱是用于TDM监测较多的药物之一。茶碱在临床上用于各种类型的哮喘，长期使用可明显改善气促症状，并改善慢性阻塞性肺疾病患者的肺功能。但茶碱发挥疗效的安全范围小，个体代谢差异大，疗效及毒性反应与血药浓度密切相关。茶碱既是预防哮喘的长期药物，又是抢救哮喘发

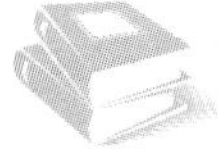
NOTE

作的急救药物，对其进行 TDM 有助于调整用药剂量。茶碱的血药浓度监测有双波长荧光分光光度法、薄层色谱法、三波长及二阶导数紫外分光光度法(UV)、胶束电动毛细管色谱法和免疫色谱法、EMIT 法、GC 法、RIA 法、HPLC 法、FPIA 法等多种方法，但临床上监测茶碱最常用的方法主要为 UV 法、FPIA 法和 HPLC 法三种。UV 法由于仪器便宜、试剂价格低且操作简便，较适合一般医院，但其单次测定所需血清量较多，血样处理烦琐费时，且需每天校准，其灵敏度、精密度和特异性都不及 FPIA 法和 HPLC 法。HPLC 法较成熟，分辨率、灵敏度也较 UV 法好，平衡较快，但操作较为烦琐。FPIA 法特异性强，几乎不受其他药物及杂质干扰，精密度及灵敏度高，样品需要量小，不需每天校准，快速简便，但仪器设备及试剂盒昂贵，多为进口，成本较高，不易普及。

【实验原理】

氨茶碱由茶碱和乙二胺缩合而成，在体液中解离出茶碱而发挥作用。氨茶碱在酸性条件下主要以脂溶性高分子的状态存在，可用有机溶剂将其从血清中提取出来，同时可沉淀血清蛋白质；再用碱液将茶碱从有机溶剂中提取出来。茶碱在碱性溶液中以离子形式存在，在波长 274 nm 处有光吸收，而本底在 274 nm 与 298 nm 处均有光吸收，应用双波长紫外分光光度法测定时用 274 nm 和 298 nm 两种波长分别读取吸光度可排除本底干扰。分别在波长 274 nm 和 298 nm 处测定提取液的吸光度，A_{274} 为茶碱和本底(血清及溶剂)的总吸光度，A_{298} 为本底的吸光度，则茶碱的吸光度 $\Delta A = A_{274} - A_{298}$，根据校准曲线的回归方程可求出血清茶碱的浓度。

氨茶碱静脉注射入血后，随血液循环分布进入组织，达平衡后转入消除相。其分布速率大于消除速率，药-时曲线显示为二室动力学模型曲线特征。据用药后不同时间取血测得的茶碱浓度，可计算出其药代动力学参数。

【试剂与器材】

1. 试剂

(1)0.1 mol/L 盐酸。

(2)0.1 mol/L NaOH 溶液。

(3)氯仿-异丙醇(95∶5)溶液：取异丙醇 25 mL 加到 475 mL 氯仿中，混匀。

(4)0.5 mg/mL 茶碱标准液：精密称取茶碱标准品 5.0 mg，加蒸馏水 0.2 mL，充分溶解，再加入 0.1 mol/L NaOH 溶液定容至 10 mL，置于 4 ℃储存备用。

(5)氨茶碱注射液(25 mg/mL)。

2. 器材　双波长紫外分光光度计。

【操作步骤】

使用粒子全自动化学发光免疫分析仪及其配套的试剂盒，按照说明书操作，步骤如下。

1. 动物准备　选体重为 2～3 kg、耳缘静脉清晰无损的健康家兔，称重，将准备给药和取血的耳缘静脉部位的毛剪除。

2. 静脉给药　按 15 mg/kg 体重吸取氨茶碱注射液，从兔一侧耳缘静脉穿刺缓缓注入(推注时间不得少于 2 min)。注射完拔针后，以干棉球按压穿刺处数分钟，止血。

3. 取血　在兔另一侧耳选耳缘静脉近耳根粗大处，以锋利刀片在静脉壁上做一个小切口，勿切断动脉。分别于给药后 0 min、10 min、20 min、30 min、1 h、2 h、3 h、5 h 和 7 h 收集滴血约 2 mL，每次取血后以干棉球压迫止血，下次取血时擦去凝血块即可。若流血不畅，可用酒精或二甲苯棉球擦兔耳背，扩张血管，但勿触及取血处，以免溶血。

4. 血清分离　全血于室温下放置 30 min，待血液凝固析出血清后离心分离。

5. 样品处理方法及测定　取 0.5 mL 血清置于试管中，加入 0.1 mol/L 盐酸 0.2 mL，加入氯仿-异丙醇(95∶5)5 mL，振荡混匀 30 s，2500 r/min 离心 10 min，吸取下层氯仿溶液约 4.0 mL 置于另一支试管中，加入 0.1 mol/L NaOH 溶液 4.0 mL，再次振荡混匀 30 s，2500 r/min 离心 10 min，吸取上层的碱性提取液(3～3.5 mL)，以 0.1 mol/L NaOH 溶液作参比，在波长 274 nm 和 298 nm 处分别测定其吸光度(A_{274} 和 A_{298})并计算出血清样品的 ΔA($\Delta A = A_{274} - A_{298}$)。

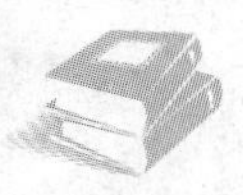

6. 茶碱校准曲线制作 按表 12-3 操作。

表 12-3 茶碱校准曲线制作操作步骤

加入物	空白管	1	2	3	4	5
0.5 mg/mL 茶碱标准液/μL	0	4.0	8.0	12.0	16.0	20.0
0.1 mol/L NaOH 溶液/mL	4.0	4.0	4.0	4.0	4.0	4.0
浓度/(mg/L)	0	0.5	1.0	1.5	2.0	2.5
$\Delta A(\Delta A=A_{274}-A_{298})$						

按与样品相同处理方法操作，测定各管的 A_{274} 和 A_{298}，并计算出 ΔA，以溶液浓度(C)为横坐标，ΔA 为纵坐标，绘制直线即校准曲线，并用线性回归法求出直线方程：

$$\Delta A=a+bC$$

【结果计算】

1. 血清茶碱浓度 可根据直线方程计算出茶碱血药浓度 C，乘以 10(稀释因子)，或用测得的血清样品 ΔA，直接从校准曲线上查出相应的 C，C 即为茶碱血药浓度(mg/L)。

2. 药代动力学参数

(1)药-时曲线：以时间(t)为横坐标，血药茶碱浓度的对数(lg$C$)为纵坐标，在半对数坐标纸上绘出药-时曲线。

(2)计算药代动力学参数：以残差法或药代动力学参数计算程序求出参数 A、B、α、β、V_d、k_{10}、k_{12}、k_{21}，并写出药-时曲线方程 $C=A-\alpha t+B-\beta t$。具体计算参见相关药代动力学书籍。

【参考区间】

茶碱参考区间见表 12-4。

表 12-4 治疗有效茶碱血药浓度及中毒血药浓度

药物名称	有效茶碱血药浓度范围/(mg/L)	潜在中毒茶碱血药浓度/(mg/L)
成人及儿童	10～20	>20
新生儿	5～10	>15

【注意事项】

(1)不要在兔耳的给药侧取血。

(2)药物应一次性注射完，切勿推注过快，以免发生心脏毒性死亡。

(3)若未能按时取血或取血困难耗时过长，应如实记录每次实际取血开始至完毕的时间，作为药代动力学计算时间。

【临床意义】

茶碱是一种甲基黄嘌呤生物碱，是一种可有效预防和治疗支气管哮喘的药物，但其有效治疗浓度范围窄，且个体差异大，其平喘疗效和毒性反应与血药浓度密切相关。10～20 mg/L 时效果良好，大于 20 mg/L 时毒性反应增加，轻者心跳加快，重者心动过速且可能心律不齐。当其浓度超过 35 mg/L 时，则易发生致死性心律失常。故临床上对茶碱进行 TDM 及药代动力学参数的测定是十分必要的。

【评价】

茶碱在波长 274 nm 处有最大吸收，但分离过程中的杂质在波长 274 nm 和波长 298 nm 处有同等吸收。故采用双波长法分别在波长 274 nm 和波长 298 nm 处测定吸光度，可消除干扰。该法测定的血清茶碱浓度在 25 mg/L 以内与紫外吸收强度呈线性关系($r=0.9997$)，回收率为 95.40%($n=5$，CV=2.43%)。饮用茶、咖啡以及同时使用保泰松或磺胺类药物，可干扰测定。

【思考题】

为何要采用双波长法测定氨茶碱的血药浓度？

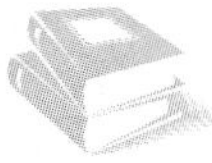
NOTE

实验四　荧光偏振免疫法测定全血环孢素 A

【实验目的】

掌握:荧光偏振免疫法测定全血环孢素 A 的基本原理。

熟悉:药物浓度自动分析仪的使用及维护。

了解:环孢素 A 测定的影响因素。

【背景】

免疫抑制剂代表药物环孢素 A(cyclosporine,CsA)是由 11 个氨基酸所组成的环状多肽,具有高脂溶性、不溶于酸、微溶于碱的特性,是一种高选择性、低毒性的强效免疫抑制剂,现已广泛用于器官移植,是肝、肾、心、胰脏及骨髓等组织及器官同种异体移植时的首选药物。检测 CsA 血药浓度的方法有 HPLC 法、RIA 法和荧光偏振免疫法(FPIA 法)。HPLC 法特异性高,但分析时间长,仪器复杂,需特殊的技术训练;RIA 法应用简易,可快速测定较大数目的血液样本,但测量值偏高,且有放射性污染和同位素衰变等缺陷;与 HPLC 法相比,FPIA 法和 RIA 法都具有样本量小、快速以及无复杂的有机溶剂提取过程等优点,除采用单抗进行测定外,FPIA 法和 RIA 法对原形药物的检测缺乏特异性。FPIA 法以荧光标记物作为标志物,无同位素污染,且可克服酶的不稳定性。因此,FPIA 法准确度、精密度、灵敏度均较好,且试剂稳定性强、仪器稳定、操作简便、分析快捷,特别适合于大型医院或移植中心的实验室使用。

【实验原理】

FPIA 法的原理是基于荧光素标记抗原可与样本中抗原竞争结合特异性抗体,反应结束后用单一平面偏振的光源照射,荧光素会被激发产生偏振荧光。偏振荧光的强度与荧光分子的大小成正比,而与荧光物质受激发的分子转动速率成反比。标记抗原与抗体复合物相对分子质量越大,旋转越慢,发出的偏振荧光越强;而游离标记抗原的相对分子质量较小,旋转较快,其偏振荧光也较弱。

FPIA 试剂为荧光素标记药物的抗体,模式为均相竞争法,样本中药物和荧光标记药物与一定量抗体竞争结合。待反应平衡后进行测定,与抗体结合的荧光素标记药物的量与样本中药物浓度成反比。因抗体的相对分子质量远大于药物的相对分子质量,游离的荧光标记药物与结合抗体的荧光标记药物所产生偏振荧光的强度相差甚远。因此,FPIA 法测定的偏振荧光的强度与标本中的药物浓度成反比。在高浓度药物中,因荧光标记结合物较少而导致偏振值偏低,反之,偏振值偏高。全自动仪器通过自身电路及电脑软件将此关系精确换算为全血的药物浓度,最后由终端显示并打印出来。

【试剂与器材】

1. 试剂

(1)全血单克隆 CsA 试剂,储存于 2～8 ℃,其组成如下。

①含荧光示踪剂(浓度<0.01%)的全血 CsA 溶液 3 mL,溶液中含蛋白稳定剂和表面活性剂。

②抗体浓度<25%的全血 CsA 单克隆抗体(小鼠抗体)溶液 3 mL。

③预处理溶液,含表面活性剂,总体积为 3 mL。

(2)附加试剂存放于 15～30 ℃。

①全血沉淀剂:硫酸锌的甲醇溶液(35 mL)。

②溶解剂:表面活性剂(5 mL)。

③探针洗涤液:乙烯基乙二醇(35 mL)。

(3)全血单克隆 CsA 定标液:6 瓶。

A 瓶 10 mL;B～F 瓶均 4 mL。A～F 瓶中 CsA 浓度分别为 0 ng/mL、100 ng/mL、250 ng/mL、500 ng/mL、1000 ng/mL、1500 ng/mL,储存于 2～8 ℃。

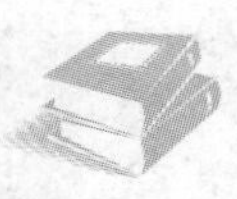

NOTE

2. 器材　药物浓度自动分析仪、涡旋混匀器。

【操作步骤】

(1)全血样品的采集:一般在清晨服用 CsA 前 0.5 h 采血 1 mL 于风干的肝素抗凝管中。

(2)每个样品使用新的枪头,精确吸取 150 μL 样品于离心管中。

(3)沿离心管管壁依次准确加入 50 μL 溶解剂及 300 μL 沉淀剂,盖管,以涡旋混匀器混匀 10 s,确保彻底混匀。

(4)9500 g,离心 5 min。

(5)将上清液(至少 150 μL)转移到反应杯的样品孔中,开机操作。

(6)按全自动血药浓度仪器的操作说明书设置有关参数,装好试剂并进行测定,根据标准品的测量值,仪器将自动绘制校准曲线,单个样品检测仅需 5 min。

【结果计算】

仪器会自动计算出全血 CsA 的浓度,单位为 ng/mL,并打印出来。

【参考区间】

CsA 可能有效的血药浓度范围是 100~450 ng/mL;潜在中毒血药浓度>600 ng/mL。有文献报道,肾移植后 3 个月、3~6 个月、7~12 个月和 1 年以上,CsA 的血药浓度参考区间分别为 400 ng/mL、300~400 ng/mL、200~300 ng/mL 及 100~200 ng/mL。

【注意事项】

(1)CsA 与红细胞及血浆蛋白的结合受温度、CsA 浓度、红细胞比容等因素影响,若仅监测血浆 CsA 浓度,不能准确反映血中的原形 CsA 水平,因此用血浆或血清作测定样本不如全血的测量值稳定。肝素抗凝的全血在 4 ℃下放置 7 天都不会影响测定结果。

(2)每日至少做 1 次质控以检测仪器的运行状态。质控品、标准品需按待测样品同样的操作步骤进行测定,而且测定前应先放在室温中进行平衡,加入试剂后轻轻混匀,避免剧烈振荡产生气泡。如产生气泡,应将其放置至气泡消失。

(3)按仪器操作说明,用试剂盒附加的探针洗涤液定期冲洗仪器探针。

(4)在使用新批号试剂盘、新缓冲液及仪器更换部件、维修等情况下应重新定标。

【临床意义】

CsA 能阻断 T 细胞(移植的主攻手)的活动而不影响 B 细胞,不抑制机体的抗感染能力,是一种高选择性、低毒性的较理想的抗排异药物,能有效抑制肝、肾、心、肺等器官和骨髓、角膜等移植物在术后的排异反应,在临床上常与糖皮质激素等药物合用。这类患者需要长期用药,但 CsA 治疗浓度范围窄,生物利用度个体差异较大,药代动力学复杂,其与剂量相关的排异反应与不良反应不易区别,且影响 CsA 全血浓度的因素较多,涉及吸收、转化、分布、排泄等方面。不良反应包括高血压、肝功能损害、肾功能不全、消化功能紊乱、高血钾、高脂血症和高尿酸血症等,因此监测 CsA 血药浓度,对临床合理、有效、安全用药具有重要意义。

【评价】

FPIA 法包括非特异性多克隆抗体法和特异性单克隆抗体法,前者反映源药及其主要代谢产物在血中的总浓度,体现 CsA 在体内的综合利用,但随着 CsA 代谢产物浓度增大,容易导致临床不能做出正确的判断。而后者采用全血单克隆 CsA 试剂盒,反映的是 CsA 原形药物的浓度,其测定结果不随着给药时间、给药途径而变化,对临床鉴别 CsA 中毒和排异反应更有价值,因此,采用 FPIA 法测定 CsA 检测器官移植后血药浓度时,最好选用单克隆抗体法。各种分析方法的 CsA 浓度比较见表 12-5。

表 12-5 各种分析方法的 CsA 浓度比较

分析方法	与 HPLC 法比较百分数/(%)
同系酶免疫分析	+8.6
mRIA	+10.5

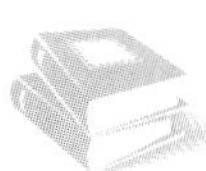
NOTE

续表

分 析 方 法	与 HPLC 法比较百分数/(%)
mFPIA	+29.9

【思考题】

FPIA 法包括非特异性多克隆抗体法和非特异性单克隆抗体法，二者的区别是什么？哪种方法更适用于临床测定？

(赵朝贤)

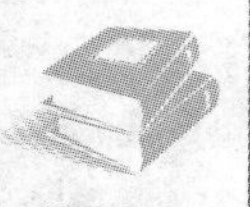

NOTE

第十三章　骨代谢的生物化学检验实验

骨的主要成分包括无机物质、有机基质和骨组织。无机物质包括骨盐和矿物质，其中矿物质中含量最多的是钙，其次为磷、钠、镁等，骨骼中矿物质含量与骨量和骨密度成正比。骨代谢性疾病可造成机体钙、磷、镁及骨代谢紊乱，导致体液生物化学指标的改变。因此生物化学检验对骨代谢性疾病的诊断和疗效观察等具有重要价值。

与骨代谢有关的矿物质及其调节激素主要包括钙、磷、镁、降钙素、活性维生素 D、甲状旁腺激素等，其代谢异常主要表现为钙、磷、镁代谢紊乱，与骨代谢性疾病密切相关。骨形成标志物主要有骨钙素、总碱性磷酸酶、骨性碱性磷酸酶和Ⅰ型前胶原羧基/N 端前肽等；骨吸收标志物包括尿中胶原吡啶交联、Ⅰ型胶原羧基/氨基末端肽、血清抗酒石酸酸性磷酸酶等。这些骨代谢标志物的检测，可清楚地反映骨形成和骨吸收的动态变化，显示骨代谢的改变。目前这些项目的检测方法较多，其灵敏度和特异性也存在差别，但可从多层面为钙、磷、镁及骨代谢紊乱性疾病的临床诊断及疗效观察提供可靠依据。

实验一　邻甲酚酞络合酮法测定血清总钙

【实验目的】

掌握：邻甲酚酞络合酮法测定血清总钙的原理及注意事项。

熟悉：邻甲酚酞络合酮法测定血清总钙的基本操作和临床意义。

了解：邻甲酚酞络合酮法测定血清总钙的方法学评价。

【背景】

血液中的钙近 99% 存在于血浆中，血浆钙包括蛋白质结合钙、有机酸结合钙和钙离子。其中钙离子占一半左右，在机体代谢过程中有重要的生理作用。血清总钙的测定方法有比色法、火焰光度法、原子吸收分光光度法、滴定法、放射性核素稀释质谱法等。偶氮胂Ⅲ比色法是近年发展起来的血清总钙的比色检测方法，具有试剂稳定、本底吸光度低、无强碱、适于手工操作和自动化分析等优点。但鉴于目前全自动生化分析仪的设计原理存在试剂间化学污染的缺陷，且污染的发生具有偶然性，导致结果判断存在一定困难。IFCC 推荐钙测定的决定性方法为放射性核素稀释质谱法，参考方法为原子吸收分光光度法。WHO 和国家卫生健康委临床检验中心推荐的常规方法为邻甲酚酞络合酮（OCPC）法，世界卫生组织推荐中等规模实验室使用 OCPC 法。

【实验原理】

邻甲酚酞络合酮是金属络合指示剂，同时也是酸碱指示剂，在 pH 约 11 的碱性溶液中与钙及镁螯合，生成紫红色螯合物，在 570～580 nm 波长处测定吸光度可以定量钙浓度。在试剂中加入 8-羟基喹啉以消除标本中镁离子的干扰，与同法处理的钙标准液比较可测出血钙含量。

【试剂与器材】

1. 试剂

（1）邻甲酚酞络合酮显色剂：取 8-羟基喹啉 500 mg 置于烧杯中，加浓盐酸 5 mL，溶解后转入 500 mL 容量瓶中，然后加入邻甲酚酞络合酮 25 mg，完全溶解后，再加 1 mL Triton X-100，混匀，加去离子水至刻度线，置于聚乙烯瓶内 4 ℃保存。

（2）1 mol/L 2-氨基-2-甲基-1-丙醇（AMP）碱性缓冲液：于 1 L 容量瓶中加去离子水 500 mL，加入 AMP 89.14 g，完全溶解后加水至刻度线，置于聚乙烯瓶中室温保存。

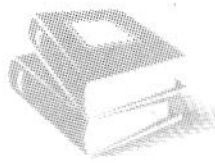

(3)显色应用液:根据当日标本的多少将上述两液等量混合使用。

(4)钙标准液(2.5 mmol/L):精确称取碳酸钙 250 mg(经 110 ℃干燥 12 h),置于 1 L 容量瓶内,加稀盐酸(1 份浓盐酸加 9 份去离子水)7 mL 溶解后,再加去离子水约 900 mL,用 500 g/L 醋酸铵溶液将 pH 调至 7.0,最后加去离子水至刻度,摇匀。

2. 器材 试管、加样枪、分光光度计、自动生化分析仪。

【操作步骤】

1. 自动生化分析法 按仪器和试剂说明书的要求进行测定。

2. 手工操作法 取 3 支试管,分别注明标本管、标准管和空白管,按表 13-1 操作。

表 13-1 邻甲酚酞络合酮法测定血清总钙操作步骤

加入物	空白管	标准管	标本管
血清/mL	—	—	0.05
钙标准液/mL	—	0.05	—
去离子水/mL	0.05	—	—
显色反应液/mL	4.0	4.0	4.0

3 支试管混匀,置于 37 ℃水浴,孵育 5 min,在波长 575 nm 处比色,以空白管调零,读取标准管和标本管的吸光度。

【结果计算】

$$血清钙(mmol/L)=\frac{标本管吸光度}{标准管吸光度}\times 钙标准液浓度(mmol/L)$$

【参考区间】

成人:2.03～2.54 mmol/L。儿童:2.25～2.67 mmol/L。

【注意事项】

(1)可用血清或肝素抗凝的血浆标本,不能用钙螯合剂及草酸盐抗凝的标本。

(2)此反应对 pH 敏感,邻甲酚酞络合酮在中性、酸性条件下无色,碱性条件下呈紫红色。pH 10.5～12 之间此反应敏感性好,所以反应选用 pH 11.0 为宜。

(3)镁离子可与邻甲酚酞络合酮反应,用 8-羟基喹啉结合镁离子,去除其干扰。

(4)由于本法的灵敏度较高,所以使用的试管和器皿如有微量的钙污染都会使测定结果产生较大的误差,因此最好使用一次性塑料试管进行测定,加液量必须十分准确,试剂配制使用高质量的去离子水或重蒸水,这对减少误差、提高准确度是非常关键的。

【临床意义】

(1)血清钙升高见于原发性甲状旁腺功能亢进症、结节病引起肠道钙的过量吸收、维生素 D 过多症、多发性骨髓瘤、恶性肿瘤骨转移等。

(2)血清钙降低见于甲状旁腺功能减退症、佝偻病、骨软化症、恶性肿瘤、慢性肾功能衰竭、维生素 D 缺乏症等。

(3)总钙测定虽不能反映体内钙离子生理状态,但临床常测定血清总钙以观察血清钙离子的变化情况,且总钙测定方法简便,无特殊仪器也能测定。这是因为在一般情况下,血清钙离子占血清总钙的比例相对比较稳定,两者结果基本平行。但临床需要注意的是,碱中毒时,血清钙离子浓度降低,此时虽血清总钙含量无改变,亦可出现抽搐现象。因此需把血清总钙和血清钙离子结果一同分析以供临床正确诊断病情。

【评价】

(1)OCPC 法简便、快速、稳定、用血量少。其测定结果与参考方法(原子吸收法)很接近,适用于全自动分析和大批量常规检测,国内外实验室采用最普遍。但对重度黄疸和严重乳糜血的标本应做样本空白对照实验,且其对水质的要求较高,测定速度相对较慢。

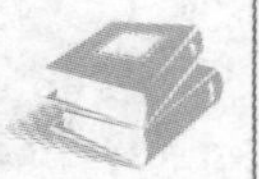

NOTE

(2)线性范围为 1.25～3.75 mmol/L。

(3)精密度:批内 CV 为 1.08%～2.13%,批间 CV 为 3.05%～4.12%。

(4)回收率为 98%～102%。

【思考题】

(1)为什么显色应用液应新鲜配制使用?

(2)8-羟基喹啉在实验中的作用是什么?

(3)AMP 碱性缓冲液的作用是什么?

(4)为什么要用去离子水或重蒸水配制试剂?

实验二 离子选择性电极电位法测定钙离子

【实验目的】

掌握:离子选择性电极(ISE)电位法测定钙离子的原理。

熟悉:ISE 电位法测定钙离子的操作步骤、注意事项和临床意义。

了解:电解质分析仪的构造。

【背景】

钙在血浆中以三种形式存在,即钙离子、蛋白质结合钙、有机酸结合钙。钙离子是钙的生理活性形式,它比总钙更能反映机体内钙的代谢状态,与广泛应用的总钙测定相比,钙离子测定越来越得到临床重视。钙离子进出细胞内外的活动过程与许多重要的生理功能息息相关,包括心肌和平滑肌的收缩、激素的调节以及作为细胞内第二信使将细胞表面信号传递给细胞质或细胞核内的特定靶分子。血清钙离子的测定方法目前主要有生物学法、透析法、超滤法、金属指示剂法、离子选择性电极电位法。参考方法是离子选择性电极电位法。

【实验原理】

临床普遍应用的离子选择电极分析仪,能够直接测定全血中的游离钙及其他电解质,游离钙测定部件是在微处理器控制下的一个泵系统。该泵系统输送各种标准液、样品液和清洗液通过测量池。在测量池内装有钙离子选择性电极、参考电极和 pH 电极。钙离子选择电极包括一层含有内置参考电极的钙离子选择性膜和氯化钙内部参考溶液。当钙离子与钙离子选择性膜结合时,钙离子在膜内外两面分布不均便产生一个跨膜的电化学电位,其电位与钙离子浓度成比例。把测定电极产生的电位改变与参比电极之间形成的电位差接通到测量仪器上,再与钙离子标准溶液电位差比较,仪器将自动显示钙离子活度。

【试剂与器材】

1. 试剂

(1)高浓度斜率液。

(2)低浓度斜率液。

(3)去蛋白液。

(4)电极活化液。

2. 器材 商品化钙离子分析仪所用的钙电极都采用中性载体作钙电极的活性材料制成聚氯乙烯(PVC)电极膜,电极的寿命为半年左右。pH 电极由特殊玻璃毛细管制成,参考电极由银/氯化银制成。

【操作步骤】

各种型号的钙离子分析仪的试剂配方、试剂用量、操作方法有所不同,一般要进行以下步骤。本法以一种国产钙离子分析仪为例。

(1)接通电源,仪器首先进行显示及电子线路检测。

(2)检测结束后进行斜率定标。

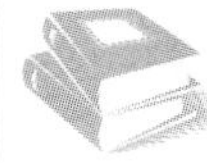

NOTE

(3)定标通过后即可进行样品测量。将血液样品混匀,推出吸样针,将吸样针浸入血样中,按"测量"键,仪器自动吸入样品,待仪器发出"嘟"声移开样品,推回吸样针,8 s 后仪器即显示测量数据或打印结果。

(4)标本测量结束,清洗管路和样品测量腔,冲洗好后即可进行下一个样品的测量。

(5)在最后一次定标或血样测量结束后 10 min 不操作仪器,仪器将进入"休眠"状态。此时如需进行血样测定,必须先进行一点定标。若没有血样测定,仪器每隔 30 min 自动进行一次一点定标。

【结果计算】

仪器在运行过程中会自动测量出样品溶液中钙离子的浓度,直接在显示屏上显示出来或打印出结果。

【参考区间】

成人血清:1.10～1.34 mmol/L。儿童血清钙离子浓度比成人高约 0.05 mmol/L。

【注意事项】

(1)电解质分析仪一般 24 h 处于开机状态。

(2)所有样本避免与空气接触。样本于室温下保存,避免冷冻。样本应尽快测定,最好在采样后 1 h 内完成,否则样本 pH 会发生变化。pH 变化对 Ca^{2+} 影响较大,pH 降低能使 Ca^{2+} 增加,反之减少。

(3)钙离子测定最好采用血清,也可用抗凝全血,但每毫升中肝素含量应小于 50 U。

(4)从冰箱取出定标液应恢复到室温再用,否则系统定标不能通过,这主要是定标液温度与内参比液温度不一致所引起的。

(5)为了使电极性能良好,保持良好的响应时间,应定期进行去蛋白清洗及电极活化。

(6)关于离子选择性电极的干扰因素,常见的原因主要有电极对共价离子发生响应;干扰离子直接与电极膜作用;溶液中共价离子影响反应离子强度从而影响了被测离子的活度;共价离子与待测离子形成络合物或发生氧化还原反应,导致待测离子数量减少。

【临床意义】

(1)血清钙离子浓度增高常见于甲状旁腺功能亢进症、代谢性酸中毒、肿瘤、维生素 D 过多症等。

(2)血清钙离子浓度降低常见于原发性和继发性甲状旁腺功能减退症、慢性肾功能衰竭、维生素 D 缺乏症、呼吸性或代谢性碱中毒、新生儿低钙血症等。

【评价】

(1)ISE 电位法简便、快速、重复性好、准确度和敏感性高,适用于急诊检验,但其易受众多因素的影响,如血液 pH、离子浓度、蛋白质浓度、温度等。

(2)线性范围为 0～3.95 mmol/L。

(3)精密度:批内 CV 为 1.08%～2.00%,批间 CV 为 3.05%～5.00%。

【思考题】

(1)用于钙离子检测的样本的采集及保存注意事项有哪些?

(2)怎样正确使用和维护电解质分析仪?

(3)为什么 pH 降低,游离钙的浓度会升高?

实验三　甲基麝香草酚蓝法测定血清镁

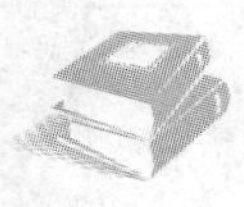

【实验目的】

掌握:甲基麝香草酚蓝法测定血清镁的原理、操作方法、注意事项。

熟悉:甲基麝香草酚蓝法测定血清镁的方法学评价和临床意义。

NOTE

了解：自动生化分析仪的携带污染及解决方法。

【背景】

镁是人体重要的常量元素之一，镁离子是人体细胞内含量除钾离子外占第二位的阳离子，不仅在机体代谢中起重要作用，而且在心肌收缩和神经传导、骨骼肌兴奋性以及维持正常 Ca^{2+}、K^{+}、Na^{+} 浓度方面也起着十分重要的作用。一些研究还显示血清镁水平与血清 C 反应蛋白、血糖、胆固醇、甘油三酯血症、体重指数等密切相关。同时血清镁水平的高低对糖尿病并发症的发生率以及长期进行血液透析的患者的死亡率具有预测价值。因此血清镁的测定有着重要的临床意义。血清镁的测定方法有原子吸收分光光度法、酶偶联速率测定法和分光光度法等。原子吸收分光光度法为镁测定的参考方法。酶偶联速率测定法试剂需进口，成本高，难以普及。国家卫生健康委临床检验中心推荐甲基麝香草酚蓝(methylthymol blue, MTB)比色法和钙镁试剂法作为常规方法。

【实验原理】

血清中镁离子、钙离子在碱性溶液中与甲基麝香草酚蓝染料结合生成蓝紫色化合物，加入乙二醇双-四乙酸(EGTA)可掩蔽钙离子干扰，与同法处理的镁标准液进行比较，可求得血清镁的量。

【试剂与器材】

1. 试剂

(1)碱性缓冲液(R1)：称取无水亚硫酸钠 2 g、甘氨酸 750 mg、叠氮钠 100 mg 和 EGTA 90 mg 于小烧杯中，加 1 mol/L 氢氧化钠溶液 23 mL，使其溶解后，转入 100 mL 容量瓶中，加去离子水定容至刻度。

(2)显色剂(R2)：称取甲基麝香草酚蓝(AR)20 mg 和聚乙烯吡咯烷酮(PVP)0.6 g 于烧杯中，然后加 1 mol/L 盐酸 10 mL，待溶解后转入 100 mL 容量瓶中，加去离子水定容至刻度，混匀后置于棕色瓶中保存。

(3)显色应用液(R3)：临用前将上述 R1 液和 R2 液等量混合。

(4)镁标准液(R4)：称取硫酸镁($MgSO_4 \cdot 7H_2O$)246.48 mg，置于 1 L 容量瓶中，加少量去离子水溶解。取干燥碳酸钙($CaCO_3$)250 mg 置于小烧杯中，加 1 mol/L 盐酸 6 mL 及去离子水 40 mL，缓慢加热至 60 ℃，使其溶解，冷却后转入盛有硫酸镁的容量瓶中，加去离子水定容至刻度，转入塑料瓶中保存。

2. 器材 试管、加样枪、分光光度计、自动生化分析仪。

【操作步骤】

1. 自动生化分析法 按仪器和试剂说明书的要求进行测定。

2. 手工操作法 取 3 支试管，标明标本管、标准管和空白管，按表 13-2 操作。

表 13-2 甲基麝香草酚蓝法测定血清镁操作步骤

加入物	空白管	标准管	标本管
血清/mL	—	—	0.05
镁标准液/mL	—	0.05	—
去离子水/mL	0.05	—	—
显色应用液/mL	3.0	3.0	3.0

3 支试管各自混匀，室温放置 5 min，在波长 600 nm 处比色，以空白管调零，读取标准管和标本管吸光度。

【结果计算】

$$血清镁(mmol/L)=\frac{标本管吸光度}{标准管吸光度}\times 镁标准液浓度(mmol/L)$$

【参考区间】

成人：0.67～1.04 mmol/L。

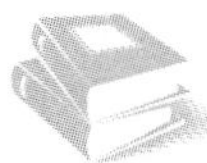

NOTE

【注意事项】

(1)因33%的镁存在于血液中与蛋白质结合,采血时静脉压迫时间过长致镁离子与结合蛋白分离释放导致假性升高。

(2)镁离子浓度在红细胞内比在血清中大约高3倍,故采血和分离血清时应避免溶血。

(3)草酸盐、枸橼酸盐或EDTA可结合镁离子,因此不用这类抗凝剂。

(4)EGTA是一种金属络合剂,在碱性条件下能络合钙而不络合镁,但浓度过高也能络合镁,故称量必须准确。

(5)若考虑反应杯、试剂针、搅拌棒、管道等有残留物附带镁离子而导致检测结果异常时,可以通过机器维护、清洗来排除。

(6)镁离子测定的络合比色法均在碱性条件下反应,若碱性试剂长时间暴露于空气中容易吸收二氧化碳而降低试剂pH,导致测定结果受影响,所以应避免此类情况发生。

【临床意义】

(1)血清镁浓度升高可见于脱水、肾功能不全和服用大量抗酸剂的患者、内分泌疾病如甲状腺功能减退症、糖尿病昏迷等。

(2)血清镁浓度降低见于镁摄入不足、消化道丢失、镁尿路丢失、各种原因导致的镁离子细胞内外重新分布等。

【评价】

(1)MTB法应用最广泛,操作简便,费用低,准确度及精密度可达到临床要求,可用于自动生化分析系统,但存在试剂空白吸光度高、易受胆红素和其他阳离子干扰、试剂不稳定及试剂中含有腐蚀性或毒性成分等缺点。采血后应尽快分离血清,避免溶血。

(2)线性范围为0～5 mmol/L。

(3)精密度:批内CV为2.43%,批间CV为4.12%。

(4)平均回收率为98.9%。

【思考题】

(1)甲基麝香草酚蓝法测定血清镁的基本原理是什么?

(2)标本不能使用草酸盐、枸橼酸盐或EDTA抗凝的原因是什么?

(3)如何防止样品间交叉污染和试剂间交叉污染?

(4)为什么在镁标准溶液中加入钙?

实验四　电化学发光法测定血清降钙素

【实验目的】

掌握:电化学发光法测定血清降钙素的原理、注意事项。

熟悉:电化学发光法测定血清降钙素的临床意义、方法学评价。

了解:电化学发光免疫分析仪的工作流程。

【背景】

20世纪60年代有学者首先应用生物分析法检测血清降钙素(CT),但该法灵敏度较低,不够简便。随后用放射免疫分析法检测血清CT,并逐步开始临床应用于甲状腺髓样癌(MTC)。随着免疫检测技术的不断发展,血清CT的检测也逐步发展为免疫放射分析法和酶联免疫分析法,后者结合了免疫荧光法和放射免疫法的优点,具有选择性好、灵敏度高、实用性强等优点。近年来,化学发光免疫分析法又将酶化学发光与免疫反应相结合,更有利于血清CT的检测。目前临床诊断MTC(尤其是判断MTC的疗效、复发和预后),依赖血清CT的变化,因此准确可靠的CT检测尤为重要。CT可能在一定程度上参与维持机体钙的代谢平衡,但目前对CT在人体中的生理和病理代谢机制仍无明确的研究结果。血清CT的检测仍处于发展阶段,检测结果受多种因素影响,临床医生

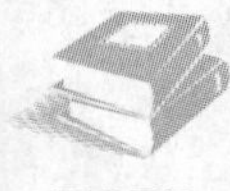

NOTE

应考虑多种因素综合分析 CT 检测值与患者病情的关联度。

【实验原理】

(1)抗原、抗体结合:将样本、生物素化的人降钙素(hCT)特异性单克隆抗体和钌复合物标记的 hCT 特异性单克隆抗体一起孵育,反应形成抗体-抗原-抗体夹心复合物。然后加入链霉亲和素包被的磁珠微粒共同孵育,使复合物与磁珠通过生物素和链霉亲和素的作用结合,从而在磁性微粒表面形成链霉亲和素-生物素标记抗体-待测抗原-钌复合物标记抗体复合物。

(2)电化学发光反应:通过蠕动泵将上述反应生成的复合物送入流动测量室,当磁性微粒流经电极表面时,磁性微粒被安装在工作电极下的磁铁吸附于电极表面。同时,三丙胺(TPA)缓冲液流入,未结合的标记抗体被冲走。与此同时电极加压,启动电化学发光反应,使钌复合物和 TPA 在电极表面进行电子转移,产生电化学发光。光信号由安装在流动室上方的光信号检测器检测,光的强度与待测抗原浓度成正比。

【试剂与器材】

1. 试剂

(1)M:链霉亲和素包被的磁珠微粒。

(2)试剂 1:生物素化的单克隆抗人降钙素抗体。

(3)试剂 2:钌复合物标记的抗人降钙素单克隆抗体。

2. 器材 全自动电化学发光免疫分析仪。

【操作步骤】

按试剂盒使用说明书或实验室制订的 SOP 进行操作,上机检测按仪器和试剂盒操作说明书设定参数,仪器全自动化运行。全自动电化学发光免疫分析仪一般包括样品盘、试剂盘、孵育反应盘、固相载体分离洗涤系统、发光信号检测系统、数据分析系统以及操作控制系统。

【结果计算】

以发光强度为纵坐标,标准品浓度为横坐标绘制标准曲线,根据待测血清发光强度可从标准曲线得出 CT 浓度。

【参考区间】

男性:0～14 ng/L。女性:0～28 ng/L。

【注意事项】

(1)由于检测试剂中含有单克隆鼠抗体,因此某些接受单克隆鼠抗体治疗或诊断的患者样本结果可能受影响。

(2)对于接受高生物素治疗的患者,必须在末次生物素治疗 8 h 后采集标本。

(3)每次检测均应加入低值和高值质控,以检测试剂有效性。

(4)不同批号试剂不能混用,每批试剂应分别制作标准曲线。

(5)CT 有一定的半衰期,放置时间过长,可能会引起 CT 测量结果的假性降低。

(6)炎性病变组织中,降钙素原(PCT)不会被蛋白酶裂解成 CT,但感染患者除血清 PCT 升高外,血清 CT 亦有升高,这表明 PCT 可能含有与 CT 类似或相同的抗原决定簇,引起交叉反应而对 CT 测量产生一定的影响。应用单克隆抗体可消除此影响。

(7)嗜异性抗体可引起 CT 偏高,导致诊断结果呈假阳性。

【临床意义】

(1)血清 CT 升高见于孕妇、儿童、甲状旁腺功能亢进症、血清胃泌素过多、肾功能衰竭、慢性炎症、泌尿系统感染、急性肺损伤、甲状腺降钙素分泌细胞癌、白血病、骨髓增殖症、肺癌、食管癌、乳腺癌等。

(2)血清 CT 降低见于甲状腺先天发育不全、甲状腺全切、妇女停经以后、低血钙、老年性骨质疏松等。

(3)甲状腺髓样癌与血清 CT 的分泌水平有密切联系,研究发现几乎所有 MTC 患者均会伴有血清 CT 的明显升高且 CT 筛查所检出的 MTC 患者多处于早期阶段。

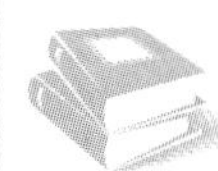

NOTE

【评价】

电化学发光免疫测定方法的主要优点是标记分子小，可实现多标记，标记物非常稳定；发光时间长，灵敏度高，最小检出值可达 1 pmol 以下；光信号线性好，动力学范围宽，超过 6 个数量级；可重复检测，重复性好；快速，完成一个样品的分析通常只需 18 min；可实现全自动化。缺点是反复使用的流动池可能导致交叉污染，而冲洗或进样中产生的气泡也会干扰测定，同时烦琐冗长的冲洗过程也会成为提高检测效率的瓶颈。另外使用磁性或非磁性微粒时，强烈的散射吸收作用也会降低灵敏度。由于需要特殊检测仪器和配套试剂，因此成本较高。

【思考题】

(1)服用质子泵抑制剂，如奥美拉唑，可导致血清 CT 浓度升高吗？

(2)简述电化学发光法测定血清降钙素的原理。

实验五　还原钼蓝法测定血清磷

【实验目的】

掌握：还原钼蓝法测定血清磷的原理。

熟悉：还原钼蓝法测定血清磷的操作。

了解：该项目测定的影响因素和临床意义。

【背景】

血清中的磷主要有有机磷和无机磷这两种存在形式。磷在人体中有重要生理功能，大部分是以磷酸钙的形式沉积于骨骼，是骨骼和牙齿的重要构成部分。只有少部分的磷存在于体液中，通常在血清中测定的是无机磷。肾脏、甲状腺等疾病常引起血清无机磷含量的改变，故血清中磷含量的准确、快速测定具有重要临床意义。目前无机磷的检测方法主要有磷钼酸还原法、磷钼酸紫外法及酶法。国家卫生健康委临床检验中心的推荐方法为磷钼酸还原法，目前临床实验室多采用磷钼酸紫外法进行检测。

【实验原理】

无机磷与钼酸铵反应生成磷钼酸复合物，后者在米吐尔溶液作用下还原生成钼蓝，与同法处理的标准品吸光度进行比较，可测知样品中无机磷的含量。

【试剂与器材】

1. 试剂

(1)钼酸铵溶液：3.3 mL 浓硫酸加入 50 mL 去离子水中，然后加入 0.2 g 钼酸铵，完全溶解后加 0.5 mL 的 Tween-80，去离子水定容至 100 mL。

(2)米吐尔溶液：称取 2 g 对甲氨基硫酸盐溶于 80 mL 去离子水中，然后加 5 g 无水硫酸钠，去离子水稀释至 100 mL。

(3)显色应用液：钼酸铵溶液 10 mL，米吐尔溶液 1.1 mL 混合。

(4)磷标准储备液(32.2 mmol/L)：称取无水磷酸二氢钾 4.39 g 置于 1 L 容量瓶中，加少量去离子水溶解后定容至刻度，然后加入 2 mL 氯仿防腐，置于 4 ℃冰箱保存。

(5)磷标准使用液(1.29 mmol/L)：4 mL 磷标准储备液加入 100 mL 容量瓶中，去离子水稀释至刻度，然后加入 1 mL 氯仿防腐，置于 4 ℃冰箱保存。

2. 器材　分光光度计、自动生化分析仪。

【操作步骤】

1. 标本准备　新鲜空腹血清标本。静脉血采集后尽快置于 2～8 ℃冷藏，6 h 之内分离血清，并将获得的血清置于标本杯或其他清洁容器中。血清在 2～8 ℃密闭冷藏放置时可稳定近 2 周，－20 ℃冷冻可稳定 8 个月，避免反复冻融。融化标本测定时，如果出现颗粒物、红细胞或混浊，应先离心，并待标本恢复至室温。

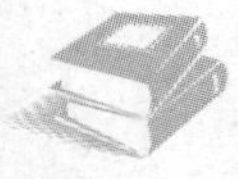

NOTE

2. 自动生化分析法 按仪器和试剂说明书的要求进行测定。

3. 手工操作法 取试管 3 支，分别标明测定管、标准管和空白管，然后按表 13-3 操作。

表 13-3 还原钼蓝法测定血清磷操作步骤

加入物	测定管	标准管	空白管
显色液/mL	4.0	4.0	4.0
磷标准使用液/mL	—	0.1	—
血清/mL	0.1	—	—
去离子水/mL	—	—	0.1

3 支试管各自混匀，37 ℃保温 10 min，以空白管调零，在 650 nm 波长处读取标准管和测定管的吸光度。

【结果计算】

$$血清磷(mmol/L)=\frac{测定管吸光度}{标准管吸光度}\times 磷标准使用液浓度(mmol/L)$$

【参考区间】

成人：0.96～1.62 mmol/L。儿童：1.45～2.10 mmol/L。

【注意事项】

(1)所用实验器材必须清洁，含磷的去污剂不能用来清洗测定用的器皿，试剂和标准液也要防止污染。

(2)实验废液因含有血液，须按实验室安全防护的有关规定进行消毒处理。

(3)要求血液样品不能有溶血现象，一旦溶血，大量的有机磷可进入血清。如果血液样品放置太久而没有及时离心，在酶的作用下血细胞中的有机磷可变为无机磷释放至血清，这两者都可使血清无机磷升高。

(4)磷的测定标本应选用血清，如用血浆，每毫升标本内草酸盐含量不可多于 2 mg，过量的草酸盐可使磷测定时不易显色。

(5)血标本不能溶血，并于采血后尽快分离血清，以免血细胞内磷酸酯水解而使无机磷增加。

【临床意义】

(1)血清磷升高：常见于甲状旁腺功能减退时，肾小管对磷的重吸收增强使血清磷增高。慢性肾炎晚期、尿毒症等排泄障碍时血清磷可升高。维生素 D 过多时血清磷也可升高。多发性骨髓瘤、骨质疏松、骨折愈合期等血清磷升高。

(2)血清磷降低：甲状旁腺功能亢进时，肾小管重吸收受抑制，尿磷排泄增多，血清磷降低。佝偻病或软骨病伴有继发性甲状旁腺增生，尿磷排泄增多，血清磷降低。碳水化合物吸收利用时，葡萄糖进入细胞内被磷酸化，血清磷降低。肾小管变性病变，使肾小管重吸收磷障碍，血清磷降低。

【评价】

还原钼蓝法测定呈色比较稳定，操作相对稳定，特异性比较高，线性范围也较宽。

【思考题】

(1)还原钼蓝法测定血清磷的影响因素有哪些？如何保证测定的准确度？

(2)还原钼蓝法测定血清磷的原理及其临床意义有哪些？

实验六 乙酰胆碱酯酶抑制法测定有机磷

【实验目的】

掌握：乙酰胆碱酯酶抑制法测定有机磷的反应原理。

熟悉：乙酰胆碱酯酶抑制法测定有机磷的临床意义。

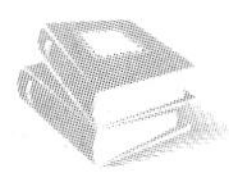

NOTE

了解:乙酰胆碱酯酶抑制法测定有机磷的操作及其注意事项。

【背景】

有机磷在我国是农作物及果蔬中常用的杀虫剂,可通过不同的途径进入人体。大部分有机磷不溶于水,且不易水解,残留的有机磷被人体大量吸收后与体内乙酰胆碱结合进而抑制其分解,导致体内乙酰胆碱积累影响正常的神经传递,可以引起机体中毒或死亡。因此游离有机磷浓度的测定具有重要的临床意义。游离有机磷的检测方法有气相色谱法、气相色谱-质谱联用法、酶抑制法等。气相色谱法和气相色谱-质谱联用法设备要求高、技术操作复杂。酶抑制法具有操作简便、速度快、成本相对较低的优点。

【实验原理】

有机磷对胆碱酯酶的活性具有很强的抑制作用,在待测样本中添加一定量的乙酰胆碱酯酶,如果样本中含有机磷即会对酶的活性产生抑制作用,再向含有机磷样本中添加底物(碘化硫代乙酰胆碱)和显色剂(二硫代二硝基苯甲酸)时,酶由于丧失活性而不能催化底物分解并完成显色反应。如果样本中不含有机磷,胆碱酯酶则能催化底物分解并完成显色反应,产生黄色物质。在 412 nm 波长下比色,通过吸光度的变化可计算出酶的抑制率。酶的抑制率与样本中有机磷的含量成正比,即样本中有机磷的含量越高,酶的抑制率越大。通过抑制率和乙酰胆碱酯酶的量可以判断样品中有机磷的含量。

$$\text{乙酰胆碱} \xrightarrow{\text{乙酰胆碱酯酶}} \text{乙酸} + \text{胆碱}$$

$$\text{胆碱} + 5,5\text{-二硫代-双-2-二硝基苯甲酸} \longrightarrow 5\text{-硫代-双-2-硝基苯甲酸(黄色)}$$

【试剂与器材】

1. 试剂

(1)磷酸盐缓冲液(pH 8.0):3.2 g KH_2PO_4 与 11.9 g K_2HPO_4,用蒸馏水溶解并定容至 1000 mL。

(2)显色剂:160 mg 二硫代二硝基苯甲酸(DNTB)和 15.6 mg 碳酸钠,用 20 mL 磷酸盐缓冲液溶解,置于 4 ℃冰箱保存备用。

(3)底物:取 25.0 mg 碘化硫代乙酰胆碱,加 3.0 mL 蒸馏水溶解,混匀后于 4 ℃冰箱保存备用。

(4)乙酰胆碱酯酶溶液:称取 0.04 g 乙酰胆碱酯酶,加入 2 mL 磷酸盐缓冲液,溶解后低温可保存 1 周。

2. 器材　分光光度计、自动生化分析仪、微量加样器、分析天平、电热恒温水浴箱。

【操作步骤】

1. 标本准备　新鲜空腹血清标本。静脉血采集后尽快置于 2～8 ℃冷藏,6 h 之内分离血清,并将获得的血清置于标本管中。血清在 2～8 ℃密闭冷藏放置时可稳定近 2 周,−20 ℃冷冻可稳定 8 个月。取血清 0.1 mL,加 0.3 mL 乙腈,涡旋混匀后离心,取上清液 0.1 mL 备用。

2. 自动生化分析法　按仪器和试剂说明书的要求进行测定。

3. 手工操作法　取 2 支试管分别标记对照管和测定管,然后按表 13-4 操作。

表 13-4　乙酰胆碱酯酶抑制法测定有机磷操作步骤

加入物	对照管	测定管
磷酸盐缓冲液/mL	2.5	2.5
乙酰胆碱酯酶溶液/mL	0.1	0.1
显色剂/mL	0.1	0.1
处理后血清/mL	—	0.1
充分混匀,在 37 ℃保温 15 min		
底物/mL	0.1	0.1

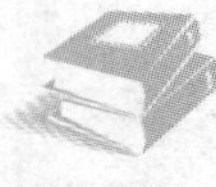
NOTE

加入底物混匀后立即放入分光光度计中，412 nm 波长下比色，记录反应 3 min 的吸光度变化值，对照管为 ΔA_0，测定管为 ΔA_T。

【结果计算】

$$抑制率(\%)=\frac{\Delta A_0-\Delta A_T}{\Delta A_T}\times 100\%$$

式中，ΔA_0——对照溶液反应 3 min 吸光度的变化值；

ΔA_T——测定溶液反应 3 min 吸光度的变化值。

反应体系中乙酰胆碱酯酶浓度约为 10 μmol/L，可通过有机磷对乙酰胆碱酯酶的抑制率和乙酰胆碱酯酶的量计算有机磷含量：

$$有机磷浓度=抑制率\times 10\ \mu mol/L$$

【参考区间】

轻度中毒，血液样品中有机磷对酶的抑制率为 30%以下；中度中毒，抑制率为 30%～50%；重度中毒抑制率为 50%以上。

【注意事项】

(1)避免其他酶抑制剂类农药污染样品。

(2)操作时每批对照样品和测试样品的孵育时间应该一致，为保证测定的准确度，样品测定应重复测定 2 次。

【临床意义】

急性有机磷农药中毒救治过程中，及时了解患者中毒程度以及治疗后缓解情况，有助于提高救治成功率及临床疗效。通过酶抑制法快速检测中毒程度，对患者的病情评估及临床护理具有重要意义。故本方法在有机磷农药中毒的临床救治工作中具有推广使用价值。

【评价】

采用乙酰胆碱酯酶抑制法测定有机磷时，当酶完全水解底物乙酰胆碱时，溶液可呈现黄色，其抑制率为 0，当酶活性被有机磷抑制而部分水解乙酰胆碱时，则溶液可显示淡黄色，可出现相应的抑制率，当酶完全被有机磷抑制时，则测定的溶液显示无色，抑制率即为 100%，通过此方法可以建立有机磷含量与酶抑制率之间的关系。该方法操作简便、检测快速、成本低，因而在有机磷的快速测定中具有推广使用价值。

本检测方法阳性结果符合率在 80%以上。

【思考题】

(1)乙酰胆碱酯酶抑制法测定有机磷的注意事项有哪些？如何才能保证测定结果的准确度？

(2)乙酰胆碱酯酶抑制法测定有机磷的原理是什么？其临床意义有哪些？

实验七　连续监测法测定血清碱性磷酸酶

【实验目的】

掌握：连续监测法测定血清碱性磷酸酶的反应原理。

熟悉：连续监测法测定血清碱性磷酸酶的操作。

了解：该项目测定的影响因素和临床意义。

【背景】

碱性磷酸酶(alkaline phosphatase，ALP)作为一种含锌的糖蛋白，该酶能催化核酸分子脱掉 5′-磷酸基团，从而使 DNA 或 RNA 片段的 5′-P 末端转换成 5′-OH 末端。在最适 pH 10 的碱性环境中可以水解多种磷酸单酯化合物，即通过水解磷酸单酯将底物分子上的磷酸基团除去，并生成磷酸根和自由的羟基，这类底物包括核酸、蛋白质、生物碱等。该酶主要来源于肝脏和骨骼，而生长期儿童主要来源于成骨细胞和软骨细胞。其同工酶有胎盘 ALP、肠 ALP 和肝/骨/肾 ALP 同工酶。某些病理原因(如各种肝、骨等疾病)和生理性原因(如儿童生长发育期、妊娠 2 个月后和脂肪餐后

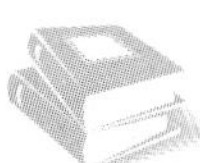

NOTE

等)均可引起血清 ALP 水平改变,临床主要由肝胆和骨骼疾病所引起。ALP 变化与年龄密切相关,新生儿 ALP 略高于成人,在 1～5 岁有一次高峰,可达成人上限 2.5～5 倍,以后下降。第二高峰在 10～15 岁之间,可达成人上限 4～5 倍。20 岁后降至成人值,到老年期又轻度升高,可能与生理性的激素变化有关。孕妇血清 ALP 在妊娠 3 个月即开始升高,9 个月可达峰值,约为正常值的 2 倍,可维持到分娩后 1 个月,升高的 ALP 来自胎盘,和胚泡壁的细胞滋养层的发育程度直接相关。高脂餐后,血清 ALP 活性升高,无黄疸肝脏疾病患者血中发现有 ALP 升高应警惕有无肝癌的可能。

【实验原理】

磷酸对硝基苯酚(4-NPP)在碱性磷酸酶的作用下,将其磷酸基转移到 2-氨基-2-甲基-1-丙醇(AMP)受体分子上,释放出的对硝基苯酚(4-NP)在碱性溶液中转变成醌式结构,呈现较深的黄色,可在 405 nm 下检测。黄色醌形成速率与 ALP 活力成正比。根据 405 nm 波长处吸光度增加的速率($\Delta A/t$)推算出血清 ALP 活性单位。

$$\text{4-NPP}+\text{AMP}\xrightarrow{\text{ALP}}\text{4-NP}+\text{AMP-磷酸}$$

【试剂与器材】

1. 试剂

试剂 1:AMP	1.0 mmol/L
pH (37 ℃)	10.2
硫酸锌	1.5 mmol/L
醋酸镁	2.5 mmol/L
N-羟乙基乙二胺三乙酸(HEDTA)	2.5 mmol/L
试剂 2:对硝基苯酚磷酸酯	100 mmol/L
氯化镁	10.5 mmol/L

2. 器材 加样枪、半自动或全自动生化分析仪。

【操作步骤】

1. 标本准备 新鲜空腹血清标本。静脉血采集后尽快置于 2～8 ℃冷藏,6 h 之内分离血清备用。

2. 配制工作液 将 800 μL 试剂 1 与 200 μL 试剂 2 混合。

3. 单试剂(样本启动模式)测定 样本启动模式连续监测法测定血清碱性磷酸酶按表 13-5 操作。

表 13-5 连续监测法测定血清碱性磷酸酶操作步骤

加 入 物	测 定 管
工作液/mL	1.0
血清/mL	0.02

4. 双试剂(底物启动模式)测定 底物启动模式连续监测法测定血清碱性磷酸酶按表 13-6 操作。

表 13-6 连续监测法测定血清碱性磷酸酶操作步骤

加 入 物	测 定 管
试剂 1/mL	1.0
血清/mL	0.02
充分混匀,在 37 ℃孵育 1～5 min	
试剂 2/mL	0.25

NOTE

混匀，1 min 后在 405 nm 波长处读取吸光度变化值，每隔 1 min 记录一次，共 3 次，计算平均吸光度变化值 $\Delta A/t$。

【结果计算】

$$\mathrm{ALP(U/L)} = \Delta A/t \times F$$

$$F = \frac{V_t \times 1000}{\varepsilon \times V_s \times d}$$

式中：$\Delta A/t$——每分钟吸光度变化率。

ε——18.8 L/(mmol · cm)(毫摩尔吸光系数)。

V_t——反应液总体积(mL)。

V_s——标本体积(mL)。

1000——变化因数。

d——比色杯光径(cm)。

【参考区间】

女性：1～12 岁，<500 U/L；15 岁以上，40～150 U/L。

男性：1～12 岁，<500 U/L；12～15 岁，<750 U/L；25 岁以上，40～150 U/L。

【注意事项】

(1)可根据仪器要求按比例改变标本、试剂用量。

(2)若试剂空白吸光度大于 1.000，说明试剂失效。

(3)工作液最好现用现配。

(4)本试剂中含有叠氮钠，有毒性，请勿吸入并避免与皮肤、黏膜接触。叠氮钠可与铅、铜等重金属反应形成爆炸性的物质，试剂处理时应用大量水冲洗。

(5)实验废液因含有血液，须按实验室安全防护的有关规定进行消毒处理。

【临床意义】

(1)血清 ALP 活性升高可能原因如下。

①肝胆疾病：阻塞性黄疸、急性或慢性黄疸型肝炎、肝癌等。

②骨骼疾病：由于骨的损伤或疾病使成骨细胞内所含高浓度的 ALP 释放进入血液中，引起血清 ALP 活性增高，如纤维性骨炎、成骨不全症、佝偻病、骨软化病、骨转移癌和骨折修复愈合期等。

(2)血清 ALP 活性降低比较少见：主要见于呆小病、重症慢性肾炎、乳糜泻、贫血、恶病质等。

【评价】

灵敏度高、线性范围宽(0～680 U/L)且精密度高。

【思考题】

(1)连续监测法测定血清碱性磷酸酶的影响因素有哪些？如何才能保证该结果测定的准确度？

(2)连续监测法测定血清碱性磷酸酶的原理是什么？

(赵荣兰)

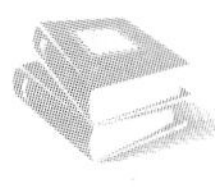

NOTE

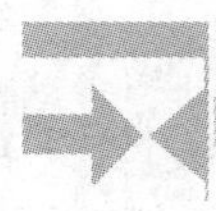

第十四章　神经及精神疾病的生物化学检验实验

人体神经系统包括中枢神经系统和周围神经系统两个部分，影响和支配着体内各系统的活动。由感染、血管病变、肿瘤、遗传缺陷、先天性发育异常、代谢障碍、内分泌紊乱等因素引起的中枢神经系统、周围神经系统及骨骼肌的病变统称为神经系统疾病。各种病因导致的神经系统疾病除了有神经系统和肌肉组织的明显病理改变外，患者往往还伴有脑内、脑脊液及外周血液等生物化学方面的异常，因此生物化学检验在神经系统疾病的诊断中有重要意义。

神经系统疾病的生物化学检验内容主要有蛋白质、酶和神经递质及其代谢产物，可为疾病的诊断提供有价值的信息。其中神经递质是神经系统起信号转导作用的化学物质，其含量的变化与一些神经系统、精神疾病密切相关。目前已知的神经递质有几十种，但因在体液中的含量极低，故需用灵敏度高、特异性强的荧光分光光度法、气相色谱-质谱法、高效液相色谱法、放射免疫法、酶联免疫法、化学发光法等方法测定，其中放射免疫法为临床常规测定方法。本章主要介绍 P 物质和 γ-氨基丁酸的生物化学检验。

实验一　放射免疫法测定血浆 P 物质

【实验目的】

掌握：放射免疫法测定血浆 P 物质的反应原理。

熟悉：放射免疫法测定血浆 P 物质的操作步骤。

了解：该项目测定的影响因素和临床意义。

【背景】

P 物质(substance P,SP)是 1931 年首次从马的脑和肠中提取出的生物活性物质，也是最早发现的神经肽。SP 为 11 个氨基酸的多肽，属于速激肽家族。血浆中 SP 含量很低，临床上多采用灵敏度高的放射免疫法测定。

【实验原理】

在样品和标准液中加入标记的^{125}I-SP，再加入 SP 抗血清混匀，进行免疫反应，然后以活性炭分离标记抗原抗体复合物(B)与游离标记抗原(F)，用 γ 计数仪计数 B 的放射活性，根据校准曲线和待测血浆标本的结合率，即可求得血浆中 SP 的含量。

【试剂】

(1)PELH 缓冲液：0.1 mol/L PBS(pH 7.5)，含 3 mmol/L EDTA-Na_2，0.002%氯己定，0.1%溶菌酶，用于 SP 标准品、抗血清和^{125}I-SP 的稀释。

(2)SP 储备液：称取 SP(纯度为 97%)1.4 mg 溶于 0.1 mol/L 乙酸 100 mL 中，此液浓度为 10 μmol/L，然后用 PELH 缓冲液稀释至 100 nmol/L，分装后于－20 ℃下保存。

(3)SP 工作液：取 SP 储备液，用 PELH 缓冲液稀释至 80 pmol/L 和 240 pmol/L 两种浓度。

(4)0.1 mmol/L 磷酸盐缓冲液(PBS,pH 7.5)。

(5)0.1 mol/L 乙酸溶液。

(6)抑肽酶：用生理盐水溶解，配成每 20 μL 含 500 kU 浓度，用于 1 mL 全血。

(7)石油醚。

(8)丙酮。

NOTE

(9)2%加膜活性炭溶液：取活性炭 2 g，葡聚糖 T_{70} 0.2 g，加入 0.1 mmol/L PBS(pH 7.5)至

100 mL，电磁搅拌 1 h，然后置于 4 ℃备用。

【操作步骤】

1. ^{125}I-SP 标记 已按常规氯胺 T 法标记好，随试剂盒配套供应，临用前以 PELH 缓冲液稀释至 2.5 fmol/L（相当于 5000 次/分）。

2. 抗血清制备 随试剂盒配套供应。

3. 血浆 SP 测定与校准曲线的建立

（1）标本采集和处理：空腹时取肘静脉血 3 mL，注入含有 30 μL 1%肝素和 1500 kU 抑肽酶（60 μL）的预冷塑料离心管中，充分混匀，迅速以 3000 r/min、4 ℃离心 15 min。取上层血清 1 mL，加 4 ℃预冷的丙酮 2 mL，充分振荡，以 3000 r/min、4 ℃离心 20 min。取上清液转移到另一离心管中，加 4 mL 冷石油醚混匀，以 4000 r/min、4 ℃离心 20 min，吸弃上相，下相用冷风吹 40 min 后，将所余液体用冷冻干燥机干燥，封口，置于－30 ℃冰箱待测。

（2）无肽血浆的制备：在电磁搅拌下，吸取 2%加膜活性炭溶液 5 mL，共 2 管，离心后弃上清液，取健康者血浆 5 mL，倒入上述活性炭中，加盖，充分振荡 10 min，离心；上清液倒入另一活性炭管中，振荡 10 min，再离心，上清液即无肽血浆，血浆中的生物活性肽已被活性炭吸附而去除。

（3）按表 14-1 加样。

表 14-1 放射免疫法测定血浆 SP 加样表（单位为 μL，反应总体积为 500 μL）

管号	NSB	B_0	2	4	8	16	24	48	96	128	样品
	1～2	3～4	5～6	7～8	9～10	11～12	13～14	15～16	17～18	19～20	
SP 标准液（80 pmol/L）	—	—	25	50	100	200	—	—	—	—	—
SP 标准液（240 pmol/L）	—	—	—	—	—	—	25	50	100	200	—
血浆样品	—	—	—	—	—	—	—	—	—	—	300
无肽血浆	400	300	275	250	200	100	275	250	200	100	—
^{125}I-SP	100	100	100	100	100	100	100	100	100	100	100
SP 抗血清	—	100	100	100	100	100	100	100	100	100	100

注：NSB 为非特异性结合管，即试剂空白管，B_0 为零标准管。

混匀，在 4 ℃下孵育 24 h 后，每管加入 2%加膜活性炭溶液 100 μL，摇匀，离心后分离 B 与 F，将上清液（B）全部转移至计数管中，用 γ 计数仪测定其放射性。

【计算】

（1）计算各管的计数均值。

（2）标准管与样品管的计数均减去 NSB 管的计数即为各管的 B 值，零标准管计数减去 NSB 管的计数即为 B_0 值。

（3）计算结合率[$(B/B_0)\times100\%$]，然后以结合率为纵坐标，以各标准管 SP 的含量为横坐标，用半对数坐标纸绘制校准曲线。根据血浆测定管的结合率，查校准曲线即可得出待测血浆 SP 的含量，最后算出每升血浆 SP 含量。

【参考区间】

血浆 P 物质：（21.88±3.32）pmol/L 或（29.49±4.47）ng/L（视不同厂家试剂盒而有所不同）。

【注意事项】

（1）SP 标准液应低温保存并避免反复冻融而影响活性。

（2）试管表面易吸附 SP，因此不宜配制一组标准工作液。本实验配制了 2 种浓度的标准工作液，在测定时稀释为 2～128 fmol/L 系列浓度使用。

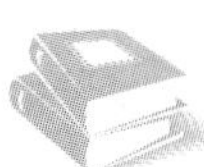

NOTE

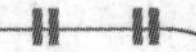

【临床意义】

SP 广泛分布于神经系统和其他外周组织器官内,具有多种生理功能。在中枢神经系统中,SP 可兴奋大脑皮质大锥体细胞,增强垂体激素的分泌,在黑质有兴奋神经元的作用;SP 可通过增加脊髓运动神经元的兴奋或去极化而特异性易化痛觉通路。SP 在机体其他系统中的作用也很广泛。SP 能以神经内分泌的方式作用于各种免疫细胞,参与免疫调节,促进免疫功能。SP 可明显引起肠运动增强、胆囊收缩、胰液分泌增加。SP 可引起血管扩张和增加血流量、增加心输出量。SP 还可使呼吸道平滑肌收缩,致支气管痉挛。SP 作为一种神经递质,在某些神经、精神疾病的病理生理中发挥作用。

SP 浓度增高见于脑梗死急性期、心绞痛、偏头痛、休克、二尖瓣狭窄、慢性肾功能衰竭、肺源性心脏病早期等。SP 浓度降低见于肾病综合征出血热、帕金森病、高血压、妊娠高血压综合征等。

【评价】

本法以每管加标记抗原 2.5 fmol,零标准结合管 30%[(B/T)×100%]时,按取代零标准管 10%最小抗原计算灵敏度,最小检出值为 0.5 fmol。批内 CV 为 4%~8%,批间 CV 为 12%。

【思考题】

(1)SP 检测的原理是什么?其临床应用的意义有哪些?

(2)血浆 SP 检测的影响因素有哪些?如何才能保证 SP 测定的准确度?

实验二　生物发光法测定血清 γ-氨基丁酸

【实验目的】

掌握:生物发光法测定血清 γ-氨基丁酸的反应原理。

熟悉:生物发光法测定血清 γ-氨基丁酸的操作步骤。

了解:该项目测定的影响因素和临床意义。

【实验背景】

γ-氨基丁酸(γ-aminobutyric acid,GABA)是哺乳动物中枢神经系统中一种重要的抑制性神经递质,其功能紊乱与一系列神经精神疾病密切相关。越来越多的证据表明,GABA 功能障碍是重度抑郁症的罪魁祸首之一。一些研究显示,抑郁症患者脑中常常出现 GABA 浓度降低。因生物发光分析法操作简便、快速,适于常规应用。

【原理】

γ-氨基丁酸在 γ-氨基丁酸酶催化下生成 NADPH。细菌荧光酶以长链脂肪醛为底物,FMN 作为递氢体,氧化 NADPH 而发光。根据发光强度,与标准管比较,即可计算 GABA 的含量。反应式如下:

$$\text{GABA}+\alpha\text{-酮戊二酸}+\text{NADP}^{+}\xrightarrow{\text{GABA 酶}}\text{琥珀酸}+\text{谷氨酸}+\text{NADPH}+\text{H}^{+}$$

$$\text{NADPH}+\text{FMN}+\text{H}^{+}\xrightarrow{\text{细菌荧光酶}}\text{NADP}^{+}+\text{FMNH}_2$$

$$\text{FMNH}_2+\text{RCHO}+\text{O}_2\xrightarrow{\text{细菌荧光酶}}\text{FMN}+\text{RCOOH}+\text{H}_2\text{O}$$

其中 RCHO 为长链脂肪醛,本实验用癸醛。

【试剂】

(1)100 nmol/L GABA 标准液:准确称取 12.9 mg GABA,加蒸馏水至 100 mL,再取此液 40 μL,加蒸馏水至 1000 mL,4 ℃冰箱保存。

(2)50 U/L GABA 酶溶液:称取 5 mg GABA 酶,加 0.1 mol/L Tris-HCl 缓冲液(pH 8.0)至 100 mL,临用前配制。

(3)60 U/L 细菌荧光酶溶液:称取 3.0 mg 细菌荧光酶,加 0.1 mol/L Tris-HCl 缓冲液(pH 8.0)至 100 mL,临用前配制,避光保存。

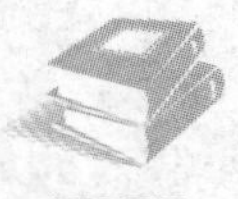

(4)癸醛乳浊液:吸取 50 μL 癸醛,加 0.1 mol/L Tris-HCl 缓冲液(pH 8.0)5 mL,再加 Triton X-100 50 μL。癸醛微溶于水,置于振荡器振荡 5 min,使其成乳浊液,置于 4 ℃冰箱避光保存。

NOTE

(5)0.3 mmol/L $NADP^+$ 溶液：称取 4.6 mg NADP 钠盐，溶于 10 mL 蒸馏水中。

(6)0.25 mmol/L FMN 溶液：准确称取 2.4 mg FMN，溶于 20 mL 蒸馏水中，避光 4 ℃冰箱保存。

(7)0.45 mmol/L α-酮戊二酸溶液：称取 8.6 mg α-酮戊二酸，加蒸馏水至 100 mL。

(8)0.50 mol/L 三氯乙酸溶液：称取 8.0 g 三氯乙酸，加蒸馏水至 100 mL。

(9)双酶工作液：取细菌荧光酶液 10 mL，GABA 酶液 10 mL，癸醛乳浊液 50 μL，$NADP^+$ 溶液 100 μL，FMN 溶液 100 μL，α-酮戊二酸溶液 1.0 mL，混匀，临用前配制。

【操作步骤】

取血清 100 μL 与三氯乙酸 100 μL 混合，沉淀蛋白质，以 3000 r/min 冷冻离心 10 min，取上清液 100 μL，置于专用发光测定管中，放入全自动分光光度计样品盘，仪器按设定的分析参数自动加入双酶工作液 40 μL，混匀后测定峰高，反应温度为 30 ℃。标准管操作以 GABA 标准液 100 μL 与三氯乙酸溶液 100 μL 混匀，余下的操作与样品测定相同。

【计算】

$$\text{GABA(nmol/L)}=\frac{\text{测定管峰高}}{\text{标准管峰高}}\times 100$$

【参考区间】

血清 GABA 为(126.5±26.5) nmol/L。

【注意事项】

(1)GABA 在体内以游离和结合两种形式存在，以结合型为主，但在常温下结合型 GABA 易分解为游离型。所以取血后应尽快分离血清并测定。如不能立即测定应置于－20 ℃保存。

(2)血清标本中蛋白质对细菌荧光酶有灭活作用，需沉淀除去。本法用三氯乙酸作为蛋白质沉淀剂，三氯乙酸浓度过低，则蛋白质沉淀不完全，浓度过高又影响 GABA 酶和细菌荧光酶活性。本法在蛋白质沉淀后的发光反应体系中，以大量的 Tris-HCl 缓冲液保持 pH 在 8.0，在此碱性条件下，三氯乙酸对蛋白质不起破坏作用，能够保持 GABA 酶和细菌荧光酶的活性。

(3)本法选择发光反应的最适温度为 30 ℃，因为细菌荧光是从海洋细菌细胞内提取的，海洋细菌一般生活在高盐和低温环境中，而 GABA 酶在 42 ℃有最大活性，当两种酶偶联在一起时，30 ℃有最大发光峰值。

【临床意义】

GABA 是一种重要的抑制性神经递质，广泛存在于脊椎动物脑内，外周神经和其他组织中含量很低。GABA 与神经突触后膜的特异性受体结合可改变膜对 Cl^-、K^+ 和 Ca^{2+} 的传导和膜电位，从而产生神经元抑制效应，对机体正常生理功能起着重要的调节作用。GABA 的测定对神经精神性疾病、遗传性疾病及脑血管疾病的诊断有一定的参考价值。如血清 GABA 的升高是脑缺血损伤的敏感指标，帕金森病患者血清 GABA 含量显著降低。

【评价】

目前测定 GABA 的方法主要有放射受体法、高效液相色谱法、气相色谱质谱联用法。放射受体法不够稳定，测定结果重复性差，结果缺乏可比性。高效液相色谱法和气相色谱质谱联用法在定量中有一定优势，但需昂贵的仪器设备，操作步骤烦琐。生物发光分析法操作简便快速，适于常规应用，本法测定 GABA 在 0～1000 nmol/L 范围内线性良好，$r=0.9894$；批内 CV 为 8.3%～11.2%；批间 CV 为 12.5%。高效液相色谱法 $r=0.976$。

【思考题】

(1)GABA 检测的原理是什么？其临床应用的意义有哪些？

(2)如何保持 GABA 酶和细菌荧光酶的活性？

（王海滨）

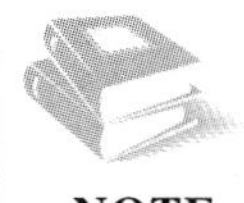

NOTE

第十五章　妊娠与相关疾病的生物化学检验实验

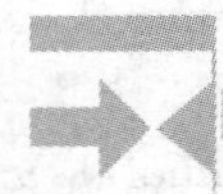

妊娠期胎盘及胎儿-胎盘复合体可以生成多种激素(孕酮、睾酮、雌激素、HCG、催乳素等)、多种酶类(胱氨酸氨肽酶、耐热性碱性磷酸酶、组氨酸酶等);妊娠期母体血浆蛋白质(血清蛋白质、凝血因子、纤溶酶原、甲状腺素结合球蛋白、α_1-抗胰蛋白酶、转铁蛋白、LDL、免疫球蛋白等)也发生很多变化,它们的含量均随妊娠进展而变化,其中有许多可出现在孕妇体液内。

实验一　免疫层析双抗体夹心法测定人绒毛膜促性腺激素

【实验目的】

掌握:免疫层析法测定人绒毛膜促性腺激素的原理。

熟悉:免疫层析法测定人绒毛膜促性腺激素的操作步骤和影响因素。

了解:人绒毛膜促性腺激素测定的临床意义。

【背景】

人绒毛膜促性腺激素(human chorionic gonadotropin,HCG)是一种糖蛋白,它由 α 和 β 两条多肽链通过二硫键结合而成,生物活性来自 β 链。在生理状态下,HCG 由妊娠滋养细胞产生,对维持妊娠黄体,进而维持早期妊娠具有关键性的作用。病理状态下,HCG 则可出现于滋养细胞疾病与肿瘤、卵巢绒癌、睾丸肿瘤等疾病。而在 HCG 的产生、分泌、代谢等过程中,其分子会发生断裂、离解等多种变化,从而在血、尿中以多种不同的分子形式存在。β-HCG 的抗原特异性强,测定交叉反应小,能精确地反映 HCG 在血、尿中的浓度。临床上,检测 HCG 的方法较多,目前主要有以下三种方法:化学发光免疫分析法、免疫层析法和酶联免疫吸附试验(ELISA)。这些方法因具有敏感性高、准确度好、操作简便、检测速度快、易于商品化和自动化等特点而被临床广泛使用。

【实验原理】

免疫层析法(immunochromatography)是一种基于免疫胶体金技术的快速诊断技术。金标为鼠源性抗 β-HCG 单克隆抗体与胶体金的复合物,测试线包被羊抗 α-HCG 多克隆抗体,控制线包被羊抗鼠多克隆抗体。妇女怀孕的“指示剂”——HCG 是一种糖蛋白类激素,包含一条与促卵泡激素(FSH)、黄体生成激素(LH)同源的 α 链和一条高度特异的 β 链。当待测尿液或血中含有一定量的 HCG 时,样本通过层析作用到达金标位置的 HCG 的 β 链与 β-HCG 单克隆抗体发生免疫反应,再层析到测试线位置,HCG 的 α 链与 α-HCG 多克隆抗体发生免疫反应,这样就把金标通过 HCG 桥连到测试线上,达到一定量后,金标显色为肉眼可见的水平,多余的金标继续泳动到控制线位置,因多抗鼠和鼠源性抗 β-HCG 单克隆抗体发生免疫反应,从而桥连胶体金显色得到阳性结果。当尿液或血液不含 HCG 时,金标和测试线抗体不发生桥连,则控制线显色得到阴性结果。测试线和控制线均不显色则表示试剂盒无效。

【试剂与器材】

商品验孕试纸条、测试笔或测试板等多种形式,包括以下主要成分。

(1)HCG 抗血清。

(2)抗鼠 IgG、胶体金标记(乳胶)的抗 HCG 单克隆抗体(固相或液相)。

(3)玻璃纤维膜、聚酯膜、硝酸纤维素膜、吸水滤纸及其他试剂组成应用层析。

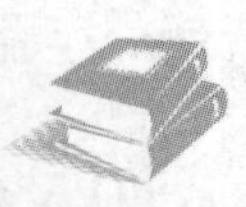

NOTE

【操作步骤】

1. 测试　取出试纸条,持试纸条将有箭头标志的一端垂直浸入有尿液的容器中直至箭头下端标记横线处，至少 3 s，当红色液体移行至测试区时，取出平放于干净的非吸附材料的平面，5～15 min 判读结果，15 min 后判定无效。

2. 结果判断

(1)怀孕(阳性)：两条紫红色条带出现。一条位于测试区内，另一条位于质控区内，表明已怀孕。需特别注意的是只要测试区内出现紫红色条带，无论颜色深浅，均表明已怀孕(阳性)。

(2)未怀孕(阴性)：仅质控区出现一条紫红色条带。在测试区内无紫红色条带出现，表明未怀孕。

(3)无效：质控区未出现紫红色条带，表明操作方法不正确或测试试剂已变质或失效，应再次阅读说明书并使用新的测试试剂重新测试。

【参考区间】

定性实验(阳性或阴性)。

【注意事项】

(1)尿液 HCG 定性试纸只能作为一种初筛检查。不同产品操作方法不一样，测试前应仔细阅读说明书并严格按其方法操作。

①注意试剂存放时间、条件及失效期。

②需静置 3 min 以上(一般仅需 1 min)，并仔细辨认是否有弱阳性，检测区色带仅隐隐出现。

③在极端情况下，如葡萄胎、绒癌等，体内 HCG 水平会过高，尿液检测反而不显示阳性，妊娠 3 个月后，HCG 水平下降，尿液检测有时会出现阴性或弱阳性，阳性结果也并非意味着百分之百妊娠，尤其要指出的是，自测早孕假阴性会延误诊断危及生命的宫外孕。

(2)妊娠定性实验的标本最好是首次晨尿，此时 HCG 含量最高，接近血清水平。

【临床意义】

检测妇女尿液中 HCG，用于妊娠早期的辅助诊断，对于妊娠相关疾病、滋养细胞肿瘤等疾病的诊断、鉴别和病程监测等有一定价值。

【评价】

(1)尿液 HCG 定性试纸(孕板或笔)是最常用的妊娠实验，其操作简单，可随时随地进行。多数为单一试剂，使用免疫胶体金、免疫酶法。检测限为 50 U/L，需 2～30 min 完成。此方法结果很直观，但容易错判。

(2)由于尿中存在干扰物质，如蛋白质、药物、细菌、红细胞或白细胞，所以该实验有 1%的假阳性，同时也有假阴性结果。在停经后的第一天，50%的受检者可出现阳性。某些情况(如高温、高 pH 等)也可使抗血清变性而出现错误结果。

(3)为了获得稳定可靠的结果，阳性和阴性对照十分重要。定性实验结果简单而迅速，在确诊妊娠上十分有价值。但该实验不是定量实验，可能会使非常早期的妊娠或异常妊娠漏诊。

【思考题】

(1)为什么在一些病例如葡萄胎、绒癌中出现 HCG 检测(免疫层析法)阴性？对于此类的患者 HCG 的检测你有何建议？

(2)如何正确解释 HCG 结果？

实验二　化学发光法测定血清孕酮

【实验目的】

掌握：化学发光法测定血清孕酮的原理。

熟悉：化学发光法测定血清孕酮的操作步骤和注意事项。

了解：血清孕酮测定的临床意义。

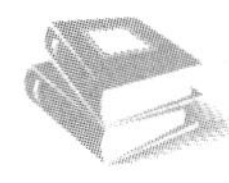
NOTE

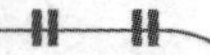

【背景】

孕酮是卵巢分泌的具有生物活性的主要孕激素，属于类固醇激素，早期妊娠孕酮主要由妊娠黄体分泌，其浓度与黄体的生长退化密切相关。孕激素是在雌激素作用的基础上，为妊娠准备条件，两者相互协同又相互拮抗。目前测定孕酮广泛采用的是化学发光法和 ELISA 法，国内外均有商品试剂盒供应。此外还有荧光酶免疫测定法和时间分辨荧光免疫分析(TRFIA)法。

化学发光是指在化学反应过程中发出可见光的现象。通常是指有些化合物不经紫外光或可见光照射，通过吸收化学能(主要为氧化还原反应)，从基态激发至激发态。退激时通过跃迁(或将激发能转移至受体分子上)，释放能量产生光子，以光的形式放出能量从而导致的发光现象。按化学反应类型分类：可分为酶促化学发光和非酶促化学发光两类。其中酶促化学发光主要包括辣根过氧化物酶(HRP)系统、碱性磷酸酶(ALP)系统、黄嘌呤氧化酶系统等。而非酶促化学发光包括吖啶酯系统、草酸酯系统、三价铁-吡啶钌系统等。测量化学发光反应的光强度，求得某些化学物质和生物物质的含量，尤其与免疫学方法结合以后形成的化学发光免疫分析(CLIA)法，其既具有发光检测的高度灵敏性，又具有免疫分析的高度特异性，检测快速，试剂无放射性危害。

【实验原理】

采用竞争结合酶免疫法测定。将样本添加至含鼠抗人孕酮抗体、孕酮-ALP 结合物以及包被着山羊抗鼠抗体的顺磁性微粒的反应管中，样本内的孕酮与孕酮-ALP 结合物竞争性地结合于一定数量的鼠抗人孕酮抗体上的结合位点，产生的免疫复合物与固相上的捕获抗体结合。在反应管内完成孵育后，结合在固相上的物质在磁场内被吸住，而未结合的物质被冲洗除去。然后，将化学发光底物添加到反应管中，底物在 ALP 的作用下迅速发光，产生光的量与样本内孕酮的浓度成反比，通过多点校准曲线确定样本中孕酮的量。

【试剂与器材】

1. 孕酮化学发光免疫分析试剂盒

(1)试剂 a：包被着山羊抗鼠 IgG 的超顺磁性微粒，＞0.1 g/L；Tris 缓冲液，50 mmol/L；ProClin 300，0.5 g/L；叠氮钠，＜1 g/L。

(2)试剂 b：孕酮-碱性磷酸酶标记物，＞1 mg/L；Tris 缓冲液，50 mmol/L；ProClin 300，0.5 g/L；叠氮钠，＜1 g/L。

(3)试剂 c：单克隆鼠抗孕酮抗体，＜1 mg/L；醋酸钠缓冲液，50 mmol/L；ProClin 300，0.5 g/L；叠氮钠，＜1 g/L。

2. 器材 化学发光免疫分析仪。

【操作步骤】

按仪器说明书操作，仪器自动分析。

(1)第一步：将样本与包被有山羊抗鼠 IgG 的超顺磁性微粒、单克隆鼠抗孕酮抗体以及孕酮-碱性磷酸酶标记物添加到反应管中。样本中的孕酮与孕酮-碱性磷酸酶标记物争夺一定数量特异性抗孕酮抗体上的结合位点。在反应管内孵育完成反应后，结合在固相上的物质将置于一个磁场内被吸附固定，而未结合的物质被冲洗除去。

(2)第二步：将化学发光底物添加到反应管内，发光底物(3-(2-螺旋金刚烷)-4-甲氧基-4-(3-磷氧酰)-苯基-1，2-二氧环乙烷，AMPPD)被碱性磷酸酶所分解，脱去一个磷酸基，生成不稳定的中间产物，该中间产物通过分子内电子转移产生间氧苯甲酸甲酯阴离子，处于激发态的间氧苯甲酸甲酯阴离子从激发态返回基态时，产生化学发光。再通过光电倍增管对反应中所产生的光子数进行测量，所产生光子数与样本内孕酮的浓度成反比。样本内分析物的量由校准曲线来确定。

【参考区间】

因身体发育不同时期而异，女性高于男性，成年女性月经周期内也不同。

非孕女性孕酮：卵泡期 0.2～1.6 ng/mL；排卵期 0.3～2.1 ng/mL；黄体期 1.8～22.5 ng/mL；绝经期 0.04～1.05 ng/mL。

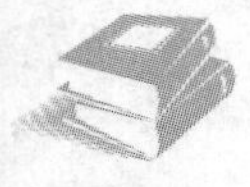

NOTE

怀孕女性孕酮：前 3 个月 3.9～60.0 ng/mL；中 3 个月 15.4～60.0 ng/mL。

男性孕酮：0.1～2.1 ng/mL。

【注意事项】

(1)在月经周期中和妊娠以后，孕酮在血中浓度的变化较大，应加以注意。

(2)标本要求空腹静脉血清，若经使用抗凝剂肝素锂、肝素钠、肝素胺，EDTA-K_2，枸橼酸盐如枸橼酸钠，氟化钠，草酸钾等抗凝的血浆，结果应做＋10%纠正。2～8 ℃可稳定 6 天，－20 ℃可稳定 6 个月。只能冻融 1 次。

(3)需进行校准的情况是试剂盒批号更换时；仪器重要部件更换时；质控结果持续超出线性范围时；同一批号试剂 1 个月校准 1 次；放置于仪器上的同一试剂盒要求每 7 天校准 1 次。未开封试剂可稳定保存至标明的保质期；开封后 2～8 ℃可稳定保存 3 个月。

(4)质量控制使用特制的质控品。禁用叠氮钠防腐剂、含有高浓度的防腐剂、稳定剂和其他化学添加剂的质控品。将质控品作为生物污染品来处理，并将质控品与患者样品同时测试。每日必须至少做一次质控以检测仪器运行状态。

【临床意义】

(1)排卵及黄体功能的监测：孕酮水平与黄体的发育和萎缩有关，检测孕酮可用于监测排卵以及黄体期的评估，有助于生育诊断。

(2)体外受精-胚胎移植(IVF-ET)的预后评估。

(3)异位妊娠的鉴别诊断：异位妊娠时血孕酮水平偏低；测定血孕酮水平在宫外孕的鉴别诊断中可以作为参考依据。

(4)血孕酮水平升高见于葡萄胎、轻度妊娠期高血压疾病、糖尿病孕妇、多胎妊娠、先天性 17-羟化酶缺乏症、先天性肾上腺增生、卵巢颗粒层膜细胞瘤、卵巢脂肪样瘤等疾病。

(5)血孕酮水平降低见于黄体生成障碍和良性多囊卵巢综合征、无排卵型功能失调、先兆流产、胎儿发育迟缓、死胎、严重妊娠期高血压疾病、妊娠性胎盘功能不良等疾病。

【评价】

(1)线性范围：0.1～40 ng/mL。

(2)精密度：批内 CV 为 1.4%；总 CV 为 3.7%；批间 CV 为 2.69%。

(3)分析特异性：含有高脂血(甘油三酯浓度≤450 mg/dL)、黄疸(胆红素浓度≤10 mg/dL)、溶血(血红蛋白浓度≤500 mg/dL)、类风湿因子(浓度≤200 IU/mL)或抗核抗体(浓度≤1000 U/L)的样本、人抗鼠抗体(HAMA)阳性样本，对测试结果的干扰偏差在±10%范围内。

【思考题】

(1)孕酮检测一般是什么时候？临床作用是什么？对于月经期紊乱的患者如何指导检测？

(2)有哪些药物的使用会对孕酮的检测产生影响，如何规避？

(柯培锋、吴晓宾)

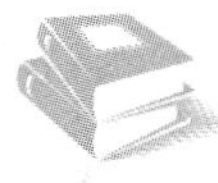

NOTE

第十六章 临床生物化学检验综合应用实验

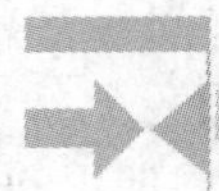

为满足临床医疗对实验室检验的要求，实验室需要不断地引入新的仪器、新的方法或改进原有的方法。引入的仪器、方法或改进的新方法在进入临床应用时，需要对其进行性能评价，确保新的仪器和方法性能满足临床的需求。

方法学评价的基本步骤：①明确临床需求，确定方法的质量目标，常用允许总误差（TEa）表示；②选定适当的反映分析误差的试验，如回收试验、干扰试验、方法比较试验、重复性试验等；③分析试验数据，评估分析误差的大小；④将测定的误差与确定的允许总误差进行比较，判断方法的可接受性。

第一节 检测系统性能评价实验

临床检测系统由完成一个检验项目所涉及的检测方法、试剂、仪器、校准品、质控品、操作程序等组成，良好的检测系统能够有效保证检测结果的可靠，从而保证检测的质量，这是临床检验的生命线。因此，当某个临床检验项目所涉及的上述任何一个环节发生改变时，为了保证检验结果的可靠性，均需要对该检测系统的性能重新进行全面的评价，即通过设计的实验途径，分析改变后的检测系统的误差，以此来判断新检测系统的精密度与准确度能否满足临床检验的质量要求。临床生物化学检验方法学评价实验的教学目的：①让学生熟悉方法学评价实验的设计原理和基本方法；②培养学生进行方法学评价的实践能力。

实验一 精密度评价

【实验背景】

精密度是指同一样本在一定条件下多次重复测定得到的一系列单次测量值之间的接近程度，是反映测定结果中随机误差大小的指标。精密度的大小可采用标准差（standard deviation，SD）或变异系数（coefficient of variation，CV）表示，重复性试验是评价精密度的常用方法。

重复性试验（replication experiment）是将同一分析材料分成数份样本，进行多次分析测定（一般为 20 次），评价或验证试验方法的随机误差或不精密度的试验。重复性试验包括批内重复性试验、日内重复性试验和日间重复性试验等。批内重复性试验是将同一材料分成数份样本，在相同的条件下，尽可能短的时间内平行测定 20 次；日内重复性试验是将同一材料分成数份样本，在 1 日内做 5 轮，每轮 4 次测定，获得 20 个测定数据：日间重复性试验是将同一材料分成 20 份试验样本，每日测定 1 份，连测 20 日。分别做统计处理即可测得候选方法的批内、日内和日间的随机误差。

下面用重复性试验说明精密度评价。

【实验目的】

掌握：重复性试验的原理及意义。

熟悉：重复性试验的基本方法及操作过程，离群值的判断、处理及变异系数的计算。

了解：重复性试验在临床中的应用价值。

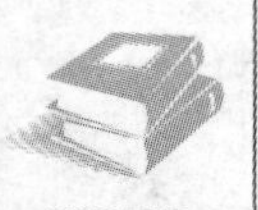

NOTE

【实验原理】

重复性试验依据时间间隔可分为批内、日内、日间三种重复性试验。考虑到教学安排，本实验仅做批内重复性试验。

批内重复性试验是指在同一条件下(用同样的方法，同一种试剂和标准品，同一台仪器，在同一个实验室由同一个人操作，并保持实验期间准确度不变)对同一样本在尽可能短的时间内进行多次分析测定(一般为 20 次)，以获得批内精密度数据的试验方法。其结果能反映测定方法的随机误差大小。

【试剂与器材】

1. 血糖质控血清制备 收集无溶血、无脂浊、无肝炎病毒污染的多份人混合血清样本或动物混合血清样本，分装冻存模拟作为本实验的质控血清。

2. 试剂盒 购买 GOD-POD 法血糖试剂盒和稳定性好的血糖标准品。

3. 器材 半自动生化分析仪。

【操作步骤】

将混合血清样本分成 5 份，用作 5 轮测定，每轮测定血糖 4 次，严格按照试剂盒说明书进行操作，即可获得 20 个测定数据。

【计算】

1. 离群值的判断及处理 检验 20 次测定数据中的离群值，如存在异常值，应剔除。对小样本测定来讲，可采用 Grubbs 检验来判断是否存在离群值。

根据 Grubbs 检验准则，检验离群值的统计学公式是

$$G=\frac{|X_d-\overline{X}|}{S}$$

式中：X_d——离群值；

$\overline{X}$——包括离群值在内的测量值的均数；

S——包括离群值在内的测量值的标准差。

如果计算的 G 值大于系数表中相应显著水平 a 和测定次数 n 时的临界值 $G_{a,n}$(参见附录二)，则将 X_d 作为异常值舍弃，可按下列三种情况来处理。

(1)只有一个离群值，设有 n 个测定数($X_1<X_2<X_3<X_4\cdots<X_n$)，其中 X_1 为离群值，即可利用上述公式，直接对 X_1 进行检验。

(2)有两个或两个以上离群值，但都分布在均数 $\overline{X}$ 的同一侧，例如 X_1、X_2 都是离群值，则首先检验最内侧的一个数据(X_2)，即通过检验 G_2 来决定 X_2 是否应该放弃。如果 X_2 应该放弃，X_1 自然也应该放弃。如果 X_2 不应舍去，则再检验 X_1。

(3)有两个或两个以上离群值，分布于均数两侧，例如 X_1 和 X_n 都属于离群值，则分别检验 X_1 和 X_n 是否应该舍去。如果决定一个数据舍去，那么再检验另一个数据时，测定次数应该减少一次来处理；而且此时应该选择 99% 的置信水平。

2. 计算 按照批内精密度的计算公式，计算 5 轮，每轮 4 次测量值的平均数($\overline{X}$)、标准差(S)和变异系数(CV)。

(1)批内均数＝每轮测量值均数之和($\sum X$)/测定轮数(m)。

(2)批内标准差(S_W)＝$\sqrt{\frac{\sum S_i^2}{m}}$，式中 S_i^2 为 5 轮各次测量值的方差，$S_i^2=\frac{\sum(X_i-\overline{X})^2}{n-1}$。

(3)变异系数(CV)＝批内标准差(S_W)/批内均数×内均数。

首先计算出每轮测量值的均数 $\overline{X}$、标准差(S_i)及方差 S_1、S_2、S_3、S_4，并将数值填入表 16-1 内，再将 5 轮 S_i 的总和代入公式即可算出批内标准差 S_W。最后计算出变异系数(CV)。

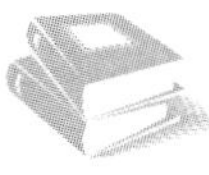

表 16-1　批内重复性试验的数据处理

测定批数	每轮测量次数(n)及测量值(X_i) 1	2	3	4	$\sum X_i$	$\overline{X}$	S_i	S_i^2
1								
2								
3								
4								
5								

【结果分析】

临床检验实验室确定的检测项目质量目标可以用允许总误差(allowable total error,TEa)的形式表示。批内不精密度的判断限是1/4 TEa,批间不精密度的判断限是1/3 TEa。批内不精密度≤1/4 TEa时,检测系统的不精密度属可接受;批间不精密度>1/4 TEa时,批内不精密度不符合要求。TEa可以参考中华人民共和国卫生行业标准WS/T 403—2012或者CLIA′88(《临床实验室改进修正案1988》)规定的可接受范围。对于超出允许误差范围的实验结果,分析误差原因。

【注意事项】

(1)重复性试验的样本应覆盖检测方法的线性范围,特别应选择医学决定水平的样本进行检测,血糖的医学决定水平值为2.8 mmol/L、6.7 mmol/L和8.9 mmol/L。

(2)为了避免偶然误差的影响,用于评价方法精密度的变异系数应该是剔除离群值之后计算得到的。

【评价】

在临床应用中,常采用批内重复性试验来反映批内精密度,日间重复性试验来反映总精密度的大小。批内精密度是反映批内进行分析物检测的一组重复检测值离散程度的量值,而总精密度是反映较长的时间内,将所有已知的主要误差因素考虑在内的某分析物的重复检测值离散程度的量值。

在评价某方法的精密度时,批内不精密度的判断限为1/4允许误差范围,批间不精密度的判断限为1/3允许误差范围。允许误差范围可以根据CLIA′88规定的能力比对试验的TEa确定。

【思考】

(1)剔除离群值的目的是什么?

(2)为什么不可以直接计算变异系数而要剔除离群值之后再计算变异系数?

实验二　准确度评价

【实验背景】

准确度是指分析物多次重复测量所得量值的平均值与参考量值间的一致程度,常用系统误差(systematic error)和总误差(total error)评价,一般用测量偏倚(measurement bias)反映不准确度。评价准确度可通过相关试验对其各种误差及总误差进行分析,并与性能标准进行比较,判断其准确度是否可接受,常用试验包括回收试验、干扰试验和方法比较试验。

(一)回收试验

【实验目的】

掌握:回收试验的设计原理及意义。

熟悉:回收试验的基本方法及实验数据处理的方法。

了解:回收试验在临床中的应用价值。

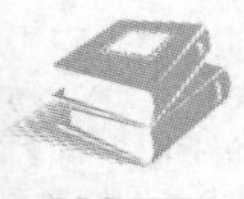

NOTE

【实验原理】

回收试验主要是用来分析某临床检测方法正确测定加入常规分析样品的纯分析物的能力，目的是测定比例系统误差，以此来评价候选方法的准确度(accuracy)。通过将被分析的纯品标准液加入患者样本中，作为分析样本，另外将患者的原始样品加入相同量的无分析物的溶液作为基础样品，然后用相同的检测方法进行测定，以两者测定结果的差值作为回收量。回收量与加入的理论值之比乘以 100%即为回收率，合格的回收率应为 95%～105%。

本教学实验通过 GOD -POD 法测定血糖的回收率，计算该法的比例系统误差来评价方法的准确度。

【试剂仪器】

(1)葡萄糖标准液(80 mmol/L)和生理盐水。

(2)血清样本：收集无溶血、无脂浊、无肝炎病毒的人的混合血清，首先用 GOD-POD 法测定血糖的浓度，然后再用生理盐水稀释血糖浓度至 2.2 mmol/L，备用。

(3)试剂盒和仪器：血糖检测试剂盒和仪器准备与重复性试验相同。

【操作步骤】

1. 样品制备

(1)基础样品：血清 0.9 mL＋生理盐水 0.1 mL。

(2)分析样品Ⅰ：血清 0.9 mL＋80 mmol/L 葡萄糖标准液 0.01 mL＋生理盐水 0.09 mL。

(3)分析样品Ⅱ：血清 0.9 mL＋80 mmol/L 葡萄糖标准液 0.06 mL＋生理盐水 0.04 mL。

(4)分析样品Ⅲ：血清 0.9 mL＋80 mmol/L 葡萄糖标准液 0.09 mL＋生理盐水 0.01 mL。

2. 血糖浓度测定 严格按照 COD -POD 法试剂盒说明书测定各制备样品的血糖浓度，每份样品做双份检测，结果取两次检测值的平均值得测定浓度。

【结果计算】

$$\text{加入浓度(mmol/L)}=\text{标准液浓度(mmol/L)}\times\frac{\text{标准液体积(mL)}}{\text{血清体积(mL)}+\text{标准液体积(mL)}+\text{生理盐水体积(mL)}}$$

$$\text{回收浓度}=\text{分析样品测定浓度}-\text{基础样品测定浓度}$$

$$\text{回收率(\%)}=\frac{\text{回收浓度}}{\text{加入浓度}}\times 100\%$$

将各项计算结果填入表 16-2 中。

表 16-2 回收试验的数据处理

样品	测定浓度/(mmol/L)	回收浓度/(mmol/L)	加入浓度/(mmol/L)	回收率/(%)
基础样品				
回收样品Ⅰ				
回收样品Ⅱ				
回收样品Ⅲ				
平均回收率				

【结果分析】

一般检验方法要求回收率在 95%～105%。

【注意事项】

1. 准确加量 准确加量是本试验主要的关键技术，因为被分析物的理论值是根据加入标准液的体积及原样品的体积计算所得，故如果吸量稍有误差，就会直接影响检验结果。所以，选择经过校准的吸管，严格地清洗与干燥，以及按照正规的要求进行吸量等操作均非常重要。

2. 样品浓度 样品中加入标准液后，总的浓度必须在测定方法的分析范围之内，加入标准液后，最好使实验样品的被测浓度达到医学决定水平的浓度。一般需要测定加入高、中、低三种不同

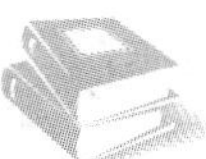
NOTE

浓度的回收试验，计算平均回收率。

3. 加入标准液的体积 加入标准液的体积在整个样品中的占比要小，一般要求在10%以内，以避免检测样本时血清被过度稀释而导致误差发生改变或者消失。

【评价】

一般检验方法要求回收率在95%～105%，理想的回收率应是100%。一个含葡萄糖真实值为6.7 mmol/L的样本，若用该方法测定的结果约为真实值(6.7)×平均回收率，误差＝真实值(6.7)×比例系统误差，也就是说当平均回收率越接近100%时，其比例系统误差就越小，用该检测方法测得结果的误差就越小，说明其受基质的影响也越小，该检测方法的准确度就越高，反之亦然。

【思考题】

(1)回收率如何计算？

(2)为什么要控制加入的标准液体积在样本总体积10%以内？

(二)干扰试验

【实验目的】

掌握：干扰试验的设计原理及意义。

熟悉：干扰试验的基本方法及实验数据处理的方法。

了解：干扰试验在临床中的应用价值。

【实验原理】

干扰试验是测定非特异性(non-specificity)和干扰(interference)两者引起的误差，既用于检测某方法的特异性，也用于检测干扰物质对检测方法的干扰作用，以此来评价临床检测方法的准确度。当加入的干扰物浓度一定时，产生的误差是恒定系统误差，误差的实际大小随着干扰物浓度大小而异。具体操作基本与回收试验一样，只是干扰试验中加入的是疑有干扰或非特异性反应的物质而不是标准液。

本教学实验选用抗坏血酸作为GOD-POD法测定血糖的干扰物，抗坏血酸可以和GOD反应生成的H_2O_2发生反应，使部分H_2O_2不能参与第二步POD的偶联反应，从而降低显色强度，产生负的测定误差。

【试剂仪器】

(1)样本：血糖浓度约为7.0 mmol/L的人血清样本或混合血清样本。

(2)30.0 mmol/L抗坏血酸溶液。

(3)生理盐水。

(4)其他准备：血清样本、血糖检测试剂盒和仪器准备与重复性试验相同。

【操作步骤】

1. 样品制备

(1)基础样品：血清0.9 mL＋生理盐水0.1 mL。

(2)干扰样品Ⅰ：血清0.9 mL＋抗坏血酸溶液0.05 mL＋生理盐水0.05 mL。

(3)干扰样品Ⅱ：血清0.9 mL＋抗坏血酸溶液0.1 mL。

(4)抗坏血酸溶液样品：生理盐水0.9 mL＋抗坏血酸溶液0.1 mL。

2. 测定与计算 所有检测样品均做双份葡萄糖GOD-POD法测定，结果取两次检测结果的平均值为测定浓度。加入浓度的计算与回收试验的相同。

$$\text{干扰样品加入浓度(mmol/L)}=\text{干扰物溶液浓度(mmol/L)}\times\frac{\text{干扰物溶液体积(mL)}}{\text{血清体积(mL)}+\text{干扰物溶液体积(mL)}+\text{生理盐水体积(mL)}}$$

$$\text{干扰值(mmol/L)}=\text{干扰样品测定浓度(mmol/L)}-\text{基础样品测定浓度(mmol/L)}$$

$$\text{干扰率(\%)}=\text{干扰值}/\text{基础值}\times 100\%$$

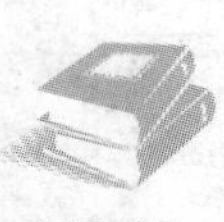

NOTE

将各项计算结果填入表16-3中。

表 16-3 干扰试验的数据处理

样　品	葡萄糖测量值 /(mmol/L)	干扰样品加入浓度 /(mmol/L)	干扰值 /(mmol/L)	干扰率 /(%)
基础样品				
干扰样品Ⅰ				
干扰样品Ⅱ				
抗坏血酸溶液				

【结果分析】

根据上述计算结果和中华人民共和国卫生行业标准 WS/T 403—2012 或者 CLIA′88 规定的血清葡萄糖可接受范围，来分析干扰物带来的测定误差会不会影响测定结果的临床应用价值。

【注意事项】

1. 加入可疑干扰物的浓度　一般应达到有临床价值的范围，最好能达到病理样本的最高浓度值。在确认有影响后还应测定在何浓度时，产生的误差在临床上无意义，即确定使分析结果影响试验临床应用价值的最低可疑物浓度值。

2. 可疑干扰物　可根据被检测物质的检测方法原理，提示出可能的干扰物。一般常考虑的是用胆红素、溶血(血红蛋白)、脂血、防腐剂、抗凝剂等干扰物进行试验。但干扰试验有一定的局限性，因为人们只能试验部分物质的影响，还有许多药物和食物成分未经试验证实，亦不能认为无关。

3. 其他　与回收试验相同，准确加量也是本试验的关键技术，加入干扰物的体积一般应控制在整个样品的 10%以内。

【评价】

消除干扰的常用方法：①做空白(对照)试验。一种是试剂空白，可以校正样本读数中的试剂部分；另一种是样本空白，用以补偿样本中的被测物以外的其他物质的影响。②采用各种物理、化学的方法分离去除干扰物。③目前使用的双波长或多波长检测仪器，在排除干扰因素方面既有效又简便。

干扰试验的评价主要有“配对差异”试验和用患者样本作偏差分析。所谓“配对差异”试验，即将不同浓度的干扰物加入实验样本中，然后分别测定加与不加干扰物的样本，比较两者有无偏差，并了解干扰物浓度与偏差的关系。所谓用患者样本作偏差分析即选择患者样本，如选择患有肝脏、肾脏或心脏疾病的患者，用服用了某种可能有干扰药物的患者样本，以及含有高胆红素或者高血脂的样本，用候选方法和参考方法同时测定，将两种方法的测定结果进行比较，以确定某物质对候选方法是否有干扰以及干扰程度如何。

这两种干扰试验各有优缺点。第一种方法的不足之处是实验样本的介质可能与病理样本的介质不同，加入的干扰物可能与病理样本中的干扰物不完全相同。第二种方法的不足之处：①难以确定干扰物；②不是每个测定项目都有参考方法，而且有的参考方法难以在临床实验室中开展；③参考方法亦可能受某些物质的干扰。两种方法同时使用，会起互补作用。本次实验所选用的方法为“配对差异”试验。

【思考题】

简述干扰与特异性的概念，怎样用实验来加以区分？

(三)方法比较试验

【实验目的】

掌握：方法比较试验的设计原理及意义。

熟悉：方法比较试验的基本方法及实验数据处理的方法。

了解：方法比较试验在临床中的应用价值。

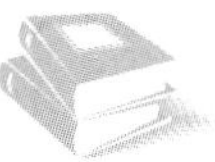

NOTE

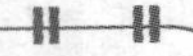

【实验原理】

方法比较试验可用于检测候选方法的系统误差，对一批样品同时用候选方法和对比方法进行测定，计算出两种方法间测定结果的差异，以此来计算候选方法在检测样品时可能引入的误差，它可同时检测候选方法的恒定误差和比例误差的大小。若选择准确度高的参考方法作为比较方法，可把两个方法间的任何分析误差都归于候选方法。

本教学实验参照美国临床和实验室标准化协会（CLSI）的 EP9-A2 文件，以血糖的参考方法——己糖激酶（HK）法测定血糖（见第三章实验二）当作比对方法来评价 GOD-POD 法测定血糖的总系统误差。

【试剂仪器】

(1)GOD-POD 法血糖试剂盒和 HK 法血糖试剂盒。

(2)血清样本 40 份，其浓度尽可能覆盖 GOD-POD 法检测线性范围。

(3)仪器的准备与重复性试验相同。

【操作步骤】

1. 样本测定　采用 GOD-POD 法和 HK 法两种方法，严格按照试剂盒说明书对 40 份血清样本分别做双份测定。每次测定 8 个样本，双份测定时第一次按顺序 1、2…7、8，第二次将顺序颠倒过来，按 8、7…2、1，取均值。共测试 5 次。

2. 数据整理　将 40 份样本共 80 对测定结果按表 16-4 进行整理。设 HK 法测定结果为 X 值，GOD-POD 法测定结果为 Y 值。

表 16-4　方法比较试验测定结果

样本号	GOD-POD 法/(mmol/L)			HK 法/(mmol/L)		
	第一次 Y_1	第二次 Y_2	均值 $\overline{Y}$	第一次 X_1	第二次 X_2	均值 $\overline{X}$
1						
2						
3						
4						
5						
6						
…						
40						

【计算】

1. 检查双份检测数据的离群值

(1)分别检查 HK 法和 GOD-POD 法双份测量值有无离群表现：计算每个样本每种方法双份结果的差值及差值的均值，以各方法双份检测结果间差值均值的 4 倍作为判断限，要求各方法内样本的成对差值都应在判断限内，若存在超过判断限的检测点，则按步骤(2)中叙述处理。如判断 GOD-POD 法双份检测结果是否有离群值，每份样本的双份结果检测差值 $\Delta Y'$ 为对应的 $|Y_2-Y_1|$，并计算所有 $\Delta Y'$ 的均值（$\overline{\Delta Y'}$），若所有 $\Delta Y'$ 均小于 4 倍 $\overline{\Delta Y'}$，则说明双份测定结果符合要求，均可纳入后面的计算评价。

(2)若存在某一样本双份结果差值大于 4 倍差值均值的情况，则应进行进一步相对差值的离群值判断：计算相对差值为双份结果差值绝对值除以双份结果均值的倍数（$\Delta Y'$ 或 $\Delta X'$），再计算所有倍数的均值（$\overline{\Delta Y'}$ 或 $\overline{\Delta X'}$），以 4 倍（$\overline{\Delta Y'}$ 或 $\overline{\Delta X'}$）作为判断限分别对两种检测方法的测量值进行判断，若超过判断限，则不符合要求。

若某一样本双份检测结果均超过上述两种判断限，应分析存在这种情况的原因，且该样本的检测结果应剔除，再继续分析剩下的检测结果。

NOTE

如果存在 1 例以上检测结果需剔除，应检查原因。若是样本的原因，则其他数据仍可以使用；若无法找出原因，则保留所有的数据；若最大差异超过临床允许误差，则应从仪器、试剂、方法上寻找原因，停止实验。

2. 绘制散点图 将双份检测结果在坐标纸上作散点图，其中以 x 轴代表 HK 法测量值，y 轴代表 GOD-POD 法测量值。

3. 检查散点图中有无离群值 观察坐标图中 X、Y 实验点有无离群表现以及明显的离群点，若无，可进行后续统计学处理，若有，应对 X、Y 配对检测结果进行离群值筛选及剔除。离群值筛选方法及标准参考双份检测数据离群点的筛除方法及标准。

将每份样本经过两种方法检测的前后两个测量值一一对应，计算它们的差值，如第一个样本，差值 $E=(Y_1-\overline{X})$ 和 $(Y_2-\overline{X})$，其中 $\overline{X}$ 为 HK 法检测 1 号样本的双份结果均值，同理计算 2～40 号样本的检测差值，然后计算所有差值的平均值 $(\overline{E})$，以 4 倍平均差值 $(\overline{E})$ 作为判断限。所有差值都不应大于判断限。若某样本的测定差值超过了判断限，则应进一步进行相对差异的离群点判断：计算相对差值 E' 为 $(Y_1-\overline{X})$ 和 $(Y_2-\overline{X})$ 除以 $\overline{X}$ 的倍数，再计算所有 80 个 E' 的均值 $\overline{E'}$，以相对差值 E' 大于 4 倍 $\overline{E'}$ 作为判断限进行判断。

若某样本两种方法检测点结果均超过上述两种判断限，应认为该点的检测结果属离群点，应剔除。但要求剔除离群点的个数不应超过所有检测样本数的 2.5%。在本试验中，若存在 1 个以上离群点，须检查原因，判断是否保留数据。原因不清楚时，保留全部数据进行统计分析，或用一批新样本重新测定后评价。

4. 统计处理 如果 X、Y 之间呈直线关系，可作直线回归的统计处理，计算回归方程 $(Y=a+bX)$ 和相关系数 (r)。回归线的截距 a 代表恒定误差，回归系数（回归线的斜率）b 代表比例误差，相关系数 (r) 代表两种方法的相关性是否密切。将候选方法的系统误差（SE）与不同医学决定水平 (X_c) 的允许误差（TEa）作比较，以确定候选方法的 SE 是否可接受。

$$|(a+bX_c)-X_c|<\text{TEa}$$

因未考虑不精密度，此时可接受范围判断值为 1/2 TEa。

5. 配对 t 检验 在方法比较试验相关系数 (r) 可作为被评价方法可否被接受的一项统计学指标。对相关系数还应做相关系数的 t 检验。

相关系数 (r) 的 t 检验统计学公式：

$$t_r=\frac{r\sqrt{n-2}}{1-r^2}$$

方法比较试验的数据属于配对资料，因而做配对 t 检验，其统计学公式：

$$\text{差值标准差}(S_d)=\sqrt{\frac{\sum(d-\overline{d})^2}{n-1}}=\sqrt{\frac{\sum d^2-(\sum d)^2/n}{n-1}}$$

$$t=\frac{d}{S_d\sqrt{n}}$$

$$\text{自由度}(v)=n-1$$

式中：d——候选方法与参考方法测量值的差值（或正或负）；

$\overline{d}$——差值之平均值；

n——配对数。

若求得 $t>t_{0.05(v)}$，即 $P<0.05$，表示候选方法存在显著的系统误差。可以从上述 t 检验的计算公式入手进行分析。在计算 t 值公式中的分子为两种方法的偏差值，表明方法间系统误差的大小。分母是平均偏差标准误差，反映方法比较试验中随机误差的大小。因此 t 值是方法比较试验中系统误差和随机误差的比值。若 $t<t_{0.05(v)}$，表明两种方法间的系统误差和随机误差量相差不大，尽管有偏差，但可能由随机误差所致为主，不一定确实存在方法间的系统误差，若 $t>t_{0.05(v)}$，说明系统误差显著大于随机误差，方法间确实存在系统误差。

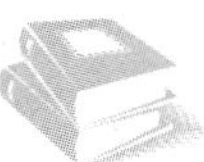

NOTE

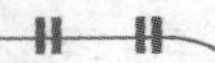

【结果分析】

回归方程中 a 代表恒定系统误差；b 代表比例系统误差：$|(a+bX_c)-X_c|$ 代表医学决定水平(X_c)候选方法的总的系统误差，要求 $|(a+bX_c)-X_c|<$ Ea。Ea 可以根据 TEa 来确定。

【注意事项】

(1)试验样本数量：一般测定 40～100 例，包括各种疾病的样本，即包括在常规工作中可能遇到的整个分析范围(其中 25％的样本应低于参考区间下限，50％的样本在参考区间之内，25％的样本高于参考区间上限)。选择合适浓度的样本比增加试验样本的数量更加重要。

(2)重复分析：一般每个样本用两种方法各测定一次，最好各测定两次，不是平行测定，而是分两个批次进行测定。要求在同一天的 4 h 之内分别完成两次测定。

(3)在进行方法比较试验时，及时绘制散点图，发现异常值立即复做，及时纠正，可减少离群点出现的次数。数据呈非线性表现时，肉眼判断其线性部分，减少数据分布范围，以线性部分进行统计，可减小影响。

【评价】

(1)对比资料的相关系数(r)常用来表示两个变量间相互关系密切的程度，并不能指明有无恒定误差和比例误差，直线回归统计时，除所有实验点和回归线间的离散度会影响 r 值的大小外，实验点对应的分析物含量分布宽度也会明显影响 r 值的大小。若实验点过于密集，尽管离散度不大，但值偏小，因此，可用 r 值检验 X 取值范围是否适当，一般 $r\geqslant 0.975(r^2\geqslant 0.95)$时，认为 X 范围是适合的。若 $r\leqslant 0.975$，则应收集更多样本再继续实验，使数据分布范围增大。依据 r 值大小来判断两个方法分析结果符合度时应持谨慎态度。相关系数高，但斜率和截距仍然受离群值和非线性以及数据分布范围的影响。

(2)在方法比较试验中的相关系数 r 可作为候选方法可否接受的一种指征，但 r 值随患者样本测定范围的增加而增大，因此在配对资料分析中，不应片面地根据相关系数 r 来判断两种方法分析结果的符合程度。实际方法比较时，X 与 Y 值都有偶然误差存在，b 与 a 只是估计值，需要确定其可信限。在评价一种候选方法时，如果 $a=0$，b 的数值稍偏离 1.0，那么这种偏离程度是否小到可以忽略不计，因而使候选方法可以接受，这就需要参考 a 及 b 的变动范围，根据经验判断是否适用于临床检验。

【思考题】

(1)方法比较试验反映的是什么误差？为何要用参考方法或决定性方法作比较方法？

(2)用于方法比较试验的样本例数和浓度各有什么要求？

(3)两种方法得到的相关系数 $r<0.95$，说明什么？应怎么处理？

实验三　线性范围评价

【实验目的】

掌握：线性范围评价实验的原理及意义。

熟悉：线性范围评价实验的基本方法、操作过程及统计分析。

了解：线性范围评价实验在临床中的应用价值。

【背景】

线性范围一般是指分析测量范围(analytical measurement range，AMR)，指患者样本未经任何处理(稀释、浓缩或其他预处理)，由检测系统直接测量得到的可靠结果范围，在此范围内一系列不同样本分析物的测量值与实际浓度(真实值)呈线性比例关系。

分析测量范围是试剂盒性能评价的一个重要指标。分析测量范围的评价有助于发现方法学原理、仪器、校准品、试剂、操作程序、质量控制计划等方面的误差来源。

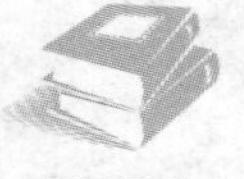

NOTE

【实验原理】

线性实验是衡量一个方法的检测范围的一种实验。通过线性实验，可以了解该方法的最高和最低检测值，确定该方法的检测范围，以防止含量过低或过高样品的检测误差。线性范围内某物质的浓度和吸光度成正比例，故在此范围内所测得的结果应该是可靠的。本实验配制不同浓度的葡萄糖标准溶液，用 GOD-POD 法试剂盒测定相应吸光度，以标准溶液浓度为横坐标，测得的吸光度为纵坐标，用坐标纸作图，可绘制出一条直线，即剂量反应曲线(dose-response curve)。

【试剂与器材】

(1)280.0 mmol/L 葡萄糖标准溶液：称取已干燥至恒重的无水葡萄糖 5.0456 g，溶于 12.0 mmol/L 苯甲酸溶液约 70 mL 中，以 12.0 mmol/L 苯甲酸溶液定容至 100 mL。放置 2 h 后可应用。

(2)样本：收集无溶血、无脂浊、无肝炎病毒污染的多份人混合血清样本，用 GOD-POD 法测定血糖浓度，再用生理盐水稀释，制备血糖浓度为 4.5 mmol/L 的人混合血清。

(3)生理盐水。

(4)器材的准备与重复性试验相同。

【实验步骤】

1. 样本制备

(1)高值血糖(32.0 mmol/L)样本的制备：将 10 mL 葡萄糖标准液(280.0 mmol/L)与 90 mL 人混合血清(浆)样本(血糖浓度为 4.5 mmol/L)混匀。

(2)低值血糖(0.2 mmol/L)样本的制备：用 95.6 mL 生理盐水稀释 4.4 mL 血清样本(血糖浓度为 4.5 mmol/L)。

(3)线性范围试验样本制备：按 1L、0.95L+0.05H、0.9L+0.1H、0.8L+0.2H、0.6L+0.4H、0.4L+0.6H、0.2L+0.8H、1H 配制方法，制成 8 个不同浓度的系列评价样本("L"为 0.2 mmol/L 低值血糖样本、"H"为 32.0 mmol/L 高值血糖样本)。

2. 血糖浓度测定 分别测定 8 个不同浓度的线性范围试验样本，每种样本至少做双份检测，且测定顺序应随机排列。

【实验结果】

1. 样本血糖测量值及加入葡萄糖的预期值的计算

(1)加入葡萄糖的相对量：由于低值样本浓度非常低，接近于 GOD-POD 法的线性范围下限，故以 1 号样本作为基样品，并认为其加入葡萄糖的相对量为"0"，"0.95L+0.05H"中所加入的葡萄糖的相对量为"1"，计算出其余各管的相对量。

(2)线性范围试验样本血糖测量值的计算。

(3)斜率的计算：由于各样本制备时是在低值血糖样本的基础上加入不同量的高值血糖样本，因而要将未加高值血糖样本的"空白"减去，即为减去"样本"测得值的浓度。然后，根据测量均值除以加入葡萄糖的相对量，得到每个不同浓度的斜率；计算所有斜率的平均值得到平均斜率。

(4)加入葡萄糖的预期值计算：将平均斜率乘以加入葡萄糖相对量，即可以计算出各试验样本内含分析物的浓度，为这些样本的预期值。

(5)将计算结果填入表 16-5 中。

表 16-5 线性范围试验数据处理

样本号(i)	1	2	3	4	5	6	7	8
样本制备	1L	0.95L+0.05H	0.9L+0.1H	0.8L+0.2H	0.6L+0.4H	0.4L+0.6H	0.2L+0.8H	1H
加入葡萄糖的相对量	0	1	2	4	8	12	16	20
实测值 1/(mmol/L)								

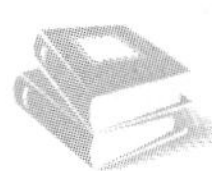
NOTE

续表

样本号(i)	1	2	3	4	5	6	7	8
实测值 2/(mmol/L)								
实测值 3/(mmol/L)								
均值($\overline{X}_i$)/(mmol/L)								
减 $\overline{X}_i$ 后浓度/(mmol/L)								
斜率								
平均斜率								
预期值								

2. 离群点检查 观察结果有无明显的数据错误，若有明显异常，应判断是否为离群点。全部数据中的离群点如果有 2 个或以上，则应放弃全部数据，重新进行实验。

3. 制作散点图 以 X 表示各样本的预期值，以 Y 表示各样本的实测均值；将所有实验结果点在图上，形成 7 对预期值与实测值，制作散点图。

4. 直线回归分析 若所有实验点呈明显直线趋势，即可用经典的直线回归分析法做统计处理，得到直线回归方程(可参阅方法比较试验中的结果计算部分内容)。

$$Y=a+bX$$

【结果分析】

(1)作出的直线回归方程 $Y=a+bX$，理想的情况是预期值和实测值间呈通过原点、斜率为 1 的回归线，即斜率 b 为 1，截距 a 为 0。

(2)若 b 很接近于 1(一般 b 为 0.97～1.03，即斜率在范围内)，a 接近于 0，则可直接判断候选方法分析量范围在实验所涉及浓度范围内。本次实验所得的线性回归方程的斜率 b 及截距 a 若符合此项标准，则说明 GOD-POD 法在实验所涉及的浓度范围(0.2～32.0 mmol/L)内呈线性。

(3)从经验上讲，若 $b<0.97$ 或 $b>1.03$，说明 b 与 1 之间已经有可能有统计学上的显著性差异。可对所有实验结果作分析，考虑是高浓度处，还是低浓度处的实测值和预期值间有较大偏移。试着舍去某组离群值，另做直线回归分析，直到 a 接近于 0，b 为 0.97～1.03，此时缩小的分析范围是真实的检测范围。

【注意事项】

(1)作为线性试验的标本，其介质应与实际测定的样本相一致，理想的样本是待测的低值或高值样本；若收集困难，可用待测混合样品加入分析物作高值样本，混合样本作为低值样本。对难以收集的低值样本，也可收集高值样品，用生理盐水做一系列梯度稀释。

(2)测定方法的线性范围要求能涵盖参考范围和医学决定水平，以减少样本稀释重测的机会。

(3)线性误差表现出不呈线性关系，出现正或负偏离现象，主要由以下两方面原因引起。一是溶液本身不符合朗伯-比尔定律(Lambert-Beer law)。二是仪器本身各种因素的影响，如环境条件变化、波长变动、检测器噪声、杂散光、比色杯不配套等，使测定物浓度与吸光度之间不呈线性关系。因此，在进行线性评价试验时，良好的仪器性能是必不可少的实验条件。

(4)验证线性范围的实验应使用 5～7 个浓度水平的样品，而建立线性范围的实验应使用 7～11 个浓度水平的样品；浓度范围应遍布整个预期检测范围，选用的高值样品应尽可能高于线性范围上限 30%，低值样品应尽可能低于线性范围下限。各实验样本分析物浓度呈等间距比例关系，但等间距比例关系不是必须的。

(5)全部试验在同一个工作日内完成，分析序列应为随机排列，有显著携带污染时，应用空白样品隔开样本。每个浓度水平重复测量 2～4 次，计算其平均值，更多的重复测量次数有利于降低不精密度及更好地评价分析测量范围。

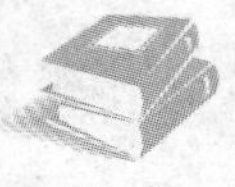

NOTE

【评价】

线性评价试验方法主要分为两大类：一类是传统的评价方法，即本实验所用的平均斜率法，操作与计算相对简单；另一类为多项式法，有代表性的为 CLSI EP6-A 推荐的方法，我国卫健委颁布的《定量测量方法的线性评价》是在 EP6-A 基础上进行适当改良的方法。多项式线性评价方法，采用高低两个极端浓度样本相互稀释，直接测定不同浓度的分析物，对测量结果直接分析，不需原始的仪器测量信号（如分光光度计的吸光度），更适用于大多数应用自动化仪器的实验室。EP6-A 同时采用二元一次直线回归、二元二次曲线回归与二元三次曲线回归进行线性评价，这些计算如依靠手工几乎是不可能完成的，需由计算机完成。

【思考题】

(1)可靠的线性范围对回归方程的 a、b 有何要求？

(2)哪些因素可导致线性范围变窄？

实验四　检测低限评价

【实验目的】

掌握：检测低限实验的原理及意义。

熟悉：检测低限实验的基本方法、操作过程及统计分析。

了解：检测低限实验在临床中的应用价值。

【背景】

检测限(limit of detection)是检测系统可检测出的最低分析物浓度。通过检测限实验可确定某检测系统/方法的检测低限(lower limit of detection，LLD)。LLD 指当样本中不含有待测物质时，反应响应量可能出现的数值，即样本单次测量可达到的非空白检测响应量对应的分析物量。

检测能力测定的目的是确定一种分析方法能够准确测定某物质的最小分析量。常用最低检出限来表示。最低检出限指能与适当的"空白"读数相区别的待测物最小量。所谓"空白"读数是指由基质、试剂所产生的读数和由仪器或影响测定因素所产生的残余偏差。将待测物的读数扣除"空白"读数就得到确实存在于样品中的被测组分所产生的分析信号。确切地说，最低检出限就是指能产生一个确证在样本中存在的被测组分的分析信号所需的该组分的最小量或最小浓度。

最低检出限可以显示一种实验方法的灵敏度，它与灵敏度是密切相关的两个量。方法的灵敏度越高，最低检出限就越低。但两者含义不同，最低检出限是指定量分析方法所能检出被测物的最低量或最小量。灵敏度与取样体积、分析方法、最后比色或检测需要量，以及检测仪器的放大倍数都有着直接的依赖关系。灵敏度的大小还可从摩尔吸光系数、校准曲线的斜率得出。国际纯粹与应用化学联合会推荐用最低检出限而不是用灵敏度作为衡量一个分析方法最大检测能力的指标。

通过检测能力测定可以便于与其他分析方法的检测能力相比较。当样本中待测物质的含量低于检出下限时，报告宜写"低于……"而不宜写具体数字，因为检出下限是不可超越的界限。而当测量值高于检测上限时，可减少样本用量或将样本适当稀释后重新测定。

【实验原理】

选择合适的空白样本（该样本与待测样本的区别在于不含有待测物质，常可采用经处理过的样本，如去除或破坏样本中的待测物）或取自缺乏某种组织因而不含有关待测物质的患者样本进行检测。也可采用一般样本进行检测，只是在分析步骤中省去关键的试剂或操作。本实验采用后一种方法，在 GOD-POD 法测血糖试剂中省去 GOD 试剂，其他试剂成分不变，对某一血糖样本做多次测定，求出吸光度的均数和标准差，然后计算最低检出限。

【试剂】

1. 试剂　在 GOD-POD 法测血糖的酶混合试剂中除去 GOD 成分，其他试剂的组成成分及浓度不变。

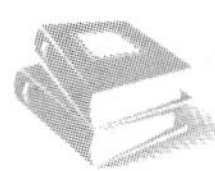

NOTE

2. 仪器　722 分光光度计、恒温水浴箱等。

【操作步骤】

以蒸馏水为空白，取血清样本，用除去 GOD 成分的酶酚混合试剂，按 GOD-POD 法测血糖的操作步骤对血清样本进行 20 次重复测定，读取并记录 20 次测定的吸光度。

【计算】

(1)计算 20 次测定的平均吸光度及标准差(S)，其标准差即为低浓度时的不精密度。

(2)计算最低检出限：通常用"空白均值$+3S$"代表最低检出限。

$$\text{吸光度的标准差 } S=\sqrt{\frac{\sum |X^2| - (\sum X)^2/n}{n-1}}$$

【注意事项】

终点法灵敏度用在特定波长下 1 cm 光径时单位浓度的吸光度来表示，如胆固醇酶法测定试剂盒要求其灵敏度在 A_{500} 为 0.005 时的胆固醇浓度相当于 0.08 mmol/L。连续监测法灵敏度用特定波长下 1 cm 光径单位酶活性的吸光度来表示，在试剂盒质量合格时，其灵敏度与理论计算的 $\Delta A/t$ 数值一致。试剂盒的质量与灵敏度密切相关，灵敏度达不到要求的试剂盒不宜使用。

【评价】

(1)最低检出限可以表示某一项实验方法的灵敏度，是一种分析方法的最大检测能力指标，比灵敏度更具实用性。

(2)灵敏度与分析变异有关，所以有人以斜率/标准差代表灵敏度，在检测待测物浓度较小差别时，这里的灵敏度易与精密度相混淆，因此，要使方法的灵敏度保持稳定，必须结合精密度及准确度全面考虑。

【思考题】

何谓检测限？最低检出限能反映方法的何种性能？

实验五　携带污染

【实验目的】

熟悉：携带污染实验的原理及意义、基本方法及操作过程。

了解：携带污染实验在临床中的应用价值。

【背景】

全自动生化分析仪(automatic biochemistry analyzer)是临床实验室必备的检验仪器，具有高准确、高精密和高效率的特性。使用中如出现携带污染(carry-over)现象，将会影响检测结果的准确度和重复性，导致检测结果失真，误导临床的诊断和治疗。携带污染的发生具有偶然性，并不是每次都出现。日常工作中通常对仪器评估没有问题，而用户使用时存有污染，且质控品和 Westgard 法不起作用，质控结果往往在控。因此，临床实验室必须尽可能地消除各种携带污染的干扰，以保证日常工作中检验结果的真实性。全自动生化分析仪携带污染主要包括样本针、试剂针、比色杯、搅拌棒四个部分。

临床化学自动分析中的携带污染通常是指测定项目的试剂或样品的残留部分对后续项目测定结果的影响。生化分析仪共用部分清洗不彻底，其使用过程中存在携带污染，影响检验结果的准确度，甚至可以造成较大的测定误差。考虑到教学安排，本实验仅介绍试剂针携带污染实验。

【实验原理】

全自动生化分析仪一般采用双试剂针，即所有项目的一试剂都共用试剂针 R1，所有用到二试剂的项目都共用试剂针 R2。试剂针 R1 或 R2 在每吸取一次试剂后都会进行一次清洗，之后会立即吸取下一个项目的试剂。当自身清洗能力下降，试剂针在吸取试剂时会将部分残留的前项目试剂成分带入后项目反应杯中，对后项目的检测结果造成影响。根据以上思路，通过设置特定的样本检

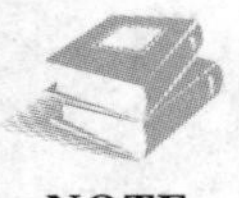

NOTE

测顺序，每个样本只做一个项目的检测，可以控制不同项目的先后顺序，实现任何一个项目都能与其他项目相遇，进而评价这些项目之间的携带污染情况。

【仪器与试剂】

(1)全自动生化分析仪及配套试剂。

(2)仪器校准用国家线性标准物，吸光度为 5000×(1%±5%)的标准物质溶液，吸光度为 10000×(1%±5%)的标准物质溶液，色素溶液 Orange G 原液。

(3)样本：健康体检者混合血清，排除黄疸、脂血、溶血干扰。

(4)仪器全面校准详细操作参考相关 SOP 文件。

【操作步骤】

1. 携带污染的初筛

先在全自动生化分析仪中输入样本测试号码和选择项目，每个样本号码只选择一个项目，目的是使试剂针吸取项目的顺序按照测试号码的先后顺序进行，5 个项目的测试顺序见表 16-6。测试完成后，将数据输入表 16-7 和表 16-8 中，按照一定的判断标准，寻找可能存在的污染项目组合。

表 16-6　5 个项目的测试顺序安排表

测试顺序号	1	2	3	4	5	6	7	8	9	10	11	12
测试项目	A	A	A	A	A	B	A	C	A	D	A	E
测试顺序号	13	14	15	16	17	18	19	20	21	22	23	24
测试项目	A	B	B	B	B	B	C	B	D	B	E	B
测试顺序号	25	26	27	28	29	30	31	32	33	34	35	36
测试项目	C	C	C	C	C	D	C	E	C	D	D	D
测试顺序号	37	38	39	40	41	42	43	44	45	—		
测试项目	D	D	E	D	E	E	E	E	E			

表 16-7　各项目单独测试 5 次时测试结果列表

测 试 次 数	A	B	C	D	E
1	1	14	25	34	41
2	2	15	26	35	42
3	3	16	27	36	43
4	4	17	28	37	44
5	5	18	29	38	45
平均值	A_v	B_v	C_v	D_v	E_v

注：数字代表相应检测项目的测试结果。

表 16-8　项目之间交叉列表

	A	B	C	D	E
A		6(A→B)	8(A→C)	10(A→D)	12(A→E)
		$(6/B_v)\times100\%$	$(8/C_v)\times100\%$	$(10/D_v)\times100\%$	$(12/E_v)\times100\%$
B	7(B→A)		19(B→C)	21(B→D)	23(B→E)
	$(7/A_v)\times100\%$		$(19/C_v)\times100\%$	$(21/D_v)\times100\%$	$(23/E_v)\times100\%$

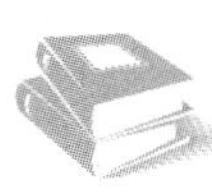

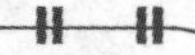

续表

	A	B	C	D	E
C	9(C→A)	20(C→B)		30(C→D)	32(C→E)
	$(9/A_v)\times100\%$	$(20/B_v)\times100\%$		$(30/D_v)\times100\%$	$(32/E_v)\times100\%$
D	11(D→A)	22(D→B)	31(D→C)		39(D→E)
	$(11/A_v)\times100\%$	$(22/B_v)\times100\%$	$(31/C_v)\times100\%$		$(39/E_v)\times100\%$
E	13(E→A)	24(E→B)	33(E→C)	40(E→D)	
	$(13/A_v)\times100\%$	$(24/B_v)\times100\%$	$(33/C_v)\times100\%$	$(40/D_v)\times100\%$	

注:纵向代表施污染项目,横向代表受污染项目。

由携带污染初筛实验选出怀疑有污染的项目组合,假设为(A→B)和(D→E),即A项目对B项目(A项目做完后紧接着做B项目),D项目对E项目(D项目做完后紧接着做E项目)怀疑有污染。初筛实验的项目交叉结果只是一次性测试的结果,可能有偶然因素,还必须进行确认实验。

2. 携带污染的确认

(1)以(A→B)为例,(D→E)情况相同。先单独做A项目,紧接着连续测试3次B项目,第一次B项目的结果受A项目影响结果最大,第三次B项目的结果因为有2次自身冲洗,结果应较第一次B项目结果准确。比较第一次B项目检测结果和第三次B项目检测结果,如果影响百分比同初筛实验结果影响趋势和程度相近,可以判断A项目对B项目有携带污染,见表16-9。

(2)确认实验检测顺序以(A→B),(D→E)为例:检测顺序 $A\to B_1\to B_2\to B_3\to D\to E_1\to E_2\to E_3$。

表16-9　携带污染确认实验

施污染项目	A	D
受污染项目	B	E
测试值1	B_1	E_1
测试值2	B_2	E_2
测试值3	B_3	E_3
(测试值1/测试值3)×100%	$(B_1/B_3)\times100\%$	$(E_1/E_3)\times100\%$

【结果判断】

(1)对照值确定:以正常混合血清为样本,分别检测待评项目各5次,所得平均值为相应项目的"对照值",如 A_v、B_v、C_v、D_v、E_v。

(2)携带污染初筛:以正常混合血清为样本,对待评项目逐一配对进行测试,未污染项目与受污染项目均检测1次。受污染项目检测值与对照值相差5%为疑似污染。

(3)携带污染的确认:将疑似污染项目组合重新测试,未污染项目检测1次,受污染项目连续检测3次,第1次与第3次检测结相差5%确定为污染。

(4)解决方案:首先用仪器内部纯水,分别清洗试剂针1(R1)和(或)试剂针2(R2),然后按照确认实验方案重新测试,第1次与第3次检测结果相差5%为清洗无效。对清洗无效的项目组合用碱性洗液(D1)清洗,判断清洗效果。对碱性清洗液清洗无效的项目组合,采用酸性洗液(D2)清洗,判断清洗效果。

【注意事项】

(1)仪器的日常维护与保养,加强仪器的日常保养和维护,定期清洗比色杯、加样针、搅拌棒和分析管路,是保证测定结果准确度的基础;加强仪器的清洗工作如增加清洗次数,可明显降低仪器的携带污染率。

(2)试剂针携带污染中,对疑似存在携带污染的项目中,有部分疑似携带污染项目污染率在±5%以内,可能为偶然误差所致。故需要对该疑似存在携带污染项目进行确认实验。

(3)对于清洗效果,纯水只能解决部分项目的携带污染,而需要用特殊清洗来解决试剂针携带污染现象。

(4)对暂时无法解决的携带污染项目需调整测定排序、隔绝两者的联系以避免携带污染;双试剂加样针的仪器是将试剂存放于指定位置,设置不同的加样针分别加样;相互干扰的项目需分别置于指定的比色杯(如指定在生化仪内圈或外圈比色杯测定某一特定项目);模块式的生化仪将干扰与被干扰项目安排在不同的模块以避免携带污染的影响。

【评价】

(1)从生化仪各个项目设置的参数可知,试剂体积量远大于样本体积量。因此试剂针携带污染影响程度会高于样本携带污染。

(2)试剂针携带污染可分为实际成分间的直接影响和间接影响。直接影响:如前一个测定试剂中直接含有后一个测定试剂中所要测定的项目。间接影响:如前一个测定试剂与后一个测定试剂反应原理相近或者都会产生相同的中间产物等。

(3)每个临床实验室都应主动发现检测中的携带污染现象,采用科学的处理方法,有效降低携带污染的影响程度,保证检测结果的真实性。

【思考题】

(1)日常中的携带污染可分为哪几类?

(2)如何解决试剂针的携带污染现象?

第二节　临床生物化学检验的质量控制

实验一　室内质量控制实验

【实验目的】

掌握:室内质量控制的意义、目的和实施方法,室内质量控制数据的收集与处理,Levey-Jennings 质控图的绘制。

熟悉:应用 Westgard 多规则来判断和处理室内质量控制的失控。

了解:室内质控品的选择和定义及 Westgard 西格玛规则质控方法。

【背景】

室内质量控制是指采用一定的方法和步骤,连续评价实验室工作的可靠程度,提高实验室常规工作中批内、批间样本检测的一致性,以确定实验结果是否可靠,可否发出报告的一项工作,是评价实验室常规工作精密度的指标。该方法源于 1950 年 Levy 和 Jennings 首先将工业质量管理上的质控图移植到医学检验中来,采用每天随常规样本分析质控血清,将结果做成质控图。质控图是反映质控样本测定的记录,是评价实验室质量的重要依据,根据操作不同有不同的质控图,如 Levey-Jennings 质控图、Z-分数图、Westgard 质控图、monica 质控图、Youden 图、累计法质控图等,其中以 Levey-Jennings 质控图、Z-分数图和 Westgard 质控图应用最为广泛。质控图的应用:①诊断,即评估一个过程的稳定性;②质控,即决定某一过程何时需要调整,何时需要保持原有状态;③确认,即确认某一过程的改进效果。如何根据一张室内质控图决定你对患者的检测报告能否常规发出和查找分析误差呢?我们可以通过该实验掌握的临床生物化学检验室内质控图的绘制与临床应用来实现。

【实验原理】

(1)Levey-Jennings 质控图是在一定条件下连续($n\geqslant 20$)检测该项目的两个不同水平(生理值和病理值)的质控品得到的结果,以最少 20 次(剔除 $\pm 3S$ 以外的测定结果)结果计算得到均值 $\overline{X}$、

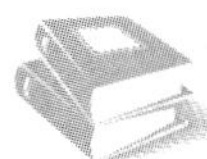

NOTE

标准差(S),然后计算决定限值:$\overline{X}\pm1S$、$\overline{X}\pm2S$、$\overline{X}\pm3S$,对每个质控品的水平与项目建立一个图(y 轴为检测结果,x 轴为检测次数或时间),在质控图上绘 7 条平行线,即 $\overline{X}$,$\overline{X}-1S$,$\overline{X}+1S$,$\overline{X}-2S$,$\overline{X}+2S$,$\overline{X}-3S$,$\overline{X}+3S$。

(2) Westgard 多规则是在两个水平质控品的 Levey-Jennings 质控图基础发展而来的。Westgard 多规则即 6 个基本规则的固定组合。在 Westgard 的设计中,这些规则可以分别或结合使用,用于评价分析批的质量。将各种质控规则以特定方式表示,例如 1_{2S}、1_{3S}、2_{2S}、R_{4S}、4_{1S}、$10\overline{X}$ 等,至今已为大家接受。为了使临床实验室的质量控制得到最好的效果,使用 1_{2S} 为警告规则。只要不出现质控值超出 $\pm2S$ 限值的,本批结果“在控”。这是使用其他规则的前提。随着检验的需求、质量控制技术的发展,针对需要控制误差的特点,出现了一些新的规则,或者对原有规则含义重新予以定义。

【试剂与器材】

1. 试剂 检测项目为血糖,方法学为己糖激酶法,商品化检测试剂盒,也可选用其他检测项目。

2. 室内质控物 商品化质控物(两个水平,质控水平 1 和质控水平 2)。

3. 器材 半自动生化分析仪或全自动生化分析仪。

【实验步骤】

1. 质控物靶值和质控限的确定 以 20 次重复检测质控物的结果,计算均值 $\overline{X}$ 和标准差(S),以 $\overline{X}\pm2S$ 为警告限,$\overline{X}\pm3S$ 为失控限绘制。即在纵坐标上标明 $\overline{X}$、$\overline{X}\pm2S$、$\overline{X}\pm3S$ 的标志,并将其具体数值标在左侧标尺上。图中 X 线为靶值线,然后用红笔画出平行 x 轴的 $X\pm2S$ 线,称为警告线;用蓝笔画出 $\overline{X}\pm3S$ 线,称为失控线,即为一张“空白质控图”。其中,y 轴为浓度单位,x 轴为日期或分析批次。质控图上应注明项目、方法、仪器种类、波长、检测日期、$\overline{X}$、S、CV 及每一小格代表的含量或吸光度和操作者等信息。

2. 测定 将同一质控物分发给学生进行测定,收集测定数据。

3. 质控图的绘制及记录质控结果 本实验模拟将 20 个同学的血糖测定(己糖激酶法参照试剂盒说明书)结果分别标在血糖检测“空白质控图”上,学号为横坐标,将测定结果填写到图上,直接连线。

4. 分析 依据质控判断规则对质控情况进行分析。

【结果分析】

正常的统计学分布规律:①95.5%的数据落在 $\overline{X}\pm2S$ 内;②不能有连续 5 次结果落在 $\overline{X}$ 同一侧;③不能有 5 次结果渐升或渐降;④不能连续 2 个点落在 $\overline{X}\pm2S$ 以外;⑤不应该有落在 $\overline{X}\pm3S$ 以外的点。

异常表现:①漂移,提示存在系统误差;②趋势性变化,说明试剂或仪器的性能已经发生改变;③精密度变化,提示测定的偶然误差较大,如仪器、试剂不稳定等。

【质控规则】

(1)1_{2S}警告规则:这是警告规则,有 1 个质控品的观察值超出了 $\pm2S$ 质控限值。在不存在更多的分析误差时,约有 4.5%的所有质量控制结果落在 $2S$ 与 $3S$ 限值间。这个规则仅仅作为警告,提示在检测系统中可能存在随机误差或系统误差。

(2)1_{3S}失控规则:当 2 个水平质控品中的任意 1 个测量值超出 $\pm3S$ 界限,为不可接受的随机误差,或是大系统误差的开端。

(3)2_{2S}失控规则:同批两个质控品结果同方向超出 $\pm2S$ 限值,或同一质控品连续两次质控结果超出 $\pm2S$ 限值为“失控”,多由系统误差造成。

(4)R_{4S}失控规则:同一批中两个质控结果之差的绝对值超过 $4S$,其中一个超出 $+2S$ 限值,另一个超出 $-2S$ 限值,为“失控”,属随机误差过大。

(5)出现符合以下任何规则时,不必要求拒绝这批分析结果。这些规则主要证实较小的系统误差或分析偏移。它们通常不具有临床的显著性或相关性。可以进行校准或仪器保养等消除这些分

NOTE

析偏移。①$4_{1S}$规则是连续四个质控品结果均大于1S，均在均值的同侧。②$10\overline{X}$规则是有连续10次质控值在均值的一侧：一种是1个水平的质控品的连续10次质控值在均值的同一侧，另一种是2个水平的质控品同时连续各有5次的质控值在均值的同一侧。4_{1S}和$10\overline{X}$规则，在新的Westgard多规则里把它们解释为警告规则，在从事新的分析批之前启动测定过程的检查，或要求进行维护过程防止误差变大而导致分析批的失控。图16-1是使用的多规则质控方法，其中4_{1S}和$10\overline{X}$规则用于启动预防性维护过程。

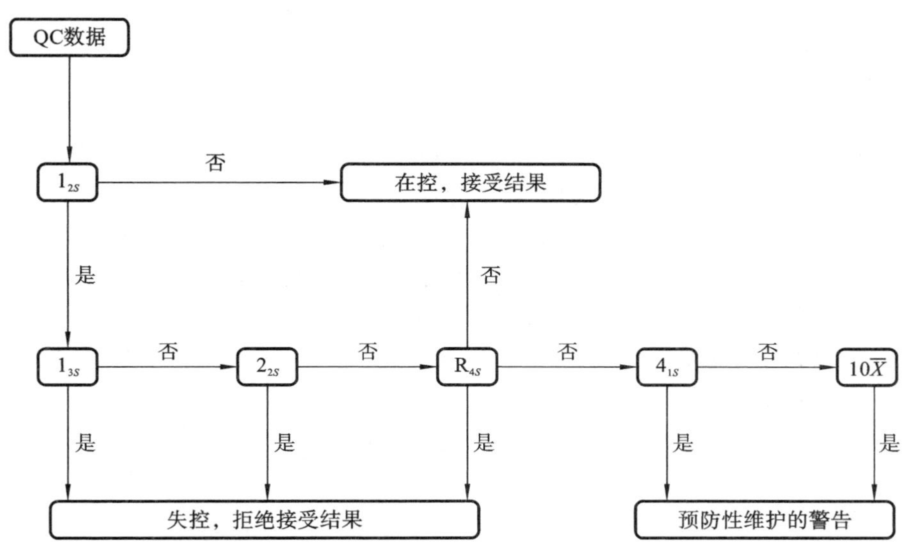

图16-1 Westgard多规则质控逻辑图

【注意事项】

1. 室内质控品的选择

(1)质控品的定义：IFCC关于质控品的定义是专门用于质量控制目的的样本或溶液，不能用作校准。质控品可以是液体或冷冻、冻干的形态，包装于小瓶中便于使用；有各种市售商品供挑选。

(2)质控品的特性：①人血清基质；②无传染性；③添加剂和抑菌剂的数量尽可能少；④瓶间变异小，酶类项目的瓶间CV应小于2%，其他分析物CV应小于1%；⑤冻干品复溶后成分稳定，即2～8 ℃时稳定性大于24 h，－20 ℃时稳定性大于20天；某些不稳定成分(如胆红素、碱性磷酸酶)复溶后4 h内变异系数小于2%；⑥到实验室后的有效期应在1年以上。

(3)质控品的种类：质控品分为定值和不定值，但是不管是定值还是不定值，每个实验室都应该按自己检测系统来建立自己实验室的均值和质控限，不能用厂家的预期范围作为质控的允许范围。

(4)质控品的水平：每批次选择2个或2个以上水平的质控品检测；质控品检测项目浓度应尽量选择浓度分布较宽的、医学决定水平的、有可报告范围的上下限值的控制品，依据实验室和临床要求做出选择。

2. 如何处理室内质控失控 失控信号的出现受多种因素的影响，包括操作上的失误，试剂、校准品、质控品的失效，仪器维护不良以及采用的质控规则、质控限范围、一次测定的质控样本数不当等。失控信号一旦出现就意味着与测定质控品相关的那批患者样本报告可能作废。此时，先要尽量查明导致失控的原因，然后再随机挑选出一定比例(5%或10%)的患者样本进行重新测定，最后根据既定标准判断先前测定结果是否可接受，对失控做出恰当的判断。对判断为真失控的情况，应在重做质控结果在控后，再对相应的所有失控患者样本进行重新测定。如失控信号被判断为假失控时，常规测定报告可以按原先测定结果发出，不必重做。

【思考题】

(1)如何绘制临床生化检验室内质控图？

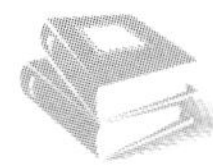

NOTE

(2)Levey-Jennings质控图和Westgard多规则的区别在哪里?

(3)Westgard多规则里提示系统误差和随机误差的规则有哪些?

实验二　室间质量评价实验

【实验目的】

掌握:室间质量评价的基本原理。

熟悉:室间质量评价的方法。

了解:室间质量评价的注意事项。

【背景】

室间质量评价(external quality assessment,EQA)是多家实验室分析同一样本,并由外部独立机构收集和反馈实验室的上报结果,以评价实验室操作的过程。能力验证(proficiency testing,PT)是室间质量评价技术方案之一,通过实验室间的比对判断实验室的检测能力的活动。实验室间比对(interlaboratory comparison)的定义为"按照预先规定的条件,由两个或多个实验室对相同或类似的物品进行测量或检测的组织、实施和评价"。在医学领域的某些能力验证提供者,利用术语"EQA"表示其能力验证计划和(或)更广义的计划。EQA或PT在临床实验室质量管理中,越来越受到临床实验室和实验室用户的重视。

通过模拟EQA或PT的方法,可以提高学生对质控工作重要性的认识,评价自身实验技能水平。

【实验原理】

室间质量评价包括定量实验与定性实验,本次实验以定量实验为例:组织若干实验室参加EQA,下发一批同样的样本,限定它们在同一时间内测定这批样本,并上报测定结果。组织者将该批测定结果作统计分析并按标准评分,并将个体结果与总体结果反馈给参加EQA的实验室,实验室根据反馈结果进行分析,根据结果查找不合格原因并进行改进。

本次实验,将学生分为若干实验组,每组代表一个实验室,模拟室间质量评价的方法,开展白蛋白测定项目的室间质量评价。

【试剂和器材】

1.试剂　检测项目为血清白蛋白,方法学为溴甲酚绿法,商品化检测试剂盒,也可选用其他检测项目。

2.室间质量评价质控物　制备5种含不同浓度(含高、中、低浓度)白蛋白的血清,每支100 μL的规格分装,1～5的顺序编号为一套,每个实验组领取一套血清。

3.器材　半自动生化分析仪或全自动生化分析仪。

【操作】

1.白蛋白测定操作步骤　参见第二章实验二。

2.确定靶值　收集所有实验组的测量值,计算均值后,剔除均值$\pm 2S$以外的数据,再计算均值,以此加权均值作为该批质评物的靶值。

3.结果计算　计算标准差的个数(Z比分数)。

【结果分析】

1.标准化评估　结果以"Z比分数"表示,x为各组的测量值,T为靶值,S为室间质量评价(适当性或公议)标准差,计算式如下。

$$Z=\frac{x-T}{S}$$

2.结果评价标准

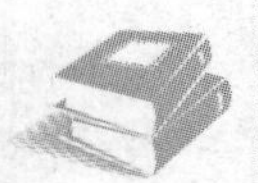

(1)$0<|Z|<2$:满意的结果,无须采取进一步措施。

(2)$2<|Z|<3$:有问题,产生警戒信号。

NOTE

(3)$|Z|>3$:不满意的结果,产生措施信号。

3. 计算 PT 方案得分 我们采用中华人民共和国卫生行业标准 WS/T 403—2012《临床生物化学检验常规项目分析质量指标》的分析质量要求进行评价,白蛋白的可接受范围=靶值×(1±6%)。所以,靶值×(1−6%)≤检测结果≤靶值×(1+6%)时判断为合格,结果可以接受。该实验组的白蛋白得分计算公式为$\frac{\text{该项目的可接受结果数}}{\text{该项目总的测定样本数}}\times 100\%$,该项目若未达到 80%及以上的成绩会被判断为不满意。

4. 变异指数得分(variance index score, VIS)法

VIS 计算公式如下:

$$V=\frac{|x-T|}{T}\times 100$$

$$\text{VI}=\frac{V}{\text{CCV}}\times 100$$

式中:V——变异百分数;

x——各组的测量值;

T——靶值;

VI——变异指数;

CCV——选定的变异系数。

当 VI≤400 时,VIS=V;当 VI>400 时,VIS=400。一般情况下,VIS 只计整数,并不带正负符号。变异指数法:VIS<50 为优秀;VIS<100 为良好;VIS<150 为及格。VIS 越低越好。当测定结果正中靶值时,VIS=0;当 VIS>200 时,表明结果中有临床上不允许的误差;而 VIS=400 的测定结果则会造成临床的严重失误,这是绝不许可的。

【注意事项】

1. 室间质量评价样本的检测

(1)实验室必须使用与其测试患者样本一样的方式来检测室间质量评价(EQA)样本。检测 EQA 样本的次数必须与常规检测患者样本的次数一样。

(2)实验室在所规定的回报 EQA 结果给 EQA 组织者的截止日期之前,实验室一定不能进行关于室间质量评价样本结果之间的交流。这包括由多个检验场所或者有分开场所之间的实验室交流。

(3)实验室一定不能将 EQA 样本或样本的一部分送到另一个实验室进行分析,任何实验室如从其他实验室收到 EQA 样本必须通知室间质量评价组织机构。当室间质量评价组织机构确认某一个实验室试图将 EQA 样本送给其他实验室检查时,则此次室间质量评价定为不满意 EQA 成绩。EQA 要求只用作患者测试的主要方法的实验系统、检测方法进行 EQA 样本的检测。

2. 室间质量评价计划的成绩要求

(1)每次活动每一分析项目未能达到至少 80%可接受成绩则称为本次活动该分析项目为不满意的 EQA 成绩。

(2)每次室间质量评价所有评价项目未达到至少 80%得分称为不满意的 EQA 成绩。

(3)未参加室间质量评价活动定为不满意的 EQA 成绩,该次得分为 0。只有在下列情况下可以认为是未参加室间质量评价活动:①在规定检测室间质量评价样本时,暂停了患者样本的检测;②实验室在提交室间质量评价结果的时间内暂停了患者样本的检测或者将未能进行室间质量评价样本检测的原因通知了室间质量评价组织者。

(4)在规定的回报时间内实验室未能将室间质量评价的结果回报给室间质量评价组织者,将评定为不满意的 EQA 成绩,该次活动的得分为 0。

(5)对同一分析项目,连续两次活动或连续三次中的两次活动未能达到满意的成绩则称为不成功的 EQA 成绩。

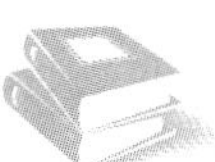
NOTE

(6)所有评价的项目连续两次活动或连续三次中的两次活动未能达到满意的成绩则称为不成功的 EQA 成绩。

3. 室间质量评价未能通过的原因 室间质量评价未能通过可能有以下几个方面的原因。

(1)校准和系统维护计划失败。

(2)室内质量控制失控。

(3)实验人员的能力欠缺。

(4)结果的评价、计算和抄写错误。

(5)室间质量评价样本处理不当,如冻干质控物的复溶、混合、移液和储存不当。

(6)室间质量评价样本本身存在质量问题。

(7)室间质量评价组织者公议值或靶值定值不准。

【思考题】

(1)室间质量评价与室内质控的区别是什么?

(2)室内质控失控对室间质量评价有什么影响?

(柯培锋、吴晓宾)

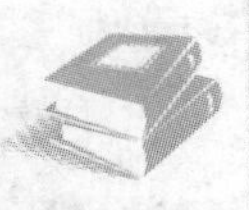

NOTE

第十七章　临床生物化学检验综合与设计创新实验

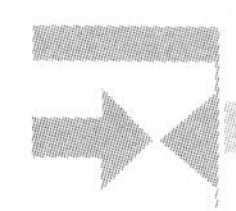

检验医学是临床医学的重要分支，为疾病的诊断、预后和疗效评估提供客观依据，在现代医学中的地位和影响日趋重要，现代社会急需具备良好实践操作能力和科室创新精神这两个主旨特征的检验人才。本章实验欲突出实践和创新能力培养，通过转变实验教学模式而提高学生创新思维。

实验一　溶血、黄疸、脂血对血清肌酐测定的干扰评价

【实验目的】

(1)通过实验设计，培养科学严谨的实验态度，熟悉干扰评价方法。

(2)通过构建溶血、黄疸和脂血模型，探讨三种因素对血清肌酐测定的干扰并对干扰效应进行评估，为校准干扰提供依据，提高血清肌酐测定的准确度。

(3)阐明数据分析方法及结果解释，评价可能存在的干扰影响，提供相关的干扰报告，对检测系统的特异性参数进行验证。

【背景】

肌酐(creatinine,Cr)是肌肉组织中肌酸和磷酸肌酸代谢的最终产物，在控制饮食的情况下，每天生成量较恒定。肌酐相对分子质量小，主要从肾小球滤过，不被肾小管重吸收，不与血浆蛋白结合。肾功能受损时，肾小球滤过率降低，肌酐的正常排泄受阻，致使血清肌酐含量增加。因此，血清肌酐浓度是评价肾小球滤过功能的重要指标。

目前，血清肌酐的检测主要采用碱性苦味酸速率法和肌氨酸氧化酶法。国内实验室多采用碱性苦味酸速率法，其原理是肌酐同碱性苦味酸反应形成一种红色复合物，该复合物在 510 nm 波长处有吸收峰，因此根据测定一定时间内血清和校准液吸光度的增加量，可以计算出血清肌酐的含量。但任何在波长 510 nm 及其附近有吸收峰的物质都可能影响肌酐的测定。

溶血、黄疸及脂血是临床生化检验中最常见的干扰因素。溶血主要是血红蛋白(Hb)对分光光度测定法中吸光度的干扰。胆红素则在 400～540 mm 波长处有光吸收，遇到氧化剂后被氧化为胆绿素、胆褐素，因其本身的吸光度及转变过程中吸光度的变化而干扰检测的准确度。脂血主要是由于乳糜微粒增多对光有散射作用而产生干扰。

本实验通过将干扰物(血红蛋白、胆红素、甘油三酯)加入临床标本的混合液中，制备一系列浓度的待测标本。干扰物的存在会对测定结果产生干扰。测定各标本中肌酐浓度，建立数学模型，通过统计学处理确定干扰物的浓度和干扰程度间的关系。

【实验方案设计】

(1)根据国家卫生健康委员会 2013 年发布的《干扰实验指南》(WS/T 416—2013)，明确干扰评价方案。

(2)针对临床常见的溶血、黄疸和脂血三种干扰因素制备不同干扰标本模型进行干扰分析。

(3)分别测定三种干扰因素在不同浓度时肌酐测定的结果。评价三种干扰因素对肌酐测定的影响。

【实验的重点和难点】

(1)如需自制干扰标本，应明确是否达到临床认可的溶血、脂血及黄疸标本标准。

(2)混合干扰标本模型制备时，确定混合成分中每一个成分的含量及达到这一成分含量的目的和意义。临床标本中常常伴随的是混合干扰成分的出现，如何区分干扰成分、如何对混合干扰进行

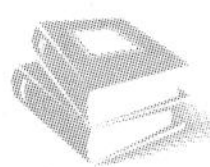

分析和排除是检验工作人员必须面对的问题。

(3)对照组标本选择的原则、目的和意义。任何实验都需要有对照组来说明该实验的可行性与科学性。本实验需要学生掌握对照组该如何选取,及选取的目的和原则。

【预期实验结果与评价】

预期通过实验加强学生对临床常见干扰标本的处置和评价办法,深刻理解干扰物对测定的影响特点,尤其是与被分析物浓度无关,而与干扰物本身浓度有关,产生恒定系统误差的特点。一般认为,当干扰物引起的偏差在总允许误差(TEa)1/4 范围内时,则不会影响测定结果的临床应用价值。

(董青生)

实验二　酶的分离纯化与酶动力学分析实验

体液中酶活性的测定是临床生物化学检验的重要组成部分,因此,了解和掌握有关酶活性测定的相关原理、方法、原则及其影响因素是十分必要的。一般分离、纯化蛋白质的技术都可用于酶蛋白的分离,但分离条件要温和,不损伤酶蛋白的高级结构,避免采用高温、过酸、过碱等实验条件,多采用盐析、透析、电泳、层析及离心等技术。酶促反应动力学是研究酶促反应速度及其影响因素的科学,这些影响因素包括温度、pH、酶浓度、底物浓度和抑制剂、激活剂等。通过改变反应条件,了解各影响因素对反应速度的影响,进行酶促反应动力学分析。

【实验目的】

(1)通过实验设计,培养科学严谨的实验态度,熟悉酶活性测定条件的选择和方法建立。

(2)分离纯化小麦胚芽中酸性磷酸酶(acid phosphatase,ACP),掌握酶分离纯化方法。

(3)测定各上清液中蛋白质含量和酶活性,计算比活性,分析和评价分离纯化的效率。

(4)绘制 ACP 酶促反应进程曲线、酶浓度-速度曲线、pH-酶活性曲线、计算 ACP 米氏常数,测定不同浓度磷酸盐对 ACP 活性抑制作用,掌握酶促反应动力学影响因素对反应速度的影响。

【实验方案设计】

(1)设计实验实施方案,明确实验步骤。

(2)分离纯化小麦胚芽中 ACP,通过析出、溶解达到纯化效果,提高酶的回收率。

(3)测定各上清液中蛋白质含量和 ACP 活性,分析酶回收率。

(4)设计不同反应条件进行动力学分析。

【实验重点和难点】

(1)蛋白质分离纯化是临床常用技术,通过沉淀、溶解提高 ACP 回收率,注意避免蛋白质丢失。

(2)绘制酶促反应进程曲线必须准确掌握反应时间,根据反应进程曲线确定酶促反应初速度的时间范围。

(3)绘制酶浓度-反应速度曲线时底物浓度要足够大,使酶达到饱和,此时反应速度 $v=k[E]$,在测定酶活性时确保酶浓度在酶促反应线性范围内。

(4)酶在适合的 pH 时活性最强,配制一系列不同 pH 的缓冲液,绘制 pH-酶活性曲线,确定 ACP 的最适 pH。

(5)抑制剂能通过改变酶的结构使酶活性降低,通过 $1/[S]$-$1/V$ 曲线判断竞争性抑制、非竞争性抑制或反竞争性抑制。

一、分析小麦胚芽中酸性磷酸酶

(一)分离纯化小麦胚芽中酸性磷酸酶

【实验原理】

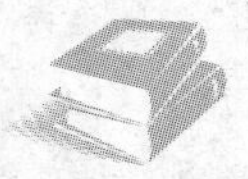

酸性磷酸酶(acid phosphatase,ACP)在自然界中广泛分布于植物种子、霉菌以及动物肝脏和前列腺中。植物种子中的 ACP 在发芽时含量最丰富,随胚芽的生长 ACP 含量会下降。本实验选用

NOTE

新鲜小麦胚芽作为原料来分离和纯化 ACP，具有取材方便、酶含量高等优点。

ACP 能溶解于缓冲液和水中；溶于浓度为 35%的硫酸铵溶液中，在浓度为 57%的硫酸铵溶液中可沉淀析出，经反复溶解、析出从而去除杂质蛋白。

【试剂】

(1)饱和$(NH_4)_2SO_4$溶液(pH 5.5,4 ℃)按$(NH_4)_2SO_4$ 76.7 g 加 100 mL 蒸馏水的比例配制。

(2)1 mol/L $MnCl_2$溶液。

(3)0.25 mol/L EDTA 钠盐溶液(pH 5.7)。

(4)甲醇：−30 ℃预冷。

(5)新鲜麦芽 100 g。

【操作步骤】

(1)小麦胚芽的准备：选取新鲜、饱满的小麦粒，冷水洗涤后，用冷水浸泡 2～4 天(天热时需每天换水)，使麦粒发胀。将发胀的麦粒放在沥水的塑料筐中，上面覆盖湿的双层纱布，置于通风处，每天浇水 2～3 次以保持麦粒有一定的湿度。一般情况下，发胀的麦粒在室温 20 ℃经 3～7 天就可以发出胚芽。在此过程中应注意通风透气，防止麦粒发霉。

(2)取新鲜小麦胚芽 100 g 加 200 mL 冷蒸馏水，在高速、间断条件下捣碎 3～5 min，得到麦芽匀浆，用 2～4 层纱布过滤，尽量将液体挤出，弃去纱布上固体物。

(3)滤液倒入离心管，以 4000 r/min 离心 10 min。

(4)弃去沉淀，取上清液记录体积，为上清液Ⅰ，留 10 mL 于 4 ℃冰箱保存，待作蛋白质和酶活性测定，剩余液体倒入烧杯中。

(5)向每 100 mL 上清液Ⅰ中加入 2 mL 的 1 mol/L $MnCl_2$溶液，并缓慢搅拌混匀。搅拌切勿过快，以免酶蛋白变性并产生大量泡沫。

(6)倒入离心管，以 4000 r/min 离心 10 min。

(7)去除沉淀。记录上清液体积，为上清液Ⅱ，留 10 mL 于 4 ℃冰箱保存，待作蛋白质和酶活性测定，剩余液体倒入烧杯中。

(8)按 100 mL 上清液Ⅱ中加入 54 mL 饱和$(NH_4)_2SO_4$溶液的比例，在所获得的上清液Ⅱ中缓慢加入饱和$(NH_4)_2SO_4$溶液，在 5～10 min 内加完，轻轻搅拌混匀，使$(NH_4)_2SO_4$浓度达到 35%。加完后继续搅拌 10 min。

(9)倒入离心管，以 4000 r/min 离心 10 min。

(10)弃去沉淀，取上清液记录体积，为上清液Ⅲ，留 10 mL 置于 4 ℃冰箱保存，待作蛋白质和酶活性测定，剩余液体倒入烧杯中。

(11)将上述液体在 62 ℃恒温水浴箱中水浴 2 min，迅速用冰水浴冷却至 6～8 ℃。

(12)倒入离心管，以 4000 r/min 离心 10 min，弃去沉淀，取上清液记录体积，为上清液Ⅳ。

(13)按 100 mL 上清液Ⅳ中加入 51 mL 饱和$(NH_4)_2SO_4$溶液的比例，在所获得的上清液Ⅳ中缓慢加入饱和$(NH_4)_2SO_4$溶液，轻轻搅拌混匀，使$(NH_4)_2SO_4$浓度达到 57%。

(14)倒入离心管，以 4000 r/min 离心 10 min，弃去上清液。

(15)沉淀用相当于 1/3 上清液Ⅳ体积的蒸馏水溶解、洗涤，以 4000 r/min 离心 10 min 后，弃去沉淀，成为上清液Ⅴ，留 10 mL 待作蛋白质和酶活性测定，剩余液体倒入烧杯中。

(16)剩余的上清液Ⅴ按每毫升加入 0.09 mL 0.25 mol/L EDTA 溶液和 0.1 mL 饱和$(NH_4)_2SO_4$溶液的比例加入此两种溶液，在缓慢搅拌的条件下，按每毫升上清液加 2.0 mL 的比例加入甲醇(−30 ℃预冷)，使蛋白质析出。以 4000 r/min 离心 10 min 后，弃去上清液。

(17)将沉淀用蒸馏水溶解、洗涤后以 4000 r/min 离心 10 min，弃去沉淀，得到上清液Ⅵ(图 17-1)。

【注意事项】

(1)制备小麦胚芽时不宜让麦苗长出，因麦粒和麦苗部分酸性磷酸酶活性较低，同时，要弃去发

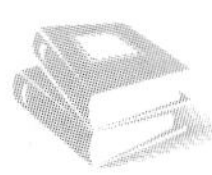

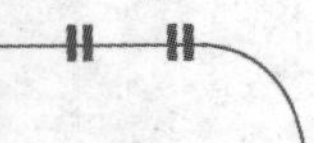

小麦胚芽100 g+200 mL蒸馏水

捣碎，纱布过滤

弃去纱布上固体物

滤液

4000 r/min，10 min

弃去沉淀

上清液Ⅰ

2 mL 1 mol/L $MnCl_2$和100 mL上清液Ⅰ

4000 r/min，10 min

弃去沉淀

上清液Ⅱ

54 mL饱和$(NH_4)_2SO_4$溶液和100 mL上清液Ⅱ

达35%浓度，4000 r/min，10 min

上清液Ⅲ

弃去沉淀

水浴至62 ℃ 2min，迅速冷却至

6～8 ℃，4000 r/min，10 min

弃去沉淀

上清液Ⅳ

51 mL饱和$(NH_4)_2SO_4$溶液和100 mL上清液Ⅳ

达57%浓度

弃去上清液

沉淀

用相当于上清液Ⅳ 1/3体积的蒸馏水溶解沉淀，

洗涤，4000 r/min，10 min

弃去沉淀

上清液Ⅴ

EDTA和−30 ℃预冷甲醇沉淀

4000 r/min，10 min

沉淀

弃去上清液

蒸馏水溶解、洗涤，4000 r/min，10 min

弃去沉淀

上清液Ⅳ

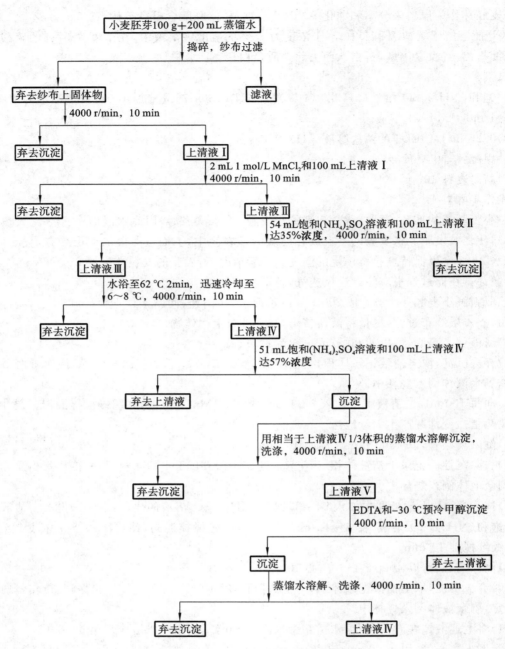

图 17-1　小麦胚芽 ACP 分离纯化流程图

霉变质的胚芽。

（2）1 mol/L $MnCl_2$溶液起稳定酶蛋白并除去杂蛋白的作用，同时 Mn^{2+} 激活 ACP 活性。

（3）ACP 溶于 35%浓度的$(NH_4)_2SO_4$溶液中，一些杂蛋白沉淀析出。当浓度上升至 57%时，ACP 便沉淀析出，某些杂蛋白仍溶于上清液中。

（4）ACP 在 70 ℃时稳定，加热至 62 ℃以去除一些不耐热的杂蛋白。

（5）甲醇的作用是降低溶液的介电常数，使酶蛋白脱水析出，从而除去杂蛋白。由于有机溶剂常引起蛋白质的变性，因此，此步的关键在于保持甲醇的低温。

【思考题】

（1）酶的分离纯化方法有哪些？分离纯化时应注意哪些问题？

（2）实验中加入 $MnCl_2$的作用是什么？

NOTE

(二)考马斯亮蓝 G-250(CBBG-250)法测定各上清液中蛋白质含量

【实验原理】

CBBG-250 是双色型蛋白质染料,其游离型呈红棕色,最大吸收峰在波长 465 nm 处。在酸性环境下可与蛋白质结合,结合型 CBBG-250 呈蓝色,最大吸收峰移至波长 595 nm 处。在一定条件下,波长 595 nm 处的吸光度增加与蛋白质含量成正比。

【试剂】

(1)CBBG-250 溶液:称取考马斯亮蓝 G-250 100 mg,溶于 50 mL 95%乙醇中,加入 85%磷酸 100 mL,用蒸馏水定容至 1 L。

(2)1 mg/mL 蛋白质标准溶液。

【操作步骤】

1. 绘制蛋白质校准曲线 除空白管外各管均作平行管,按表 17-1 操作。

表 17-1 校准曲线的制作

项 目	空 白 管	1×2	2×2	3×2	4×2	5×2
蛋白质标准液/mL	—	0.02	0.04	0.06	0.08	0.10
蒸馏水/mL	0.10	—	—	—	—	—
CBBG -250 溶液/mL	5.0	5.0	5.0	5.0	5.0	5.0
蛋白质浓度/(mg/mL)	0	0.02	0.04	0.06	0.08	0.10

混匀后,室温放置 2 min,在 1 h 内于 595 nm 波长下测定各管吸光度,以空白管调零。然后以各管吸光度的平均值为纵坐标,蛋白质浓度为横坐标绘制蛋白质校准曲线。

2. 各上清液中蛋白质含量的测定 除空白管外各管均作平行管,按表 17-2 操作。

表 17-2 各上清液中蛋白质含量的测定

加 入 物	空 白 管	上清液Ⅰ ×2	上清液Ⅱ ×2	上清液Ⅲ ×2	上清液Ⅳ ×2	上清液Ⅴ ×2
蒸馏水/mL	0.1	—	—	—	—	—
上清液Ⅰ/mL	—	0.1	—	—	—	—
上清液Ⅱ/mL	—	—	0.1	—	—	—
上清液Ⅲ/mL	—	—	—	0.1	—	—
上清液Ⅳ/mL	—	—	—	—	0.1	—
上清液Ⅴ/mL	—	—	—	—	—	0.1
CBBG -250 溶液/mL	5.0	5.0	5.0	5.0	5.0	5.0

混匀后,室温放置 2 min ,在波长 595 nm 处测定各管吸光度,以空白管调零。根据各管吸光度的平均值在校准曲线上查出各管对应的蛋白质浓度。

【注意事项】

(1)CBBG-250 能与蛋白质迅速结合,2 min 内达到平衡,1 h 内保持稳定。

(2)CBBG-250 法测定蛋白质含量,具有灵敏度高(通常为 2~20 μg)、干扰因素少的特点。但线性范围为 0~1.5 g/L,与不同蛋白质的结合能力有差异,并且色素易附着而污染比色杯。

(3)各上清液的蛋白质含量不同,若超过校准曲线的范围上限,需要将上清液稀释后再测定,结果乘以稀释倍数即可。

(4)本实验中所测得的蛋白质为总蛋白,包括 ACP 在内的上清液中所有的蛋白质。

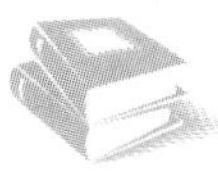

NOTE

【思考题】

(1)CBBG-250 法测定蛋白质含量的原理是什么?

(2)CBBG-250 法测定蛋白质含量的特点是什么?

(三)磷酸苯二钠比色法测定各上清液中 ACP 活性

【实验原理】

ACP 能水解磷酸单酯键,释放无机磷酸。ACP 的水解作用特异性不高,其天然底物有 ATP、ADP 和 G-6-P 等,人工合成的底物有对硝基磷酸酚、磷酸苯二钠等。

磷酸苯二钠在 ACP 的作用下水解生成酚和磷酸。在酸性溶液中酚能与 4-氨基安替比林反应,经高铁氰化钾氧化生成红色醌类化合物,在波长 510 nm 处测定其吸光度,其颜色深浅与酚的含量成正比,可推算出酶的活性。

【试剂】

(1)酚标准储备液(1 mol/L):称取结晶酚,用 0.1 mol/L 的 HCl 溶液溶解,并加至总体积后,标定(标定方法:取酚试剂 5.0 mL,加蒸馏水约 50 mL,以酚酞作指示剂,用 1.0 mol/L 的 NaOH 溶液滴定,求出酚试剂的酸度,最后用蒸馏水定容,使其最终酸度为 1.0 mol/L)。

(2)酚标准应用液(0.4 mmol/L):用标定后的酚标准储备液加蒸馏水稀释而成。

(3)0.1 mol/L 的碳酸盐缓冲液(pH 10):称取无水碳酸钠 6.36 g,碳酸氢钠 3.36 g,用蒸馏水溶解并稀释至 1 L。

(4)4-氨基安替比林(4-AAP)溶液:称取 4-氨基安替比林 6 g,用蒸馏水溶解并定容至 1 L,置于棕色瓶中冰箱保存。

(5)高铁氰化钾溶液:称取高铁氰化钾 48 g,硼酸 28 g,各自溶解于 400 mL 蒸馏水中,两液合并后再加蒸馏水至 1 L,置于棕色瓶中保存。

(6)5 mmol/L 磷酸苯二钠溶液:称取磷酸苯二钠 0.635 g,加入 500 mL 煮沸的蒸馏水中,冷却后加氯仿 2 mL 防腐,4 ℃冰箱保存。

(7)0.1 mol/L 柠檬酸溶液(pH 5.0):称取柠檬酸 21.014 g,加蒸馏水溶解并定容至 1 L。

(8)0.1 mol/L 柠檬酸三钠溶液(pH 5.0):称取柠檬酸三钠 29.410 g,加蒸馏水溶解并定容至 1 L。

(9)0.1 mol/L 柠檬酸-柠檬酸三钠缓冲液(pH 5.0):每 100 mL 缓冲液按 0.1 mol/L 柠檬酸溶液 41 mL 加 0.1 mol/L 柠檬酸三钠溶液 59 mL 配制而成。

【操作步骤】

1. 校准曲线的制作 除"1"管以外,其余各管均作平行管,按表 17-3 操作。

表 17-3 校准曲线的制作

项目	1	2×2	3×2	4×2	5×2	6×2
0.4 mmol/L 酚标准应用液/mL	0	0.20	0.40	0.60	0.80	1.0
蒸馏水/mL	1.0	0.80	0.60	0.40	0.20	0
碳酸盐缓冲液/mL	3.0	3.0	3.0	3.0	3.0	3.0
4-AAP 溶液/mL	0.50	0.50	0.50	0.50	0.50	0.50
高铁氰化钾溶液/mL	0.50	0.50	0.50	0.50	0.50	0.50
相当于酚含量/nmol	0	80	160	240	320	400

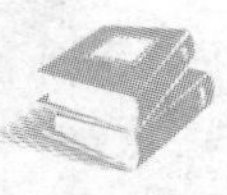

混匀后,室温放置 10 min,以"1"管调零,510 nm 波长处比色读取各管吸光度,以各管吸光度的平均值为纵坐标,相应的酚含量为横坐标绘制酚含量-吸光度曲线。

NOTE

2. 各上清液中 ACP 活性的测定 除空白管外，其余各管均作平行管，按表 17-4 操作。

表 17-4 各上清液中 ACP 活性的测定

加 入 物	空白管	上清液Ⅰ ×2	上清液Ⅱ ×2	上清液Ⅲ ×2	上清液Ⅳ ×2	上清液Ⅴ ×2
上清液/mL	—	0.10	0.10	0.10	0.10	0.10
蒸馏水/mL	0.10	—	—	—	—	—
柠檬酸缓冲液/mL	0.20	0.20	0.20	0.20	0.20	0.20
磷酸苯二钠溶液/mL	0.10	0.10	0.10	0.10	0.10	0.10
37 ℃水浴 15 min						
蒸馏水/mL	0.60	0.60	0.60	0.60	0.60	0.60
碳酸盐缓冲液/mL	3.0	3.0	3.0	3.0	3.0	3.0
4-AAP 溶液/mL	0.50	0.50	0.50	0.50	0.50	0.50
高铁氰化钾溶液/mL	0.50	0.50	0.50	0.50	0.50	0.50

混匀，室温放置 10 min，以空白管调零，510 nm 波长处比色读取各管吸光度。

【计算】

根据测得的各上清液吸光度的平均值，于校准曲线上查出相应的酚含量，乘以稀释倍数后，再换算为“nmol/(mL · min)”的活性单位。其中，酶促反应的时间为 15 min，酶促反应中所用的上清液体积为 0.1 mL。

ACP 活性单位的定义：每分钟每毫升酶液产生 1 nmol 酚为一个活性单位。

各上清液比活性分析：

$$比活性=\frac{酶活性}{蛋白含量}$$

$$纯化倍数=\frac{各上清液的比活性}{原酶液(上清液Ⅰ)的比活性}$$

$$酶回收率(\%)=\frac{各上清液总酶活性}{原酶液(上清液Ⅰ)总酶活性}\times 100\%$$

$$蛋白回收率(\%)=\frac{各上清液蛋白总含量}{原酶液(上清液Ⅰ)蛋白总含量}\times 100\%$$

计算各纯化步骤中蛋白回收率、酶的回收率，蛋白与酶的提取和丢失情况，从而获得整个分离提纯过程的总回收率。理想的分离纯化效果应随着分离纯化的进行，杂蛋白越来越少，酶的比活性越来越高，酶的纯化倍数越来越高。

比活性是指单位质量样品中所具有的酶活性的单位数，一般用毫克蛋白表示。比活性越高，每单位质量酶蛋白的催化能力越强，表示酶制剂越纯。

各上清液总酶活性等于各上清液酶活性(nmol/(mL · min))与相应上清液总体积(mL)的乘积。

原酶液(上清液Ⅰ)总酶活性是指上清液Ⅰ中酶活性(nmol/(mL · min))与上清液Ⅰ总体积(mL)的乘积。

各上清液蛋白总含量等于各上清液中蛋白的浓度(mg/mL)与相应上清液总体积(mL)的乘积。

原酶液(上清液Ⅰ)蛋白总含量是指上清液Ⅰ中蛋白的浓度(mg/mL)与上清液Ⅰ总体积(mL)的乘积。

将各项数据填入表 17-5 中，并予以分析。

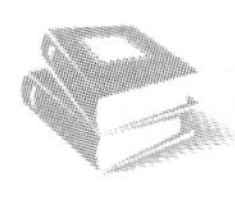
NOTE

表 17-5　酶的比活性分析

项目	总体积/mL	蛋白浓度/(mg/mL)	总蛋白/mg	总蛋白回收率/(%)	酶活性/(nmol/(mL·min))	总酶活性(nmol/min)	总酶回收率/(%)	比活性/(nmol/mg)	纯化倍数
上清液Ⅰ									
上清液Ⅱ									
上清液Ⅲ									
上清液Ⅳ									
上清液Ⅴ									

【注意事项】

(1)准确掌握酶促反应的时间。

(2)若上清液的酶活性高，超过校准曲线的范围上限，需要稀释后再测。

【思考题】

(1)什么是比活性？其测定意义是什么？

(2)如何计算酶回收率？

(3)什么是酶活性？酶活性单位有哪些表示方法？

二、酶的分离纯化与酶动力学分析实验

(一)酶促反应进程曲线

【原理】

在 ACP 最适反应条件下，以磷酸苯二钠为底物，在反应的最初阶段，底物处于过量，产物的生成量或底物的减少量随时间递增或递减，反应速度恒定。随着反应的进行，底物不断被消耗，不足以满足酶的要求，速度下降。采用间隔一定时间测定产物酚的生成量，以酶促反应时间为横坐标，产物生成量或底物减少量为纵坐标绘制时间进程曲线。以反应时间为横坐标，相应产物吸光度为纵坐标，绘制 ACP 的时间进程曲线，从曲线上找出代表酶活性的酶促反应初速度(酶反应线性期)的时间范围，由此可确定酶活性测定的开始时间、间隔时间和测定次数。

【操作步骤】

除“1”管外其余均作平行管，按表 17-6 操作(取上清液Ⅴ适当稀释作为酶液)。

表 17-6　ACP 时间进程曲线的制作

加　入　物	1	2×2	3×2	4×2	5×2	6×2	7×2
磷酸苯二钠溶液/mL	0.10	0.10	0.10	0.10	0.10	0.10	0.10
柠檬酸缓冲液/mL	0.20	0.20	0.20	0.20	0.20	0.20	0.20
酶液/mL	0.10	0.10	0.10	0.10	0.10	0.10	0.10
37 ℃保温时间/min	0	5	10	15	20	30	40
继续加入下列试剂							
蒸馏水/mL	0.60	0.60	0.60	0.60	0.60	0.60	0.60
碳酸盐缓冲液/mL	3.0	3.0	3.0	3.0	3.0	3.0	3.0
4-AAP 溶液/mL	0.50	0.50	0.50	0.50	0.50	0.50	0.50
高铁氰化钾溶液/mL	0.50	0.50	0.50	0.50	0.50	0.50	0.50

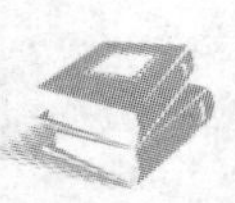

NOTE

混匀，室温放置 10 min，在 510 nm 波长处，以“1”管调零，测得各管吸光度。以反应时间(t)为

横坐标，各平行管吸光度的平均值(A)为纵坐标，绘制 t-A 曲线，从曲线上找出酶促反应初速度的时间范围。

【注意事项】

(1)根据 ACP 活性测定结果，将上清液Ⅴ稀释，最好吸光度在 0.7 左右。其他上清液经适当稀释后也可应用。

(2)准确掌握反应时间。

【思考题】

(1)绘制酶促反应进程曲线有什么作用?

(2)酶促反应进程曲线分几个部分？哪部分代表酶的真实活性?

(二)酶浓度-速度曲线

【原理】

在酶促反应中，如果底物浓度([S])足以使酶完全饱和，则反应速度(V)与酶浓度([E])成正比，即 $V=k[E]$。但在酶蛋白浓度较低，[S]一定时，底物相对饱和，随[E]的升高，V 不断加快，[E]-V 曲线呈直线。随着酶浓度的不断增大，底物逐渐相对减少，不足以满足酶的需求，表现为 V 下降。在酶活性的测定中根据[E]-A 曲线，确定酶的浓度在酶促反应呈直线的范围内。

【操作步骤】

除"1"管外其余各管均作平行管，按表 17-7 操作(取上清液Ⅴ适当稀释作为酶液)。

表 17-7 ACP 酶浓度-速度曲线的制作

加 入 物	1	2×2	3×2	4×2	5×2	6×2
磷酸苯二钠溶液/mL	0.40	0.40	0.40	0.40	0.40	0.40
柠檬酸缓冲液/mL	1.60	1.50	1.40	1.30	1.20	1.10
酶液/mL	0	0.10	0.20	0.30	0.40	0.50
37 ℃水浴 15 min						
上述反应液/mL	0.50	0.50	0.50	0.50	0.50	0.50
蒸馏水/mL	0.50	0.50	0.50	0.50	0.50	0.50
碳酸盐缓冲液/mL	3.0	3.0	3.0	3.0	3.0	3.0
4-AAP 溶液/mL	0.50	0.50	0.50	0.50	0.50	0.50
高铁氰化钾溶液/mL	0.50	0.50	0.50	0.50	0.50	0.50

混匀后，室温放置 10 min，在 510 nm 波长处，以"1"管调零，读取各管吸光度。以蛋白质含量(μg)为横坐标，各平行管吸光度平均值($\overline{A}$)为纵坐标绘制[E]-$\overline{A}$ 曲线，求出呈直线的 A 值范围。

【思考题】

(1)绘制酶浓度-速度曲线有什么作用?

(2)在测定酶活性时，对底物浓度有什么要求?

(三)pH-酶活性曲线

【实验原理】

酶活性受反应体系的 pH 影响，酶表现最大活力时的 pH 称为"酶的最适 pH"。在最适 pH 条件下，酶分子上活性基团的解离状态最适合于酶与底物的作用，表现为酶活性最大，而偏离最适 pH 会影响酶蛋白构象，甚至使酶变性失活。测定不同 pH 时 ACP 的活性，以 pH 为横坐标，吸光度(代替酶活性)为纵坐标作图，绘制 pH-酶活性曲线，从曲线上找出酶活性最大时的 pH，即该酶在此条件下的最适 pH。

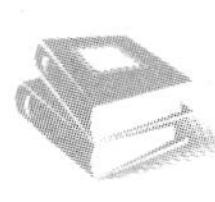
NOTE

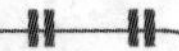

【操作步骤】

(1)配制不同 pH 的柠檬酸缓冲液,按表 17-8 操作。

表 17-8 不同 pH 柠檬酸缓冲液的配制

	1	2	3	4	5	6
0.1 mol/L 柠檬酸溶液/mL	18.6	13.1	8.2	5.5	3.8	1.4
0.1 mol/L 柠檬酸三钠/mL	1.4	6.9	11.8	14.5	16.2	18.6
各管混匀后 pH	3.0	4.0	5.0	5.6	6.0	6.6

(2)pH-ACP 活性曲线的制作:除“1”管外其余各管均作平行管,按表 17-9 操作(取上清液Ⅴ适当稀释作为酶液)。

表 17-9 pH-ACP 活性曲线的制作

	1	2×2	3×2	4×2	5×2	6×2	7×2
pH	—	3.0	4.0	5.0	5.6	6.0	6.6
相应柠檬酸缓冲液/mL	—	1.2	1.2	1.2	1.2	1.2	1.2
磷酸苯二钠溶液/mL	0.40	0.40	0.40	0.40	0.40	0.40	0.40
蒸馏水/mL	1.60	—	—	—	—	—	—
酶液/mL	—	0.40	0.40	0.40	0.40	0.40	0.40
37 ℃水浴 15 min							
上述反应液/mL	0.50	0.50	0.50	0.50	0.50	0.50	0.50
蒸馏水/mL	0.50	0.50	0.50	0.50	0.50	0.50	0.50
碳酸盐缓冲液/mL	3.0	3.0	3.0	3.0	3.0	3.0	3.0
4-AAP 溶液/mL	0.50	0.50	0.50	0.50	0.50	0.50	0.50
高铁氰化钾溶液/mL	0.50	0.50	0.50	0.50	0.50	0.50	0.50

混匀后,室温放置 10 min,在 510 nm 波长处,以“1”管调零,读取各管吸光度。以 pH 为横坐标,各平行管吸光度的平均值 $\overline{A}$ 为纵坐标,绘制 pH-酶活性曲线,从曲线上找出酶活性最大时的 pH,即该酶在此条件下的最适 pH。

【注意事项】

(1)不同 pH 的缓冲液配制好以后,需测定其 pH 以保证结果的可靠性。

(2)酶的最适 pH 不是酶的特征性常数,它受底物种类、缓冲液种类及浓度等多种因素的影响,因此它只在一定的条件下才有意义。

【思考题】

(1)绘制 pH-酶活性曲线有什么作用?

(2)什么是酶的最适 pH? 为什么 pH 改变能影响酶活性?

(3)最适 pH 是酶的特征性常数吗? 它与哪些因素有关?

(四)酸性磷酸酶米氏常数的测定

【实验原理】

在酶浓度、pH、温度等反应条件固定的情况下:底物浓度较低时,反应速度随底物浓度增加而升高,近似成正比,符合一级反应;当底物浓度较高时,随底物浓度增加反应速度升高不显著;当底物浓度足够大时,反应速度不再随底物浓度增加而升高,达到最大反应速度,符合零级反应。米氏方程表示底物浓度和反应速度之间的关系。

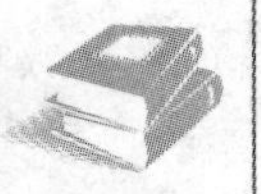

NOTE

测定不同磷酸苯二钠浓度时的 ACP 活性,再用米氏方程的双倒数形式来测定:

$$\frac{1}{V}=\frac{1}{V_{max}}\cdot\frac{K_m}{[S]}+\frac{1}{V_{max}}$$

以 $1/V$ 为纵坐标，$1/[S]$ 为横坐标作图。在 $1/[S]$ 与 $1/V$ 图中查出直线在横轴上的截距 $-1/K_m$，在纵轴上的截距 $1/V_{max}$，计算求得 ACP 作用于磷酸苯二钠的 K_m 与 V_{max} 值。

【操作步骤】

除"1"管外其余各管均作平行管，按表 17-10 操作(取上清液Ⅴ适当稀释作为酶液)。

表 17-10　ACP 米氏常数的测定

加　入　物	1	2×2	3×2	4×2	5×2	6×2
磷酸苯二钠溶液/mL	0	0.10	0.20	0.30	0.40	0.50
柠檬酸缓冲液/mL	1.60	1.50	1.40	1.30	1.20	1.10
酶液/mL	0.40	0.40	0.40	0.40	0.40	0.40
37 ℃水浴 15 min						
上述反应液/mL	0.50	0.50	0.50	0.50	0.50	0.50
蒸馏水/mL	0.50	0.50	0.50	0.50	0.50	0.50
碳酸盐缓冲液/mL	3.0	3.0	3.0	3.0	3.0	3.0
4-AAP 溶液/mL	0.50	0.50	0.50	0.50	0.50	0.50
高铁氰化钾溶液/mL	0.50	0.50	0.50	0.50	0.50	0.50

混匀后，室温放置 10 min，在 510 nm 波长处，以"1"管调零，读取各管吸光度。用各平行管吸光度的平均值在酚校准曲线上查出对应的酚生成量，再换算为 ACP 的活性单位 nmol/(mL・min)用以代表反应速度，绘制 $1/[S]$-$1/V$ 曲线，求得 K_m 与 V_{max} 值。

【思考题】

(1)什么是米氏常数？米氏常数与哪些因素有关？

(2)如何根据 $1/[S]$-$1/V$ 曲线计算 K_m 与 V_{max} 值？K_m 与 V_{max} 值有什么意义？

(五)磷酸盐对酸性磷酸酶活性的抑制作用

【原理】

抑制剂能与酶的某些基团结合，降低酶的活性甚至使酶失活，按作用分为可逆性抑制与不可逆性抑制两类。磷酸盐对 ACP 的抑制属于可逆性抑制，通过测定不同底物浓度时 ACP 的活性，了解磷酸盐(KH_2PO_4)对 ACP 的抑制作用，绘制 $1/[S]$-$1/V$ 曲线判断它是属于竞争性、非竞争性还是反竞争性抑制剂。

【操作步骤】

除"0"管外其余各管均作平行管，按表 17-11 操作(取上清液Ⅴ适当稀释作为酶液)。

表 17-11　磷酸盐对酸性磷酸酶活性的抑制作用

加　入　物	0	1×2	2×2	3×2	4×2	5×2	6×2	7×2	8×2	9×2	10×2
磷酸苯二钠/mL	0.50	0.10	0.20	0.30	0.40	0.50	0.10	0.20	0.30	0.40	0.50
柠檬酸缓冲液/mL	1.10	1.50	1.40	1.30	1.20	1.10	1.30	1.20	1.10	1.00	0.90
5 mmol/L KH_2PO_4 溶液/mL	—	—	—	—	—	—	0.20	0.20	0.20	0.20	0.20
酶液/mL	—	0.40	0.40	0.40	0.40	0.40	0.40	0.40	0.40	0.40	0.40
抑制剂(终浓度)/(mmol/L)	—	—	—	—	—	—	0.50	0.50	0.50	0.50	0.50
37 ℃水浴 15 min，"0"管加入酶液 0.40 mL											

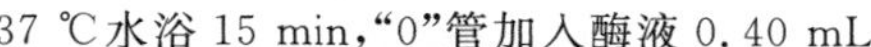

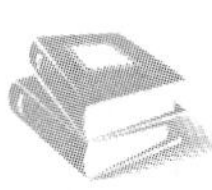

NOTE

续表

加　入　物	0	1×2	2×2	3×2	4×2	5×2	6×2	7×2	8×2	9×2	10×2
上述反应液/mL	0.50	0.50	0.50	0.50	0.50	0.50	0.50	0.50	0.50	0.50	0.50
蒸馏水/mL	0.50	0.50	0.50	0.50	0.50	0.50	0.50	0.50	0.50	0.50	0.50
碳酸盐缓冲液/mL	3.0	3.0	3.0	3.0	3.0	3.0	3.0	3.0	3.0	3.0	3.0
4-AAP/mL	0.50	0.50	0.50	0.50	0.50	0.50	0.50	0.50	0.50	0.50	0.50
高铁氰化钾/mL	0.50	0.50	0.50	0.50	0.50	0.50	0.50	0.50	0.50	0.50	0.50

混匀后，室温放置 10 min，在 510 nm 波长处，以"0"管调零，读取各管吸光度。用各平行管吸光度的平均值在酚校准曲线上查出对应的酚生成量，再换算为 nmol/(mL · min)的活性单位用以代表反应速度，分别绘制无抑制剂时（"1"～"5"管）和有抑制剂时（"6"～"10"管）的[S]-V 曲线和 1/[S]-1/V曲线，根据曲线图形特征判断 KH_2PO_4属于哪类抑制剂。

【思考题】

(1)什么是酶活性的抑制剂？抑制剂对酶活性的抑制有哪些类型？

(2)如何通过抑制曲线来判断抑制类型？磷酸盐对 ACP 活性的抑制是哪种抑制作用？

（武文娟）

实验三　胆固醇基质效应的制备与分析

【实验目的】

掌握：基质效应的概念及对测定结果的影响。

熟悉：基质效应的评价方法。

了解：基质效应的应对方法。

【背景】

基质尚无统一的解释，曾称为"一种分析物的环境"，即样本中除分析物以外的一切组成。就血清胆固醇测定而言，基质就是指胆固醇以外血清中的一切成分及其物理、化学性质。基质效应按 NCCLS 文件的定义，含义有二：①样本中除分析物以外的其他成分对分析物测量值的影响；②基质对分析方法准确测定分析物的能力的干扰。广义说来，基质效应也应包括已知的干扰物（如胆固醇测定中胆红素、血红蛋白、抗坏血酸等都是干扰物），但目前只将基质效应限于生物材料中未知或未定性的物质或因素（如黏度、pH 等）的影响。

基质效应自 1974 年首次报道以来，其对测定的干扰作用越来越受到临床实验室的重视。目前我国往往通过室间质量评价（external quality assessment，EQA）和能力验证（proficiency testing，PT）来评估、监控临床检验科、参考实验室和内科实验室检测结果的准确度。然而这些质控活动中使用到的参考物、质控物、校准物以及室间质量评价材料等的基质效应所致分析结果的偏差（基质偏差）是影响检测结果准确度的一个重要原因。美国临床和实验室标准化协会（Clinical and Laboratory Standards Institute，CLSI）通过 EP14 解释基质效应，并提出相应的评价办法。这是迄今为止实验室正确评价机制效应的规范性文件。

基质效应是用来说明参考物、校准物或质控物等与临床样本对检测方法反应特性之间的差异。引起基质效应的因素相当复杂，涉及实验的多个环节如仪器设计、试剂组成、方法原理、质控物、定标物和 PT 材料的成分和处理技术等。它们的影响或正或负，相互作用成为影响基质偏差大小的重要因素。

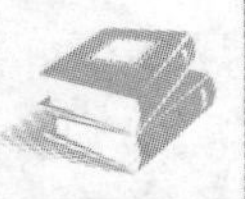

NOTE

大量资料显示大多数外部质控物都存在基质效应。所以，以室间质量评价（EQA）结果作为实验室评估的指标往往是不可行的。制备物（包括质控物和定标物）有时不具有实验室常规分析的新鲜样本的性质。因此，在新鲜样本检测中一般看不到的偏差却经常在EAQ、质控和定标材料中出现。所以以能力验证结果来评价实验室检测准确度往往会得出不正确的结论，甚至会出现不当的行政处理。

基质效应普遍存在于酶法分析和免疫化学分析中。近年来，基质效应受到更为广泛的关注，研究得最早的还是血脂与脂蛋白测定中的基质效应问题，这也推动了血脂分析标准化发展。以胆固醇的测定为例，全酶法测定胆固醇始于1974年，在此以前用化学法测胆固醇，除一些已知的干扰因素外，尚未提及基质效应问题。1979年才由Cooper指出胆固醇酶法中，标准液与患者血清的反应性不同，可使胆固醇测量值偏低5%～7%。20世纪80年代以来对基质效应的研究范围不断扩大，不仅对胆固醇测定中的基质效应做了深入探讨，还有不少研究对甘油三酯、脂蛋白胆固醇及载脂蛋白测定中的基质效应进行分析。但是如何制备无基质效应而又能长期保存的校准物仍是一个棘手的问题。胆固醇测定这个例子说明，一种新方法在临床应用前，除精密度、重复性和干扰实验外，还应进行基质效应的评价。

【实验方案设计】

(1)首先明确基质效应评价的前提，即通常认为新鲜(或冰冻)血清无基质效应，决定性方法或参考方法，无基质效应。

(2)选定制备物胆固醇。

(3)按照一定程序选择比较方法与被评价方法进行制备物胆固醇基质效应检测。

(4)通过检测发现存在基质效应，则需进一步评估基质偏差的大小。

基质效应评价过程见图17-2。

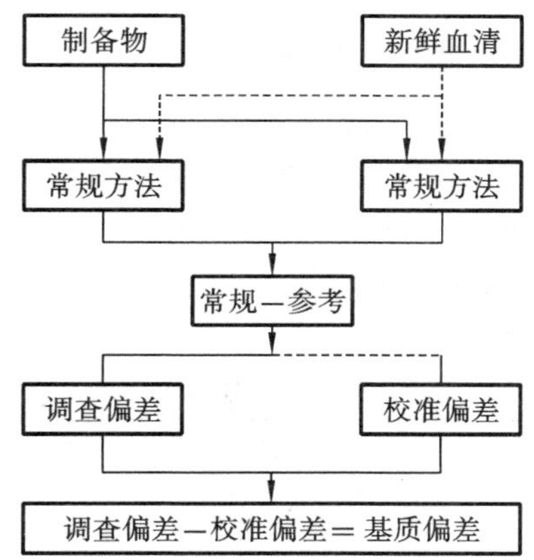

图17-2 基质效应的评价过程

【实验的重点与难点】

实验研究中，比较方法的选择应满足EP14文件的要求；选择的新鲜患者血清，浓度或活性要比较均匀地覆盖制备物的浓度范围；所以选择患者样本要具有代表性，避免使用那些含有已知干扰物而不适于分析的样本；以比较方法分析新鲜患者样本，期间随机插入制备物；与被评价方法在同一时间段分析这些新鲜样本和制备物，实验重复三次，最好每次都分别定标。

【预期结果与评价】

与比较方法相比，被评价方法检测制备物胆固醇时具有明显的基质效应。通过基质偏差的测定，对检测结果进行校准，或采取相应的应对措施以减少基质效应，如改进室间质量评价样品，使其作用更像新鲜患者血清；改进仪器设计及试剂组成；选择方法及方法学参数，使其适应性更强，且容易掌握，同时对制备物(校准物、室间质量评价样品与质控物)基质的确切性质不敏感。

(石玉荣)

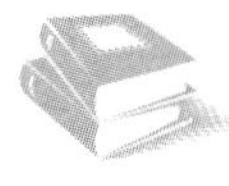

NOTE

实验四　1型糖尿病的综合性实验

【实验目的】

掌握:糖尿病的定义、诊断、分型和糖代谢紊乱有关的生物化学检验指标与技术,并能综合运用相关知识进行糖尿病的诊断与鉴别诊断。

了解:代谢综合征、血糖调节、糖尿病的诊疗指南。

【背景】

糖尿病(diabetes mellitus)是一种因血糖未得到充分利用,而使机体呈现高血糖状态的碳水化合物代谢失调疾病。有些患者可能会面临危及生命的高血糖危象,比如酮症酸中毒或昏迷。随着病程的进展,患者患上特异性并发症的风险也在不断上升,比如糖尿病视网膜病变导致失明,糖尿病肾病导致肾功能衰竭和神经损伤,这些统称为微血管并发症;同时还有被称为大血管并发症的动脉粥样硬化,这一并发症会导致卒中、坏疽及冠状动脉疾病。

糖代谢异常的诊断切点主要依据血糖值与糖尿病并发症和糖尿病发生风险的关系来确定。目前常用的诊断标准和分类有WHO(2011年)标准和美国糖尿病学会(ADA)2010年标准。根据胰岛B细胞的破坏以及胰岛素抵抗将糖尿病分为1型糖尿病、2型糖尿病、其他特殊类型糖尿病和妊娠期糖尿病。1型糖尿病多发生在儿童和青少年,也可发生于各种年龄,起病比较急剧,主要原因是体内胰岛素绝对不足,容易发生酮症酸中毒,血液检查常可见多种自身抗体。

不同类型的糖尿病患者,其发病机理和治疗方案均不一样,因此,正确鉴别糖尿病的种类非常重要。本实验拟通过对临床案例的分析、评估,以PBL(problem-based learning)的教学模式,培养学生利用获得的检验数据来综合分析临床病例的能力。

【案例资料】

35岁男性患者,患流感一周。因低血压、黏膜干燥、皮肤水肿及呼吸急促就诊。患者呼气有水果味。体格检查:T 36.7 ℃,BP 98/64 mmHg,P 136次/分,R 46次/分。双肺呼吸音清,无喘鸣音及啰音。腹部触诊柔软,无肌紧张及反跳痛。

初步实验室检查数据血生化结果如表17-12所示。

表17-12　血生化检测结果

检验指标	测量值	参考区间
ALB	6.0 g/dL	3.5～5.5 g/dL
CA	9.0 mg/dL	8.4～10.2 mg/dL
P	5 mg/dL	3.0～4.5 mg/dL
BUN	60 mg/dL	7～18 mg/dL
CREA	2 mg/dL	0.6～1.2 mg/dL
GLU	800 mg/dL	70～110 mg/dL
Na	132 mEq/L	135～147 mEq/L
K^+	6.0 mEq/L	3.5～5.0 mEq/L
Cl^-	92 mEq/L	95～105 mEq/L
HCO_3^-	17 mEq/L	22～28 mEq/L
血酮体	8.4 mmol/L	0～3.44 mmol/L

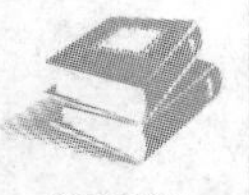

NOTE

尿液分析:尿糖:＋＋＋＋。

酮体:＋＋＋＋。

尿蛋白:＋。

【分组讨论】

问题1:根据资料中患者的临床表现判断,患者的症状可能会与哪些疾病有关?

问题2:通过体格检查和实验室检查,与该患者最符合的诊断是什么?诊断依据是什么?

问题3:患者的血容量状态如何?其临床意义是什么?

问题4:患者存在何种酸碱代谢紊乱?阐述其产生的机制。糖尿病酮症酸中毒患者水、电解质还可能会有哪些变化?

问题5:糖尿病酮症酸中毒的典型临床表现有哪些?怎样纠正酮症酸中毒水、电解质、酸碱平衡紊乱?

问题6:该患者是否有糖尿病肾病?为明确或排除诊断,应该做什么检查?

【实验步骤】

(1)授课教师先作病例介绍,展示基本病情资料和检查数据并作必要的说明。

(2)学生分组方法:方案1,由学生自由搭配,每组人数可灵活配置;方案2,由教师提前分组,每组人数固定,每组指定一名小组长负责总结汇报。

(3)把案例分析中提出的问题分配给各组,各小组由小组长主持展开讨论,并得出最终结论,由小组长代表进行总结汇报。

(4)小组讨论完成后,各小组分别上台进行总结汇报。在授课教师引导下对各组汇报内容进行讨论、评价和修正。

(5)授课教师进行最后综合总结整理,并针对该节内容涉及的相关知识和新进展做专题讲授以开阔学生的视野。

【问题参考答案】

问题1:根据资料中患者的临床表现判断,患者的症状可能会与哪些疾病有关?

患者主要表现为脱水和呼吸急促。可能的诊断如下。

(1)糖尿病。

(2)糖尿病酮症酸中毒。

(3)流感引发支气管肺炎或呼吸衰竭。

(4)肾功能衰竭。

(5)流感诱发细菌感染引起菌血症或败血症,导致周围循环障碍。

问题2:通过体格检查和实验室检查,与该患者最符合的诊断是什么?诊断依据是什么?

患者诊断如下。

(1)糖尿病。诊断依据:空腹血糖=800 mg/dL;尿糖++++。

(2)酮症酸中毒。诊断依据:①有糖尿病酮症酸中毒的典型临床表现:低血压、黏膜干燥、皮肤水肿、呼吸急促及呼气有水果味。②实验室检查结果显示:血酮体=8.4 mmol/L;空腹血糖=800 mg/dL;尿糖++++;尿酮体++++。

问题3:患者的血容量状态如何?其临床意义是什么?

患者为血容量衰竭,主要依据如下。

(1)临床表现:糖尿病尿糖渗透性利尿导致低血压,皮肤肿胀和黏膜干燥表明组织间隙的水钠流失。

(2)实验室检查:因血液浓缩,血清白蛋白水平升高,血清BUN与肌酐比不成比例地升高达到30/1(正常10/1)。

问题4:患者存在何种酸碱代谢紊乱?阐述其产生的机制。糖尿病酮症酸中毒患者水、电解质还有可能会有哪些变化?

(1)严重失水。发生机制:升高的血糖导致渗透性利尿,同时大量酮体从肾、肺排出带走大量水分;蛋白质和脂肪分解加速,大量酸性代谢产物排出,加重水分丢失。

(2)高血钾。发生机制:由于代谢性酸中毒,血 H^+ 升高,细胞为缓冲过剩的 H^+ 进行细胞内外

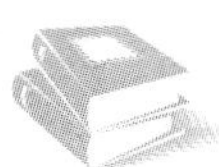

H^+-K^+交换，H^+入胞K^+出胞维持细胞内外电解质平衡，导致患者高血钾，但这种高血钾并不是患者体内钾含量的真实反映。一旦患者应用胰岛素进行治疗，血钾水平便会迅速下降，有可能成为低血钾，因为K^+会和葡萄糖一同进入肌肉及脂肪组织。如果患者出现肾功能衰竭少尿或无尿，排钾减少，则加重血钾升高。

(3)糖尿病酮症酸中毒患者除了出现失水和高血钾之外，还可以出现低血钾。高血糖导致渗透性利尿，钾大量丢失；酸中毒使钾离子从细胞内释放至细胞外，经肾小管与氢离子竞争排出使失钾更加明显。血钾具体出现什么样的变化，要看这两方面的综合效应。

问题5：糖尿病酮症酸中毒的典型临床表现有哪些？怎样纠正酮症酸中毒水、电解质、酸碱平衡紊乱？

(1)糖尿病酮症酸中毒的典型临床表现：起初出现多尿、烦渴多饮和乏力；随后出现食欲减退、恶心、呕吐，常伴头痛、嗜睡、烦躁、呼吸深快，呼气中有烂苹果味(丙酮)；病情进一步发展，出现严重失水、尿量减少、皮肤弹性差、眼球下陷、脉细速及血压下降；晚期时，各种反射迟钝甚至消失，嗜睡以至昏迷。

(2)纠正酮症酸中毒，水、电解质、酸碱平衡紊乱：①轻症患者经补液和注射胰岛素后，酸中毒可以得到纠正，不必补碱。②严重酸中毒可以使外周血管扩张和降低心肌收缩力，导致低体温和低血压，并降低胰岛素敏感性；所以血 pH 低至 7.0～7.1 时，应补充碳酸氢钠，但不能过多、过快。③患者常有不同程度的缺钾，但治疗前的血钾水平常不能反映体内缺钾的真实情况。经输液和胰岛素治疗后 4～6 h，血钾常明显降低。每小时尿量 40 mL 以上的患者，可在输液和胰岛素治疗的同时开始补钾；每小时尿量少于 30 mL 的患者暂缓补钾，待尿量增加后再补。治疗前已经出现低血钾的，开始治疗时就应补钾。补钾过程中，要定时监测血钾水平，结合尿量，调整补钾量和速度。

问题6：该患者是否有糖尿病肾病？为明确或者排除诊断，应该做什么检查？

(1)该患者有蛋白尿，提示可能有糖尿病肾小球硬化症。为明确或是排除诊断，应做尿白蛋白排泄率(UAE)和尿蛋白定量。当 UAE 持续大于 200 μg/min 或尿蛋白定量大于 0.5 g/24 h，即诊断为糖尿病肾病。

(2)糖尿病肾病晚期，内生肌酐清除率下降和血尿素氮、肌酐增高。

【思考题】

(1)简述糖尿病的诊断标准和分型。

(2)对糖尿病进行分型困难的原因有哪些？

(3)试从发病特点、临床症状、检测指标、治疗方法等方面比较 1 型糖尿病和 2 型糖尿病的异同点。

(冯品宁)

实验五　急性病毒性肝炎的综合性实验

【实验目的】

掌握：急性病毒性肝炎的判断方法，选择适合的实验指标，组建合理项目组合。

熟悉：急性病毒性肝炎的病因和临床表现。

了解：急性病毒性肝炎生化指标的研究进展。

【背景】

肝脏是人体内最大的实质性器官，是进行物质代谢和生物转化的主要场所，其功能有 1500 多种，有人体“化学加工厂”之称。不仅是机体的糖类、脂类、蛋白质三大能量物质代谢的重量器官，而且还具有分泌、排泄、生物转化以及调节和维持内环境稳定等功能。当肝脏受到炎症刺激、病原微生物感染、胆道结石、肿瘤或毒物损伤等体内外各种致病因素侵犯时，其结构与功能将受到不同程

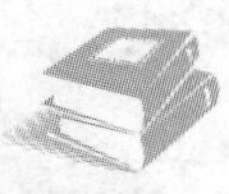
NOTE

度的损害，引起相应的病理生理改变和功能障碍，可表现为蛋白质合成减少、氨基酸比例失调、尿素合成降低、血糖平衡紊乱、脂质代谢异常，胆红素、胆汁酸代谢异常。当胆红素生成过多，或肝处理胆红素能力下降，或胆红素的排泄存在障碍时，可导致血胆红素浓度增高，出现高胆红素血症。胆红素是金黄色的色素，在组织细胞内沉积而造成的黄染现象称为黄疸。

一、疾病相关

病毒性肝炎是由多种肝炎病毒引起的，以肝脏损害为主的一组全身性传染病。目前已证实甲、乙、丙、丁、戊五型肝炎病毒是病毒性肝炎的主要致病因子。因此病毒性肝炎按病原学明确分类的有甲型、乙型、丙型、丁型、戊型五型肝炎病毒。各型病毒性肝炎临床表现相似，以乏力、食欲减退、厌油、肝功能异常为主，部分病例出现黄疸。甲型和戊型主要表现为急性感染，经粪-口途径传播；乙型、丙型、丁型多呈慢性感染，少数病例可发展为肝硬化或肝细胞癌，主要经血液、体液等胃肠外途径传播。

不同类型病毒引起的肝炎潜伏期不同，甲型肝炎 2～6 周，平均 4 周；乙型肝炎 1～6 个月，平均 3 个月；丙型肝炎 2 周至 6 个月，平均 40 天；丁型肝炎 4～20 周；戊型肝炎 2～9 周，平均 6 周。

病毒性肝炎分为急性肝炎、慢性肝炎、重型肝炎、淤胆型肝炎、肝炎肝硬化。其中急性肝炎包括急性黄疸型肝炎和急性无黄疸型肝炎。各型病毒均可引起，甲型、戊型不转为慢性，成人急性乙型肝炎约 10%转为慢性，丙型肝炎超过 50%转为慢性，丁型肝炎约 70%转为慢性。

急性黄疸型肝炎：急性黄疸型肝炎临床表现的阶段性较为明显，可分为三期。黄疸前期：甲型、戊型肝炎起病较急，约 80%患者有发热伴畏寒。乙型、丙型、丁型肝炎起病相对较缓，仅少数患者有发热。此期主要症状有全身乏力、厌食、厌油、恶心、呕吐、腹胀、肝区痛、尿色加深等，肝功能改变主要为 ALT、AST 升高，本期持续 5～7 天。黄疸期：尿黄加深，巩膜和皮肤出现黄疸，1～3 周内黄疸达高峰。部分患者可有一过性粪色变浅、皮肤瘙痒、心动徐缓等梗阻性黄疸表现。肝大，质软，边缘锐利，有压痛及叩痛。部分病例有轻度脾大。肝功能检查 ALT 和胆红素升高，尿胆红素阳性，本期持续 2～6 周。恢复期：症状逐渐消失，黄疸消退，肝、脾回缩，肝功能逐渐恢复正常，本期持续 1～2 个月。总病程 2～4 个月。

急性无黄疸型肝炎：除无黄疸外，其他临床表现与黄疸型相似。无黄疸型发病率远高于黄疸型。无黄疸型通常起病较缓慢，症状较轻，主要表现为全身乏力、厌食、腹胀、肝区痛、肝大、有轻压痛及叩痛等。恢复较快，病程多在 3 个月内。有些病例无明显症状，易被忽视。

二、临床生化指标

（一）血清酶测定

1. 谷丙转氨酶（ALT） ALT 在肝细胞损伤时释放入血，是目前临床上反映肝细胞功能最常用的指标。ALT 对肝病诊断的特异性比 AST 高。急性肝炎时 ALT 明显升高，AST/ALT 的值常小于 1，黄疸出现后 ALT 开始下降。慢性肝炎和肝硬化时 ALT 轻度或（至）中度升高或反复异常，AST/ALT 的值常大于 1。重型肝炎患者可出现 ALT 快速下降，胆红素不断升高的“酶胆分离”现象，提示肝细胞大量坏死。

ALT 测定方法主要有连续检测法、赖氏法。

2. 谷草转氨酶（AST） 此酶在心肌中含量最高，依次为心、肝、骨骼肌、肾、胰。肝脏 AST 70%存在于肝细胞线粒体中，仅 30%在胞质。肝病时血清 AST 升高，提示线粒体损伤，病情易持久且较严重，通常与肝病严重程度呈正相关。急性肝炎时如果 AST 持续在高水平，有转为慢性肝炎的可能。

AST 测定方法主要有连续检测法、赖氏法。

3. 乳酸脱氢酶（LDH） 肝病时可显著升高，但肌病时亦可升高，须配合临床加以鉴别。LDH 升高在重症肝炎时亦提示肝细胞缺血、缺氧。

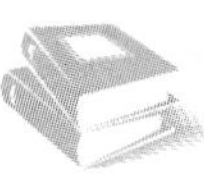
NOTE

LDH 测定方法主要有连续检测法。

4. γ-氨酰转肽酶(γ-GGT) 肝炎和肝癌患者可显著升高，在胆管炎症、阻塞的情况下更明显。

γ-GGT 的测定方法主要有连续监测法。

5. 胆碱酯酶 由肝细胞合成，其活性降低提示肝细胞已有较明显损伤，其值越低，提示病情越重。

胆碱酯酶的测定方法主要有连续监测法。

6. 碱性磷酸酶(ALP 或 AKP) 正常人血清中 ALP 主要来源于肝和骨组织，ALP 测定主要用于肝病和骨病的临床诊断。当肝内或肝外胆汁排泄受阻时，肝组织表达的 ALP 不能排出体外而回流入血，导致血清 ALP 活性升高。儿童生长发育期可明显增加。

ALP 的测定方法主要有连续监测法、磷酸苯二钠比色法。

(二)血清蛋白质

血清蛋白质主要由白蛋白(A)及 α_1、α_2、β、γ 球蛋白(G)组成。前 4 种主要由肝细胞合成，γ 球蛋白主要由浆细胞合成。白蛋白半衰期较长，约 21 天。急性肝炎时，血清蛋白质的量可在正常范围内。慢性肝炎中度以上、肝硬化、重型肝炎时白蛋白下降，γ 球蛋白升高，白蛋白/球蛋白(A/G)的值下降甚至倒置。

近年来，前白蛋白测定备受重视。前白蛋白在肝脏合成，能更敏感地反映肝脏蛋白质的合成功能。由于前白蛋白的半衰期比白蛋白短，故当肝脏合成白蛋白障碍时，前白蛋白下降出现更早，是反映早期肝脏合成功能受损的良好指标。

血清蛋白质测定的临床常用的方法主要是双缩脲法。白蛋白测定主要是溴甲酚绿法。血清前白蛋白的测定方法主要是免疫透射比浊法。

(三)胆红素

急性或慢性黄疸型肝炎时血清胆红素升高，活动性肝硬化时亦可升高且消退缓慢，重型肝炎常超过 171 μmol/L。胆红素含量是反映肝细胞损伤严重程度的重要指标。结合胆红素在总胆红素中的比例可反映淤胆的程度。

胆红素的测定方法主要有钒酸盐氧化法、重氮试剂改良 J-G 法和胆红素氧化酶法。

(四)胆汁酸

血清中胆汁酸含量很低，当出现活动性肝炎时胆汁酸升高。由于肝脏对胆红素和胆汁酸的运转系统不同，检测胆汁酸有助于鉴别胆汁淤积和高胆红素血症。

胆汁酸的测定方法主要有酶比色法、酶循环法。

【实验方案设计】

(1)选择受试对象和实验对照。

(2)确定标本的采集方式、时间及注意事项。

(3)根据实验条件，选择检测指标和检测方法。

(4)对检测结果进行全面深入的比较与分析。

【实验的重点与难点】

急性病毒性肝炎实验室检测项目和实验方法的选择是该实验的重点。实验对象的筛选以及血清标本的采集和保存是该实验的难点。

【预期实验结果与评价】

通过根据临床资料拟定的实验方案，培养学生将临床医学和检验医学结合的能力，提高综合分析能力。培养学生运用所学知识和技能结合具体病例分析、设计实验、完成实验的能力，提高学生的自主学习能力、沟通能力、协作能力。通过该实验尝试探索诊断急性病毒性肝炎的理想临床生物化学项目组合。

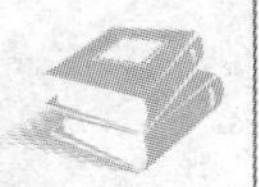

NOTE

(武文娟)

实验六　急性肾小球肾炎的综合性实验

【实验目的】

掌握：急性肾小球肾炎实验室诊断标准，通过选择适合的实验指标，组建合理检验项目，为临床诊断提供循证实验证据。

熟悉：肾小球肾炎的病因和临床表现。

了解：肾小球肾炎的治疗方法。

【背景】

1. 疾病相关　肾小球肾炎是常见的肾脏疾病，是发生于双侧肾脏肾小球的变态反应性疾病，分为急性和慢性两种。

急性肾小球肾炎(acute glomerulonephritis)简称急性肾炎(AGN)，是以急性肾炎综合征为主要临床表现的一组疾病。其特点为急性起病，患者出现血尿、蛋白尿、水肿和高血压，并可伴有一过性氮质血症，多见于β溶血性链球菌"致肾炎菌株"感染的上呼吸道感染(多为扁桃体炎)、猩红热、皮肤感染(多为脓疱疮)等链球菌感染后。而其他细菌、病毒及寄生虫感染亦可引起。

患者起病早期血清C2及总补体下降，8周内渐恢复正常，对诊断本病意义很大。患者血清抗链球菌溶血素"O"滴度可升高，提示近期内曾有过链球菌感染。另外，部分患者起病早期循环免疫复合物及血清冷球蛋白可呈阳性。

2. 临床生化指标

(1)血尿素氮(BUN)增高：急慢性肾炎、重症肾盂肾炎、各种原因所致的急慢性肾功能障碍，心力衰竭、休克、烧伤、失水、大量内出血、肾上腺皮质功能减退症、前列腺肥大、慢性尿路梗阻等。

BUN的测定方法主要有二乙酰一肟显色法、脲酶-钠氏显色法、酶偶联速率法等。

(2)血肌酐(Scr)增高：肾功能不全、尿毒症、心力衰竭、巨人症、肢端肥大症，水杨酸盐类治疗等。Scr降低：进行性肌萎缩，白血病、贫血等。

Scr的测定方法主要有碱性苦味酸法、肌氨酸氧化酶法。

(3)血尿酸(UA)增高：痛风，急慢性白血病、多发性骨髓瘤、恶性贫血、肾功能衰竭、肝功能不全，红细胞增多症、妊娠反应、剧烈活动及高脂饮食后等。

尿酸的测定方法主要有脲酶-过氧化物酶偶联比色法。

(4)尿蛋白生理性增高：体位性蛋白尿、运动性蛋白尿，发热、情绪激动，过冷过热的气候等。尿蛋白病理性增高：肾小球肾炎、肾盂肾炎、尿道炎、膀胱炎、尿路感染等。

尿蛋白定性的检测方法主要为试纸条法，定量有沉淀法、比色法、比浊法、染料结合法、免疫测定法和尿蛋白电泳法。

(5)胱抑素C(Cys-C)：一种可反映肾小球滤过功能的较为理想的内源性物质。胱抑素C浓度与肾小球滤过率(GFR)呈良好的线性关系，其线性关系显著优于血肌酐，因而能更准确反映GFR。胱抑素C的测定方法主要有免疫透射比浊法。

(6)尿β_2-微球蛋白测定(β_2-MG)增高：急性肾小管损伤或坏死、慢性间质性肾炎、慢性肾功能衰竭等。本实验是了解肾小管损害程度的可靠指标，尤其有助于发现早期肾小管损害。β_2-微球蛋白的测定方法主要有免疫透射比浊法等。

【实验方案设计】

(1)选择受试对象，进行分组，设立急性肾小球肾炎实验组，正常对照组。

(2)确定标本的采集时间及注意事项。

(3)选择肾小球肾炎生化指标，选择相应的测定方法。

(4)选择统计学方法，对检测结果进行比较与分析。

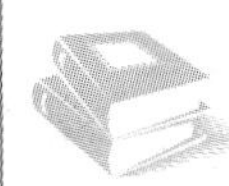

NOTE

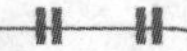

【实验的重点和难点】

选择肾小球肾炎生化指标，选择相应的测定方法是该实验的重点。设立实验分组、对照，标本采集时间和妥善处理保存标本是难点。此外，应当详细问病史，尤其是药物治疗史，这对结果判定影响重大。

【预期实验结果与评价】

通过临床病例分析，拟定实验方案，探索急性肾小球肾炎诊断的生物化学项目组合的基本思维原理。培养学生将临床医学和检验医学结合的能力，提高学生综合实践分析能力，提高学习兴趣。

（董青生）

实验七　急性心肌梗死的综合性实验

【实验目的】

掌握：急性心肌梗死实验室检测指标及临床意义，培养对急性心肌梗死诊断能力。

熟悉：急性心肌梗死病因及临床表现。

了解：实验室检测指标的检测方法及反应原理。

【背景】

一、疾病相关

急性心肌梗死(acute myocardial infarction，AMI)是急性心肌缺血性坏死。急性心肌梗死绝大多数是由于冠状动脉有弥漫而广泛的粥样硬化病变，使管腔狭窄达75%以上，而侧支循环未充分建立。管腔内血栓形成、劳动、情绪激动、休克、外科手术或血压急剧升高等诱因而导致血供进一步急剧减少或中断，使心肌严重而持久急性缺血达 20 min 以上，即可发生 AMI。

冠状动脉闭塞后 20～30 min，心肌开始坏死，1 h 后心肌凝固性坏死，心肌间质充血、水肿、炎性细胞浸润。坏死心肌逐渐溶解，形成肌溶灶，随后渐有肉芽组织形成，坏死组织 1 周后开始吸收，逐渐纤维化，在 6～8 周形成瘢痕而愈合，即为陈旧性心肌梗死。

急性心肌梗死临床表现为突然发生胸骨后或心前区压榨性剧痛，伴烦躁不安，出汗，严重者可出现休克、心律失常、心力衰竭，还可伴发热、心动过速、白细胞增多和血沉加快、低血压、胃肠道症状等。

二、临床生化指标

1. 心肌肌钙蛋白 T 或 I(cTNT/cTNI)　cTNT/cTNI 是目前临床特异性最强的心肌损伤标志物。心肌受损时肌钙蛋白的升高幅度比 CK-MB 高 5～10 倍。由于具有心肌特异性，cTNT/cTNI 在健康个体内的含量极低。肌钙蛋白对微小的、小灶性心肌梗死的诊断更有价值。心肌损伤标志物也是鉴别不稳定型心绞痛与非 ST 段抬高型心肌梗死的主要标准。不稳定型心绞痛，心肌损伤标志物一般变化不大；若 cTNI 及 cTNT 增高超过参考区间上限 3 倍，可考虑非 ST 段抬高型心肌梗死，cTNI 及 cTNT 的动态变化与心肌梗死时间、梗死范围大小、溶栓治疗及再灌注有密切关系，因其诊断窗口期长(cTNT 为 5～14 天，cTNI 为 4～10 天)，对在此期间出现的胸痛，判断是否有新的梗死不利。但对监测溶栓治疗和诊断胸痛发生后 1～2 周内的亚急性心肌梗死和隐匿性心肌梗死有一定的意义。

2. 血清肌红蛋白(Mb)　Mb 广泛分布于心肌和骨骼肌的胞质中。在心肌损伤后很快释放入血，一般胸痛发作后 0.5～2 h 即可在血液中检测到浓度的升高，4～12 h 达高峰，24～48 h 恢复正常。但是肌红蛋白并非为心肌特有，因此特异性差。由于血清 Mb 比 CK-MB 升高早，因此对患者的早期诊断和静脉溶栓治疗有重要意义。Mb 在 AMI 早期升高幅度大，下降比其他酶快，如在短时

NOTE

间内再次获得升高的峰值，可判断梗死的扩展或再梗死。

3. 肌酸激酶 MB 型同工酶(CK-MB) 心肌损伤 3～6 h 后开始增高，24 h 内达峰值，48～72 h 降至正常水平。总 CK 活性在骨骼肌受损的情况下升高，因此血清 CK-MB 对于心肌损伤更具有特异性。

4. 心肌酶 传统的心肌酶包括 CK、AST、LDH，其特异性及敏感性均远不如上述心肌损伤标志物，但仍有参考价值。三者在 AMI 发病后 6～10 h 开始升高；按顺序分别于 12 h、24 h 及 2～3 天内达高峰；又分别于 3～4 天、3～6 天及 1～2 周降至正常。

5. 利钠肽(natriuretic peptide，NP) 利钠肽是一类多肽，在利尿、扩张血管、降低血压、调节电解质平衡和血流量等方面均有重要作用。NP 家族主要包括：①A 型 NP(ANP)，主要由心房细胞分泌，又称心房肽；②B 型 NP(BNP)，主要在心室肌细胞内。心力衰竭时，心房与心室压力增加，ANP 与 BNP 分泌明显增加，使血浆中的 ANP 与 BNP 水平升高，其增高程度与心力衰竭严重程度呈正相关。血浆中的 BNP 最稳定，可作为判断心力衰竭进程与预后的指标。

正常时 BNP 以前体(pro-BNP)的形式储存在心肌细胞中，当心室内压力增高，容积增大时 pro-BNP 被水解释放后为有生理活性的 BNP 和氨基端(NT-proBNP)2 个片段并释放入血。因此，血中 BNP 或 NT-proBNP 浓度测定是诊断心力衰竭最好的临床生化指标。BNP 或 NT-proBNP 升高的幅度可以预测心肌梗死后发生心力衰竭和死亡的危险性。BNP 半衰期为 20 min，而 NT-proBNP 半衰期为 120 min，在血浆中不易降解，更有实用价值。因此，心肌梗死患者要同时检测 BNP 或 NT-proBNP，有助于心力衰竭的诊断。

6. 其他 血清 C 反应蛋白、肌凝蛋白轻链或重链、血清游离脂肪酸在 AMI 后均增高。血清 C 反应蛋白水平不仅有助于急性心肌梗死的诊断，也有助于判断 AMI 的梗死面积、疗效及预后。此外，在 AMI 时，由于应激反应，血糖也可升高，糖耐量可暂时降低，2～3 周后恢复正常。

【实验方案设计】

(1)选择受试对象及实验对照。

(2)确定标本的采集时间、注意事项及检验前处理。

(3)选择急性心肌梗死实验室检测指标，选择相应的检测方法。

(4)选择统计学方法，对实验数据进行分析。

【实验的重点和难点】

(1)详细了解心肌损伤标志物升高时间、窗口期，注意患者样本采集时间。

(2)患者标本采集完成后注意静置时间，避免标本放置时间过长影响检测指标。

(3)注意患者在不同的时期选择合适的检测项目。

【预期实验结果与评价】

通过急性心肌梗死实验的研究可监测心肌梗死时心肌标志物水平的动态改变以及判断心肌梗死时间、梗死范围大小；不同时期不同的检测项目对急性心肌梗死的特异性及灵敏度均不同，应根据实际情况选择合适的检测指标；通过对检测指标的选择可提高学生的自主学习能力和综合分析能力。

(纪昕)

实验八 急性胰腺炎的综合性实验

【实验目的】

掌握：急性胰腺炎与非胰腺性淀粉酶升高疾病的诊断与鉴别诊断。培养学生将临床医学和检验医学相结合的能力，提高综合分析能力。

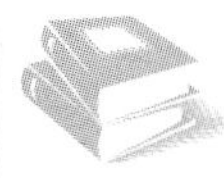

NOTE

【背景】

急性胰腺炎是胰酶在胰腺内被激活后引起胰腺组织自身消化、水肿、出血甚至坏死的炎症反应。临床以急性上腹部疼痛、恶心、呕吐、发热和淀粉酶增高等为特点。病变程度轻重不等，轻者以胰腺水肿为主，临床多见，病情常呈自限性，预后良好。少数重者的胰腺出血坏死，常继发感染、腹膜炎和休克等，病死率高。

胰腺炎的发生与胆道感染、胆石症、饮酒、高脂饮食、感染等有关系，在我国胆道感染是胰腺炎发生的主要病因。急性胰腺炎是临床比较常见的一种急腹症，其发病率占急腹症的第3～5位，与心肌梗死、脑血管意外并称为“临床猝死三大疾病”。急性胰腺炎在临床上需要与其他急腹症如急性肠梗阻、消化道脏器穿孔、急性胆囊炎、心绞痛、心肌梗死等疾病进行鉴别诊断。

【操作步骤】

1. 病例讨论　同学分组讨论临床病例，提出诊断和鉴别诊断所需的实验室检验项目。综合分析实验室检验项目结果，解释各实验室检验项目的临床意义。根据诊断标准总结诊断依据，对病例确诊，完成初步病例讨论报告。

2. 完成病例讨论报告　指导教师指导修改，小组修改合格后查阅文献资料并讨论，完成病例讨论总结报告。

3. 实验评价　每个组制作PPT讲解病例，并进行现场讲解和答辩。根据每个组的病例讨论报告和现场讲解答辩情况进行评价赋分。

【病例】

患者，男性，70岁，因“急性腹痛、腹胀，恶心、呕吐”急诊入院。患者发病当天上午10时无诱因出现腹胀，中午未进食，下午5时出现脐周剧烈疼痛，持续性，来急诊科后出现寒战、发热，体温38.3 ℃，饮水后出现呕吐，呕吐物为胃内容物。既往史：3年前曾因胆囊炎就诊输液治疗好转出院。无肝炎史，有糖尿病、冠心病病史。

体格检查：体温38.7 ℃，脉搏99次/分，呼吸22次/分，血压95/65 mmHg。意识清，精神萎靡，皮肤、巩膜明显黄染；腹平软，上腹正中压痛，可疑反跳痛，未触及包块，肝脾肋下未触及，未触及胆囊，Murphy征阳性，移动性浊音阴性，肠鸣音正常。

影像检查：腹部CT显示胰管扩张，胰腺肿大，胰腺密度均匀，胰周少量渗出物，肝脏密度均匀，形态、大小无异常；胆囊壁增厚，胆囊结石，肝内外胆管扩张。

实验室检查：白细胞13.0×10^9/L，淀粉酶2500 U/L，脂肪酶3560 U/L，谷丙转氨酶155 U/L，谷草转氨酶130 U/L，碱性磷酸酶109 U/L，γ-谷氨酰转移酶187 U/L，总胆红素57.0 μmol/L，结合胆红素40.0 μmol/L，血钙1.98 mmol/L。

【病例分析】

1. 病史　急性上腹部痛，伴有恶心、呕吐、发热等。

2. 体检　上腹正中压痛，可疑反跳痛，无移动性浊音。

3. 实验室检查　白细胞增高，谷丙转氨酶、谷草转氨酶、碱性磷酸酶、γ-谷氨酰转移酶、胆红素增高，淀粉酶和脂肪酶明显增高，血钙降低。

4. 影像学检查　胰管扩张，胰腺肿大，胰周少量渗出物，胆囊壁增厚，胆囊结石，肝内外胆管扩张。

【诊断与鉴别诊断】

1. 诊断标准　诊断急性胰腺炎应具备下列3项中的任意2项：①出现典型的腹部痛，即程度剧烈难忍的腹部痛；②血淀粉酶或脂肪酶超过参考区间上限3倍；③B超或CT出现典型的胰腺炎改变，排除其他急腹症可以诊断急性胰腺炎。

2. 初步诊断　根据病史资料、体格检查结果、影像检查结果和实验室检查结果可诊断如下：

(1)急性胰腺炎。

(2)胆囊炎、胆石症、轻度黄疸。

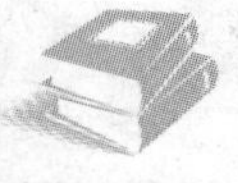

NOTE

3. 病情评估 通过临床表现、实验室检查、评分系统、影像检查等综合评价。

4. 鉴别诊断 急性肠梗阻、肠系膜血管栓塞、消化道脏器穿孔、胆石症、急性胆囊炎、高位阑尾穿孔、肾绞痛、异位妊娠破裂等急腹症。非急性胰腺炎的急腹症引起的血淀粉酶活性升高，一般不超过参考区间上限的 2 倍。

【思考题】

(1)急性胰腺炎的常用实验室检查指标及临床意义是什么?

(2)血淀粉酶和脂肪酶联合检测在急性胰腺炎中的临床意义是什么?

(3)还有哪些实验室检查指标可以反映急性胰腺炎的生理病理变化过程?

(雷燕)

NOTE

附录A 临床生物化学检验常用术语英文及缩写

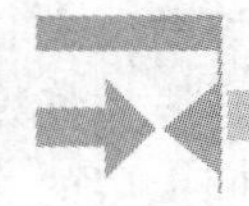

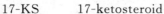

17-KS	17-ketosteroid	17-酮类固醇
17-OHCS	17-hydroxycorticosteroid	17-羟皮质类固醇
AAS	atom absorption spectrophotometry	原子吸收分光光度法
AB	actual bicarbonate	实际碳酸氢盐
AChE	acetylcholinesterase	乙酰胆碱酯酶
ACP	acid phosphatase	酸性磷酸酶
Acr	acrylamide	丙烯酰胺
ACTH	adrenocorticotropic hormone	促肾上腺皮质激素
AES	atomic emission spectrometry	原子发射光谱法
AFP	α-fetoprotein	甲胎蛋白
AFU	α-L-fucosidase	α-L-岩藻糖苷酶
A/G	albumin/globulin	白蛋白/球蛋白
AG	anion gap	阴离子隙
AGE	agarose gel electrophoresis	琼脂糖凝胶电泳
Alb	albumin	白蛋白
ALD	alcoholic liver disease	酒精性肝病
ALP	alkaline phosphatase	碱性磷酸酶
ALT	alanine aminotransferase	谷丙转氨酶
AMG	α_1-microglobulin(α_1-MG)	α_1-微球蛋白
AMI	acute myocardial infarction	急性心肌梗死
AMR	analytical measure range	分析测量范围
AMY	amylase	淀粉酶
Ang Ⅰ	angiotensin Ⅰ	血管紧张肽Ⅰ
APS	ammonium persulphate	过硫酸铵
Apo	apolipoprotein	载脂蛋白
AST	aspartate aminotransferase	谷草转氨酶
B	biotin	生物素
BAO	basal acid output	基础胃酸分泌量
BB	buffer base	缓冲碱
BCG	bromcresol green	溴甲酚绿
BCP	bromcresol purple	溴甲酚紫
BD	base deficit	碱不足
BE	base excess	碱剩余
Bil	bilirubin	胆红素
Bis	bisacrylamide	双丙烯酰胺

NOTE

BMG	β_2-microglobulin(β_2-MG)	β_2-微球蛋白
BNP	brain natriuretic peptide	脑钠肽
BOD	bilirubin oxidase	胆红素氧化酶
BSA	bovine serum albumin	牛血清白蛋白
CA	catecholamine hormone	儿茶酚胺类激素
CAM	cellulose acetate membrane	醋酸纤维素薄膜
CAME	cellulose acetate membrane electrophoresis	醋酸纤维素薄膜电泳
Ccr	endogenous creatinine clearance rate	内生肌酐清除率
CE	cholesterol ester	胆固醇酯
CEA	carcinoembryonic antigen	癌胚抗原
ChE	cholinesterase	胆碱酯酶
Ch	cholesterol	胆固醇
CK	creatine kinase	肌酸激酶
CLIA	chemiluminescence immunoassay	化学发光免疫分析
CM	chylomicron	乳糜微粒
CO_2 CP	carbon dioxide-combining power	二氧化碳结合力
HbCO	carboxyhemoglobin	碳氧血红蛋白
CP	ceruloplasmin	铜蓝蛋白
CRM	certified reference material	有证参考物质
CRP	C reactive protein	C 反应蛋白
CRR	clinical reportable range	临床可报告范围
cTnI	cardial troponin I	心肌肌钙蛋白 I
cTnT	cardial troponin T	心肌肌钙蛋白 T
CV	coefficient of variation	变异系数
CysC	cystatin C	胱抑素 C
CB	conjugated bilirubin	结合胆红素
DELFIA	dissociation enhanced lanthanide fluoroimmunoassay	解离-增强-镧系荧光免疫分析法
DM	diabetes mellitus	糖尿病
DMSO	dimethyl sulfoxide	二甲亚砜
DNPH	dinitrophenylhydrazone	二硝基苯腙
E_2	estradiol	雌二醇
EBM	evidence-based medicine	循证医学
ECLIA	electrochemi-luminescence immunoassay	电化学发光免疫分析
EIA	enzyme immunoassay	酶免疫分析
ELISA	enzyme-linked immunosorbent assay	酶联免疫吸附分析
EMIT	enzyme multiplied immunoassay technique	酶放大免疫测定技术
FC	free cholesterol	游离胆固醇
FCM	flow cytometry	流式细胞术
FFA	free fatty acid	游离脂肪酸

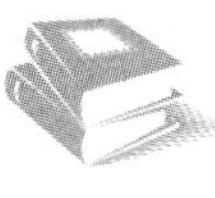

NOTE

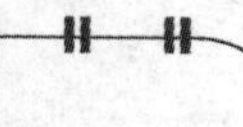

FG	free glycerol	游离甘油
FIA	fluorescence immunoassay	荧光免疫分析
FPG	fasting blood glucose	空腹血糖
FPIA	fluorescence polarization immunoassay	荧光偏振免疫分析
FT_4	free thyroxine	游离甲状腺素
GC	gas chromatography	气相色谱法
GFR	glomerular filtration rate	肾小球滤过率
GGT	Gamma-glutamyltransferase	γ-谷氨酰转移酶
GH	growth hormone	生长激素
GHb	glycosylated hemoglobin	糖化血红蛋白
GK	glycerokinase	甘油激酶
GLDH	glutamic dehydrogenase	谷氨酸脱氢酶
GOD	glucose oxidase	葡萄糖氧化酶
GPO	L-α-glycerophosphate oxidase	磷酸甘油氧化酶
GSH	reduced glutathione	还原型谷胱甘肽
GSP	glycated serum protein	糖化血清蛋白
Hb	hemoglobin	血红蛋白
HbO_2	oxyhemoglobin	氧合血红蛋白
HCG	human chorionic gonadotropin	人绒毛膜促性腺激素
HDL	high density lipoprotein	高密度脂蛋白
HDL-C	high density lipoprotein cholesterol	高密度脂蛋白胆固醇
HE	hepatic encephalopathy	肝性脑病
HK	hexokinase	己糖激酶
HP	haptoglobin	结合珠蛋白
HPGC	high performance gas chromatography	高效气相色谱
HPLC	high performance liquid chromatography	高效液相色谱
HRP	horseradish peroxidase	辣根过氧化物酶
IDL	intermediate density lipoprotein	中间密度脂蛋白
IEC	ion exchange chromatography	离子交换层析
IEF	isoelectric focusing electrophoresis	等电聚焦电泳
IFG	impaired fasting glucose	空腹血糖受损
IGGT	intravenous glucose tolerance test	静脉注射葡萄糖耐量试验
INT	iodonitrotetrazolium	碘硝基氯化四氮唑蓝
IRI	ischemia reperfusion injury	缺血再灌注损伤
ISE	ion selective electrodes	离子选择性电极
IT	immunoturbidimetry	免疫透射比浊法
ITT	insulin tolerance test	胰岛素耐量试验
LC	liquid chromatography	液相层析
LDH	lactic acid dehydrogenase	乳酸脱氢酶
LDL	low density lipoprotein	低密度脂蛋白

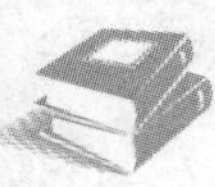

NOTE

LDL-C	low-density lipoprotein cholesterol	低密度脂蛋白胆固醇
LH	luteinizing hormone	黄体生成素
LLD	lower limit of detection	检测低限
LP	lipoprotein	脂蛋白
LP-X	lipoprotein-X	脂蛋白-X
LPL	lipoprotein lipase	脂蛋白脂肪酶
LPS	lipopolysaccharide	脂多糖
MAO	monoamine oxidase	单胺氧化酶
MAO	maximal acid output	最大胃酸分泌量
Mb	myoglobin	肌红蛋白
MHb	methemoglobin	高铁血红蛋白
NAD	nicotinamide adenine dinucleotide	辅酶Ⅰ
NADH	nicotinamide adenine dinucleotide	还原型辅酶Ⅰ
NADP	nicotinamide adenine dinucleotide phosphate	辅酶Ⅱ
NADPH	reduced nicotinamide adenine dinucleotide phosphate	还原型辅酶Ⅱ
NAG	N-acetyl-β-glucosaminidase	N-乙酰-β-葡萄糖苷酶
NBT	nitroblue tetrazolium	硝基四唑氮蓝
NO	nitric oxide	一氧化氮
NP	natriuretic peptide	利钠肽
NS	nephrotic syndrome	肾病综合征
OGTT	oral glucose tolerance test	口服葡萄糖耐量试验
PAGE	polyacrylamide gel electrophoresis	聚丙烯酰胺凝胶电泳
PAO	peak acid output	高峰胃酸分泌量
PaO_2	arterial partial pressure of oxygen	动脉血氧分压
PCO_2	partial pressure of carbon dioxide	二氧化碳分压
PEG	polyethylene glycol	聚乙二醇
pHNR	non-respiration pH	非呼吸性 pH
PMS	phenazine methyl sulfate	吩嗪二甲酯硫酸盐
POD	peroxidase	过氧化物酶
PRL	prolactin	泌乳素
PAB	prealbumin	前白蛋白
PSA	prostate specific antigen	前列腺特异性抗原
RBP	retinol binding protein	视黄醇结合蛋白
RIA	radioimmunoassay	放射免疫分析
SA	streptavidin	链酶亲和素
SaO_2	oxygen saturation	血氧饱和度
SB	standard bicarbonate	标准碳酸氢盐
SD	standard deviation	标准差
SDS	sodium dodecylsulfate	十二烷基硫酸钠

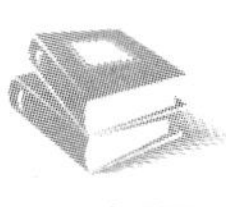
NOTE

T	testosterone	睾酮
T_3	triiodothyronine	三碘甲状腺原氨酸
T_4	thyroxine 或 3，5，3′,5′-tetraiodothyronine	甲状腺素
TBIL	total bilirubin	总胆红素
TBA	total bile acids	总胆汁酸
TBG	thyroxine-binding globulin	甲状腺素结合球蛋白
TC	total cholesterol	总胆固醇
TCO_2	total carbon dioxide	二氧化碳总量
TDM	therapeutic drug monitoring	治疗药物监测
TEMED	N,N,N′,N′-tetramethylethylenediamine	四甲基乙二胺
Tf	transferrin	转铁蛋白
TG	triglyceride	甘油三酯
Tg	thyroglobulin	甲状腺球蛋白
TGAb	thyroglobulin antibody	甲状腺球蛋白抗体
TIBC	total iron-binding capacity	总铁结合力
TRFIA	time-resolved fluoroimmunoassay	时间分辨荧光免疫分析
Tris	trishydroxymethyl amino methane	三羟甲基氨基甲烷
TSH	thyroid-stimulating hormone	促甲状腺激素
UA	uric acid	尿酸
UAER	urinary albumin excretion rate	尿白蛋白排泄率
UDP	uridine diphosphate	尿苷二磷酸
UDPG	uridine diphosphate glucose	尿苷二磷酸葡糖
Ve	elution volume	洗脱体积
Vi	inner volume	内水体积
VIS	variance index score	变异指数得分
VLDL	very low density lipoprotein	极低密度脂蛋白
VMA	vanillylmandelic acid	香草扁桃酸
Vo	void volume	外水体积

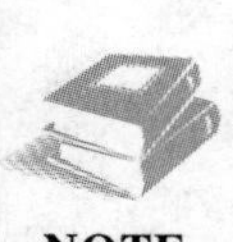

NOTE

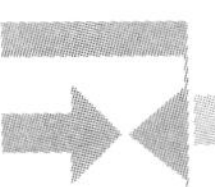

附录B Grubbs检验临界值 $G_{a,n}$

测定次数(*n*)	显著性水平		测定次数(*n*)	显著性水平	
	0.05	0.01		0.05	0.01
3	1.350	1.550	29	2.730	3.086
4	1.426	1.493	30	2.745	3.103
5	1.671	1.700	31	2.759	3.119
6	1.822	1.944	32	2.773	3.135
7	1.938	2.097	33	2.786	3.150
8	2.032	2.221	34	2.799	3.164
9	2.110	2.323	35	2.811	3.178
10	2.174	2.410	36	2.823	3.191
11	2.234	2.484	37	2.834	3.204
12	2.285	2.549	38	2.845	3.216
13	2.331	2.607	39	2.856	3.228
14	2.372	2.658	40	2.867	3.239
15	2.409	2.705	41	2.877	3.250
16	2.443	2.747	42	2.886	3.261
17	2.475	2.785	43	2.896	3.272
18	2.504	2.821	44	2.905	3.282
19	2.531	2.853	45	2.914	3.292
20	2.557	2.884	46	2.923	3.301
21	2.580	2.912	47	2.931	3.310
22	2.603	2.939	48	2.940	3.319
23	2.624	2.963	49	2.948	3.328
24	2.644	2.987	50	2.956	3.337
25	2.663	3.009	60	3.03	3.41
26	2.681	3.029	70	3.08	3.47
27	2.698	3.049	80	3.13	3.52
28	2.714	3.068	90	3.17	3.56
			100	3.21	3.60

NOTE

主要参考文献

ZHUYAOCANKAOWENXIAN

[1] 王惠民,王清涛. 临床实验室管理学[M]. 2 版. 北京:高等教育出版社,2016.

[2] 丛玉隆,尹一兵,陈瑜. 检验医学高级教程[M]. 2 版. 北京:科学出版社,2017.

[3] 涂建成,李艳. 临床生物化学检验实验指导[M]. 3 版. 北京:中国医药科技出版社,2015.

[4] 倪培华. 临床生物化学检验技术实验指导[M]. 北京:人民卫生出版社,2015.

[5] 刘新光. 临床检验生物化学实验指导[M]. 北京:高等教育出版社,2006.

[6] 钱士匀. 临床生物化学检验实验指导[M]. 2 版. 北京:人民卫生出版社,2006.

[7] 钱士匀. 临床生物化学与检验实验指导[M]. 3 版. 北京:人民卫生出版社,2007.

[8] 钱士匀. 临床生物化学检验实验指导[M]. 4 版. 北京:人民卫生出版社,2011.

[9] 周新,涂植光. 临床生物化学和生物化学检验[M]. 3 版. 北京:人民卫生出版社,2016.

[10] 王琰,钱士匀. 生物化学和临床生物化学检验实验教程[M]. 北京:清华大学出版社,2005.

[11] 陈国松,陈昌云. 仪器分析实验[M]. 2 版. 南京:南京大学出版社,2015.

[12] 王伦,方宾. 化学实验(下册)[M]. 北京:高等教育出版社,2016.

[13] 尚红,王毓三,申子瑜. 全国临床检验操作规程[M]. 4 版. 北京:人民卫生出版社,2015.

[14] 李雅江,赵朝贤. 临床生物化学检验实验[M]. 武汉:华中科技大学出版社,2014.

[15] 尹一兵,倪培华. 临床生物化学检验技术[M]. 北京:人民卫生出版社, 2015.

[16] 府伟灵,徐克前. 临床生物化学检验[M]. 5 版. 北京:人民卫生出版社,2013.

[17] 中华人民共和国国家卫生健康委员会. 临床常用生化检验项目参考区间[S]. 北京:中国标准出版社,2018.

[18] 杨国珍,李兴. 临床生物化学检验实验指导[M]. 北京:科学出版社,2012.

[19] 姜旭淦. 临床生物化学检验实验指导[M]. 2 版. 北京:中国医药科技出版社,2010.

[20] 庄俊华,徐宁,陈茶,等. 医学实验室质量体系文件范例[M]. 2 版. 北京:人民卫生出版社,2015.

[21] 庄俊华,黄宪章,翟培军. 医学实验室质量体系文件编写指南[M]. 2 版. 北京:人民卫生出版社,2015.